· 执业医师资格考试通关系列 ·

# 中西医结合执业助理医师资格考试考前自测卷（全解析）

（医学综合）

吴春虎 李 烁 主 编

阿虎医考研究组 组织编写

中国中医药出版社

· 北京 ·

图书在版编目（CIP）数据

中西医结合执业助理医师资格考试考前自测卷：全解析/吴春虎，李烁主编．—北京：中国中医药出版社，2021.1

（执业医师资格考试通关系列）

ISBN 978-7-5132-6379-5

Ⅰ.①中… Ⅱ.①吴… ②李… Ⅲ.①中西医结合-资格考试-题解 Ⅳ.①R2-031

中国版本图书馆 CIP 数据核字（2020）第 153791 号

---

**中国中医药出版社出版**

北京经济技术开发区科创十三街 31 号院二区 8 号楼
邮政编码　100176
传真　010-64405721
山东临沂新华印刷物流集团有限责任公司印刷
各地新华书店经销

开本 787×1092　1/16　印张 10.25　字数 296 千字
2021 年 1 月第 1 版　2021 年 1 月第 1 次印刷
书号　ISBN 978-7-5132-6379-5

定价　68.00 元
网址　www.cptcm.com

**答　疑　热　线　010-86464504**
**购　书　热　线　010-89535836**
**维　权　打　假　010-64405753**

**微信服务号　zgzyycbs**
**微商城网址　https://kdt.im/LIdUGr**
**官　方　微　博　http://e.weibo.com/cptcm**
**天猫旗舰店网址　https://zgzyycbs.tmall.com**

如有印装质量问题请与本社出版部联系（010-64405510）
版权专有　侵权必究

# 使用说明

为进一步贯彻国家卫生健康委员会及国家中医药管理局关于执业医师资格考试的有关精神，进一步落实执业医师资格考试的目标要求，国家中医药管理局中医师资格认证中心颁布了2020版《执业医师资格考试大纲》。

为了配合新大纲的实施，帮助考生顺利通过考试，我们组织高等中医药院校相关学科的优秀教师团队，依据2020版大纲的最新要求，编写了《执业医师资格考试通关系列》丛书。

本书为《执业医师资格考试通关系列》丛书中的一种。本书采取完全真卷形式。经深入解读大纲、剖析历年真题后根据真卷题量及学科分布设计，与真实试题相似度极高，供考生考前自测，并附有全部试题的答案解析，帮助考生在练习后快速找出自己的知识薄弱环节，迅速解决考生"为什么答案要选这个"的困惑。使考生在阶段性复习和临考前能够全面了解自己对知识的掌握情况，并通过练习熟悉考试科目分布，控制考试时间。随书配有3小时的习题精讲视频供考生观看复习。

阿虎医考研究组

# 目　录

■ 中西医结合执业助理医师资格考试考前自测卷（一）（共 30 页）

■ 中西医结合执业助理医师资格考试考前自测卷（二）（共 30 页）

■ 中西医结合执业助理医师资格考试考前自测卷（三）（共 30 页）

■ 中西医结合执业助理医师资格考试考前自测卷答案与解析（共 62 页）

试卷标识码:

# 中西医结合执业助理医师资格考试
# 考前自测卷(一)
## (医学综合)

考生姓名:＿＿＿＿＿＿

准考证号:＿＿＿＿＿＿

考　　点:＿＿＿＿＿＿

考　场　号:＿＿＿＿＿＿

A1型选择题(1～93题)

**答题说明**

每一道考试题下面有A、B、C、D、E五个备选答案。请从中选择一个最佳答案,并在答题卡上将相应题号的相应字母所属的方框涂黑。

1. 感冒治法有辛温解表和辛凉解表的不同,其理论依据是
   A. 同病异治
   B. 异病同治
   C. 辨病论治
   D. 同病同治
   E. 异病异治

2. "阴在内,阳之守也;阳在外,阴之使也"说明了阴阳之间的哪种关系
   A. 对立
   B. 互用
   C. 消长
   D. 平衡
   E. 转化

3. 按五行生克乘侮规律,木火刑金是指五行的
   A. 相生
   B. 相克
   C. 相乘
   D. 相侮
   E. 制化

4. 根据五行相克规律确定的治疗方法是
   A. 益火补土法
   B. 培土生金法
   C. 佐金平木法
   D. 金水相生法
   E. 滋水涵木法

5. 神志活动与五脏有关,其中关系最密切的脏是
   A. 心、肺、肝
   B. 心、肝、脾
   C. 肺、脾、肾
   D. 心、脾、肾
   E. 心、肝、肾

6. 被称为"生痰之源"的脏是
   A. 心
   B. 肺
   C. 肝
   D. 脾
   E. 肾

7. 被称为"州都之官"的是
   A. 胆
   B. 胃
   C. 大肠
   D. 三焦
   E. 膀胱

8. 营气的作用是
   A. 主生殖
   B. 推动和调节人体的生长发育
   C. 营养全身
   D. 聚于胸中
   E. 循皮肤之中,分肉之间

9. 行于头部两侧的经脉是
   A. 太阳经
   B. 阳明经
   C. 少阳经
   D. 厥阴经
   E. 少阴经

10. 不属于六淫致病特点的是
    A. 六淫致病多与季节气候有关
    B. 六淫致病多与居住环境有关
    C. 可单独侵袭人体而致病
    D. 传染性

E. 可以在一定的条件下相互转化

11. 具有黏滞性质的外感病邪是
   A. 风
   B. 寒
   C. 湿
   D. 燥
   E. 火

12. 七情可影响脏腑气机,悲则
   A. 气上
   B. 气消
   C. 气缓
   D. 气结
   E. 气下

13. 形成阴阳两虚的病机是
   A. 阴阳盛衰
   B. 阴阳互损
   C. 阴阳格拒
   D. 阴阳转化
   E. 阴阳亡失

14. 塞因塞用不适用于下列哪种病证
   A. 脾虚腹胀
   B. 血枯经闭
   C. 气郁胀满
   D. 肾虚癃闭
   E. 阴虚便秘

15. 饥不欲食,可见于
   A. 脾胃虚弱
   B. 肝胃不和
   C. 胃火炽盛
   D. 胃阴不足
   E. 食积内停

16. 双目干涩,视物模糊的病因一般为
   A. 肝血虚
   B. 心血虚

C. 肾阴虚
D. 肝气虚
E. 心火旺

17. 下列除哪项外,均为虚证的舌象
   A. 舌色淡
   B. 舌质嫩
   C. 舌短缩
   D. 苔无根
   E. 舌体痿软

18. 下列各项,可见神识不清,语无伦次,声高有力症状的是
   A. 谵语
   B. 郑声
   C. 独语
   D. 错语
   E. 狂言

19. 下列各项,不属于涩脉临床主病的是
   A. 气滞
   B. 血瘀
   C. 精伤
   D. 血少
   E. 热盛

20. 结脉、促脉、代脉,其脉象的共同特点是
   A. 脉来较数
   B. 脉来时止
   C. 止无定数
   D. 脉来缓慢
   E. 止有定数

21. 下列各项,可见腹部肿块,痛无定处,聚散不定症状的是
   A. 痞满
   B. 食积
   C. 鼓胀
   D. 瘕聚
   E. 癥积

22. 下列哪项不是气虚证的临床表现
    A. 脉虚无力
    B. 畏寒肢冷
    C. 头晕目眩
    D. 少气懒言
    E. 神疲乏力

23. 临床常见的气逆证,多与下列哪组脏腑关系密切
    A. 肺胃肾
    B. 肺胃肝
    C. 肺心肝
    D. 肺心肾
    E. 肺脾肾

24. 肝气郁结者,其症状多见
    A. 胸闷憋气
    B. 胸闷太息
    C. 胸闷喘气
    D. 少气
    E. 呃逆

25. 下列各项,属于肝郁脾虚证临床表现的是
    A. 肛门灼热
    B. 里急后重
    C. 大便溏结不调
    D. 大便完谷不化
    E. 脓血便

26. 按照药性升降浮沉理论,下列选项中,具有沉降特性的是
    A. 解表药
    B. 活血药
    C. 温里药
    D. 清热药
    E. 开窍药

27. 海藻与甘草配伍属于药物七情中的
    A. 相须
    B. 相使
    C. 相畏

    D. 相杀
    E. 相反

28. 甘味的作用是
    A. 发散
    B. 收敛
    C. 燥湿
    D. 软坚
    E. 补益

29. 贯众具有的功效是
    A. 止血
    B. 止泻
    C. 止呕
    D. 止咳
    E. 止痒

30. 既能退虚热,又能除疳热的药物是
    A. 柴胡、银柴胡
    B. 银柴胡、胡黄连
    C. 丹皮、赤芍
    D. 黄连、胡黄连
    E. 白薇、秦艽

31. 具有消肿散结功效的药物是
    A. 番泻叶
    B. 牵牛子
    C. 甘遂
    D. 郁李仁
    E. 芦荟

32. 既能下气除满,又能燥湿健脾的药物是
    A. 紫苏
    B. 厚朴
    C. 砂仁
    D. 豆蔻
    E. 香附

33. 薏苡仁的功效是
    A. 通便

B. 清肝
C. 清胃
D. 除痹
E. 解暑

34. 下列各项,不属于车前子主治病证的是
    A. 湿盛泄泻
    B. 目赤肿痛
    C. 痰热咳嗽
    D. 心悸失眠
    E. 湿热淋证

35. 枳实的归经是
    A. 心、肝、脾经
    B. 肺、肝、胃经
    C. 肺、肾、心经
    D. 脾、肺、小肠经
    E. 脾、胃、大肠经

36. 具有行气消积功效的药物是
    A. 使君子
    B. 苦楝皮
    C. 槟榔
    D. 贯众
    E. 雷丸

37. 杏仁的功效是
    A. 清热解毒,消痈排脓,利尿通淋
    B. 清热解毒,消痰,利咽
    C. 清热化痰,宽胸散结,润肠通便
    D. 清热化痰,除烦止呕
    E. 止咳平喘,润肠通便

38. 具有潜阳安神、纳气平喘功效的药物是
    A. 磁石
    B. 龙骨
    C. 牡蛎
    D. 远志
    E. 朱砂

39. 既能平肝息风,清肝明目,又能清热解毒的药物是
    A. 牛黄
    B. 决明子
    C. 羚羊角
    D. 龙胆草
    E. 石决明

40. 具有散寒止痛,降逆止呕,助阳止泻功效的药物是
    A. 附子
    B. 肉桂
    C. 干姜
    D. 吴茱萸
    E. 高良姜

41. 下列功能养阴清肺,益胃生津的药物是
    A. 玉竹
    B. 北沙参
    C. 南沙参
    D. 麦冬
    E. 石斛

42. 按照君臣佐使含义分析,麻黄汤中的炙甘草是
    A. 臣药
    B. 佐药
    C. 使药
    D. 臣佐药
    E. 佐使药

43. 下列各项,可治疗恶寒发热,无汗,喘咳,痰多而稀,舌苔白滑,脉浮的是
    A. 止嗽散
    B. 苏子降气汤
    C. 麻黄汤
    D. 小青龙汤
    E. 败毒散

44. 桑菊饮的功效是
    A. 辛凉宣泄,清肺平喘

B. 疏风清热,宣肺止咳
C. 辛凉透表,清热解毒
D. 疏风解毒,清肺泄热
E. 疏散风热,清肝明目

45. 大柴胡汤中柴胡与黄芩合用的意义是
A. 清泻肺火
B. 和解清热
C. 解表清里
D. 清热燥湿
E. 疏透邪热

46. 半夏泻心汤的功效是
A. 和胃消痞,散结除水
B. 益气和胃,消痞止呕
C. 和胃降逆,开结消痞
D. 平调寒热,和胃降逆
E. 泻火解毒,燥湿除痞

47. 肝胆实火上扰,头痛,目赤,胁痛,口苦,耳聋耳肿者,治疗应选用
A. 镇肝熄风汤
B. 龙胆泻肝汤
C. 八正散
D. 蒿芩清胆汤
E. 甘露消毒丹

48. 理中丸的组成药物中含有
A. 附子
B. 白术
C. 生姜
D. 大枣
E. 饴糖

49. 脾虚夹湿便溏泄泻者可以选用的方剂是
A. 参苓白术散
B. 归脾汤
C. 生脉散
D. 炙甘草汤
E. 玉屏风散

50. 一贯煎中的君药是
A. 北沙参
B. 麦冬
C. 当归身
D. 枸杞子
E. 生地

51. 朱砂安神丸中配伍生地、当归的意义是
A. 凉血活血
B. 滋阴活血
C. 凉血补血
D. 补血活血
E. 滋阴补血

52. 治疗跌打损伤,瘀血留于胁下,痛不可忍的常用方剂是
A. 桃核承气汤
B. 血府逐瘀汤
C. 生化汤
D. 补阳还五汤
E. 复元活血汤

53. 下列何药为黄土汤的组成药物
A. 荷叶
B. 青黛
C. 槐花
D. 藕节
E. 阿胶

54. 止嗽散的功效有
A. 宣肺止咳
B. 泻肺清热
C. 宣肺平喘
D. 疏风清热
E. 理气化饮

55. 治疗虚热肺痿,应首先考虑的方剂是
A. 清燥救肺汤
B. 炙甘草汤
C. 麦门冬汤

D. 百合固金汤

E. 养阴清肺汤

56. 保和丸的主治证候中,常见

A. 食少难消

B. 腹痛下痢

C. 胸满胁痛

D. 嗳腐吞酸

E. 脘闷不饥

57. 可出现回归热的疾病

A. 重症肺结核

B. 斑疹伤寒

C. 霍奇金病

D. 肾盂肾炎

E. 布氏杆菌病

58. 下列各项,属百日咳咳嗽特点的是

A. 犬吠样

B. 鸡鸣样吼声

C. 金属调

D. 声音嘶哑

E. 无声

59. 下列各项,不会出现吸气性呼吸困难的是

A. 支气管哮喘

B. 急性喉炎

C. 气管异物

D. 喉痉挛

E. 喉头水肿

60. 病理性的持续睡眠状态,可被唤醒,并能正确回答问题称为

A. 嗜睡

B. 意识模糊

C. 昏睡

D. 昏迷

E. 谵妄

61. 震颤麻痹病人,可出现的步态是

A. 蹒跚步态

B. 醉酒步态

C. 慌张步态

D. 剪刀步态

E. 共济失调步态

62. 男性,23岁,因受凉后寒战、高热、胸痛、咳嗽、咳脓性铁锈色痰3天。体检时不常见的体征是

A. 叩诊浊音

B. 语音震颤增强

C. 闻及支气管呼吸音

D. 急性热病容

E. 胸膜摩擦音

63. 下列各项,可见毛细血管搏动征的是

A. 主动脉瓣狭窄

B. 主动脉瓣关闭不全

C. 低血压性休克

D. 心包积液

E. 心力衰竭

64. 下列各项,属于脑膜刺激征的是

A. 布鲁津斯基征

B. 查多克征

C. 巴宾斯基征

D. 戈登征

E. 拉塞格征

65. 外周中性粒细胞升高见于

A. 骨髓发育不全

B. 伤寒

C. 副伤寒

D. 贫血

E. 细菌感染

66. 胰腺炎血常规应查

A. 蛋白酶

B. 淀粉酶

C. 脂肪酶

D. 纤维素酶

E. 糖苷酶

67. 尿中出现红细胞管型,主要见于
   A. 肾结核
   B. 肾结石
   C. 慢性肾炎
   D. 急性肾炎
   E. 慢性肾盂肾炎

68. 胸痛常表现为呼吸时加重,屏气时消失的疾病是
   A. 带状疱疹
   B. 原发性肺癌
   C. 食管炎
   D. 心肌梗死
   E. 干性胸膜炎

69. 糖尿病病人糖化血红蛋白的控制范围是
   A. 2%~3%
   B. 4%~6%
   C. 5%~8%
   D. 8%~10%
   E. 10%~12%

70. 下列属于颅脑疾病感染性抽搐的是
   A. 外伤
   B. 脑挫伤
   C. 脑血肿
   D. 脑寄生虫
   E. 神经胶质瘤

71. 叩击心脏或肝脏被肺的边缘所覆盖的部分所产生的叩诊音为
   A. 清音
   B. 浊音
   C. 鼓音
   D. 实音
   E. 过清音

72. 下列各项,可出现双侧瞳孔大小不等的是
   A. 毒蕈中毒

B. 有机磷农药中毒
C. 脑疝
D. 吗啡影响
E. 颈交感神经刺激

73. 下列各项,可出现外周血中性粒细胞减少的是
   A. 糖尿病酮症酸中毒
   B. 急性心肌梗死
   C. 急性大出血
   D. 脾功能亢进
   E. 恶性肿瘤

74. 下列病变中,可见肝脏肿大、压痛明显的是
   A. 肝囊肿
   B. 脂肪肝
   C. 肝硬化
   D. 慢性肝炎
   E. 肝淤血

75. 下列关于副作用的描述,正确的是
   A. 药物在治疗剂量时出现的与治疗目的无关的作用
   B. 药物应用不当而产生的作用
   C. 因病人有遗传缺陷而产生的作用
   D. 停药后出现的作用
   E. 因用药剂量过大产生的作用

76. 长期大剂量应用糖皮质激素可引起的不良反应是
   A. 高血钾
   B. 高血钙
   C. 高血糖
   D. 低血压
   E. 低血脂

77. 能治疗尿崩症的是
   A. 氢氯噻嗪
   B. 依那普利
   C. 磺苄西林
   D. 阿司匹林

E. 氨茶碱

78. 下列关于β受体阻滞药的禁忌证,错误的是
A. 严重左室心功能不全
B. 支气管哮喘
C. 高血压
D. 重度房室传导阻滞
E. 窦性心动过缓

79. 可加重变异性心绞痛的药物是
A. 硝苯地平
B. 普萘洛尔
C. 硝酸甘油
D. 哌克昔林
E. 硝酸异山梨酯

80. 下列哪种情况不首选胰岛素
A. 2型糖尿病患者经饮食治疗无效
B. 1型糖尿病
C. 糖尿病并发严重感染
D. 妊娠糖尿病
E. 酮症酸中毒

81. 治疗反复发作的顽固性哮喘,宜首选的药物是
A. 色甘酸钠
B. 异丙肾上腺素
C. 沙丁胺醇
D. 麻黄碱
E. 二丙酸倍氯米松

82. 诊断病毒性肝炎最可靠的根据是
A. 发病季节
B. 起病方式
C. 症状及体征
D. 接触史
E. 病原学及肝功检查

83. HIV主要感染下列哪种细胞
A. $CD_4^+$淋巴细胞
B. B淋巴细胞
C. 单核细胞
D. 神经胶质细胞
E. 直肠黏膜上皮细胞

84. 以鼠类为主要传染源的传染性疾病是
A. 流行性脑脊髓膜炎
B. 传染性非典型肺炎
C. 流行性出血热
D. 霍乱
E. 细菌性痢疾

85. 治疗流行性脑脊髓膜炎,应首选的抗菌药物是
A. 磺胺嘧啶
B. 氯霉素
C. 红霉素
D. 磷霉素
E. 青霉素

86. 慢性细菌性痢疾病程常超过
A. 1个月
B. 2个月
C. 3个月
D. 6个月
E. 12个月

87. 霍乱病原菌分型是
A. 人型、牛型
B. 非洲型、鼠疫型
C. 革兰阴性、阳性
D. 古典型、埃尔托型
E. 厌氧型、需氧型

88. 生命价值论指的是
A. 生命神圣与人道论的统一
B. 生命神圣与生命质量的统一
C. 美德论与义务论的统一
D. 生命质量与生命价值论的统一
E. 义务论与公益论的统一

89. 对无伤原则的解释,正确的是

A. 无伤原则就是消除任何医疗伤害
B. 无伤原则就是要求医生对患者丝毫不能伤害
C. 因绝大多数医疗行为都存在着不同程度的伤害,所以无伤是做不到的
D. 无伤要求对医学行为进行受益与伤害的权衡,把可控伤害控制在最低限度之内
E. 对肿瘤患者进行化疗意味着绝对伤害

90. 在使用辅助检查手段时,不适宜的是
A. 认真严格地掌握适应证
B. 可以广泛积极地依赖各种辅助检查
C. 有利于提高医生诊治疾病的能力
D. 必要检查能尽早确定诊断和进行治疗
E. 应从患者的利益出发决定该做的项目

91. 下列各项不属于行政处分的是
A. 罚款
B. 撤职
C. 开除
D. 记过
E. 降级

92. 受理申请医师执业注册的卫生行政部门,应当在多少日内给予申请人书面答复
A. 十五日
B. 二十日
C. 三十日
D. 四十日
E. 四十五日

93. 制定《药品管理法》的目的不包括
A. 保证药品质量
B. 增进药品疗效
C. 维护用药者的经济利益
D. 保障用药安全
E. 维护人体健康

**A2型选择题(94~102题)**

**答题说明**
每一道考题是以一个小案例出现的,其下面都有A、B、C、D、E五个备选答案。请从中选择一个最佳答案,并在答题卡上将相应题号的相应字母所属的方框涂黑。

94. 患者神情默默,反语声高亢气粗,倦怠乏力,稍动则舒,肢体羸瘦而腹部硬满拒按,脉沉细而按之有力。属于
A. 虚实并重
B. 实证转虚
C. 真实假虚
D. 表虚里实
E. 虚证转实

95. 患者腹内肿块,推之不移,刺痛拒按,舌质暗,舌有瘀斑,脉涩。属于
A. 气滞证
B. 血热证
C. 血虚证
D. 血寒证
E. 血瘀证

96. 患者咳喘无力,少气懒言,自汗,吐痰清稀,舌淡脉弱。属于
A. 肺气虚证
B. 心肺气虚证
C. 肺肾气虚证
D. 脾肺气虚证
E. 肺气阴两虚证

97. 患者神识不清,语言重复,时断时续,语声低微无力。属于
A. 谵语
B. 错语
C. 独语
D. 郑声
E. 语謇

98. 患者头晕耳鸣,两目干涩,胁肋灼痛,面部烘热,手足蠕动,脉弦细数。属于
   A. 肝血虚
   B. 肝阴虚
   C. 肾阴虚
   D. 肝阳上亢
   E. 肝火上炎

99. 患者气短乏力,心悸不宁,活动加重,胸闷神倦,舌淡苔白,脉虚。属于
   A. 心血虚
   B. 心阳虚
   C. 心气虚
   D. 肺气虚
   E. 肾气虚

100. 患者外感风寒,头痛发热,汗出恶风,鼻鸣干呕,口不渴,脉浮缓。治疗应选用
   A. 麻黄汤
   B. 桂枝汤
   C. 银翘散
   D. 桑菊饮
   E. 麻杏甘石汤

101. 患者脘腹痞满,胀痛,痢下赤白,里急后重,舌苔黄腻,脉沉实,治疗应选用
   A. 木香槟榔丸
   B. 芍药汤
   C. 白头翁汤
   D. 真人养脏汤
   E. 乌梅丸

102. 患者,男,58岁。近日胸膈痞闷,脘腹胀痛,嗳腐吞酸,恶心呕吐,饮食不消。治疗应首选
   A. 藿香正气散
   B. 平胃散
   C. 半夏厚朴汤
   D. 半夏泻心汤
   E. 越鞠丸

**B1 型选择题(103～150题)**

**答题说明**

以下提供若干组考题,每组考题共用在考题前列出的A、B、C、D、E五个备选答案。请从中选择一个与问题关系最密切的答案,并在答题卡上将相应题号的相应字母所属方框涂黑。某个备选答案可能被选择一次、多次或不被选择。

   A. 阴中之阳
   B. 阴中之阴
   C. 阳中之阳
   D. 阳中之阴
   E. 阴中之至阳

103. 肝脏为
104. 肾脏为

   A. 推动作用
   B. 温煦作用
   C. 防御作用
   D. 固摄作用
   E. 营养作用

105. 上述气的作用,可驱除病邪的是

106. 上述气的作用,可维持体温相对恒定的是

   A. 气滞
   B. 气逆
   C. 气陷
   D. 气闭
   E. 气脱

107. 气外出太过而不能内守,称之为
108. 气不能外达而郁结闭塞于内,称之为

   A. 血虚证
   B. 阳气暴脱
   C. 脾胃气虚
   D. 虚阳上越

E. 阳虚水泛

109. 上述各项,可见面色淡白且唇色淡症状的是
110. 上述各项,可见面色淡白而虚浮症状的是

A. 上寒下热
B. 上热下寒
C. 表寒里热
D. 表热里寒
E. 真寒假热

111. 胸中烦热,腹痛喜暖,大便稀薄。此证候是
112. 患者先有食积内热,复感风寒之邪。此证候是

A. 脾气虚
B. 脾阳虚
C. 脾虚气陷
D. 寒湿困脾
E. 湿热蕴脾

113. 白带清稀量多,食少腹胀,畏寒怕冷,舌质淡胖,舌苔白滑,脉沉迟无力。其中医证候是
114. 白带量多,脘腹胀闷,纳呆便溏,头身困重,舌淡苔白腻,脉濡缓。其中医证候是

A. 白茅根
B. 蒲黄
C. 白及
D. 郁金
E. 延胡索

115. 生用可治疗产后子宫收缩不良出血的药物是
116. 醋制可增强止痛作用的药物是

A. 葶苈子
B. 栀子
C. 白花蛇舌草
D. 大黄
E. 白术

117. 具有泻肺利水功效的是
118. 具有补脾利湿功效的是

A. 麻黄汤
B. 桂枝汤
C. 小青龙汤
D. 白虎汤
E. 葳蕤汤

119. 用于风寒表实证的是
120. 用于外寒内饮的是

A. 补血调血
B. 健脾养心
C. 敛阴止汗
D. 益气健脾
E. 温补肾阳

121. 四君子汤的功效是
122. 四物汤的功效是

A. 缩小
B. 明显缩小
C. 针尖样大小
D. 显著扩大
E. 大小不等

123. 轻度有机磷农药中毒,瞳孔呈
124. 重度有机磷农药中毒,瞳孔呈

A. 肩胛区
B. 喉部、胸骨上窝
C. 心尖部
D. 腋中线第7肋
E. 肺大部分

125. 支气管呼吸音的听诊部位为
126. 支气管肺泡呼吸音的听诊部位为

A. 巴宾斯基征
B. 贡达征
C. 拉塞格征
D. 霍夫曼征
E. 布鲁津斯基征

127. 脑膜炎应出现的是
128. 坐骨神经痛应出现的是

A. 肺大疱
B. 肺脓肿

C. 浸润型肺结核空洞形成
D. 慢性纤维空洞型肺结核
E. 周围型肺癌空洞形成

129. X线下见右上肺有多发的厚壁空洞,周围有较广泛的纤维条索影。应首先考虑的是
130. X线下见右下肺出现大片的浓密阴影,其内见一个含有液平面的圆形空洞,洞内壁光整,洞壁较厚。应首先考虑的是

A. 淀粉酶
B. 血清转氨酶
C. γ-谷氨酰转移酶
D. 血清碱性磷酸酶
E. 肌酸磷酸激酶

131. 对诊断骨质疏松最有意义的是
132. 对诊断心肌梗死最有意义的是

A. 高血压病
B. 内囊出血
C. 蛛网膜下腔出血
D. 坐骨神经痛
E. 腰椎间盘突出

133. 可出现巴宾斯基征阳性的疾病是
134. 可出现颈强直的疾病是

A. 耐受性
B. 成瘾性
C. 反跳现象
D. 戒断症状
E. 急性中毒

135. 长期应用地西泮须加大剂量才产生原有的催眠效果,这是产生了
136. 连续久服地西泮突然停药出现的焦虑、激动、震颤等症状称之为

A. 氯丙嗪
B. 丙咪嗪
C. 碳酸锂
D. 地西泮
E. 利血平

137. 上述各项,属抗抑郁症药物的是
138. 上述各项,属抗精神分裂症药物的是

A. 卡托普利
B. 可乐定
C. 哌唑嗪
D. 肼屈嗪
E. 米诺地尔

139. 可引起高血钾、咳嗽、血管神经性水肿的药物是
140. 大剂量应用可致红斑狼疮样综合征的药物是

A. 三代头孢
B. 红霉素
C. 氯霉素
D. 环丙沙星
E. 氧氟沙星

141. 小儿流脑选用
142. 细菌性痢疾选用

A. 伤寒
B. 血吸虫病
C. 流感
D. 流脑
E. 秋季腹泻

143. 青霉素治疗
144. 诺氟沙星治疗

A. 洗肉水样腹泻,伴发热、腹痛,无里急后重
B. 腹泻,黏液脓血样便,伴发热、腹痛,里急后重
C. 腹泻,大便呈果酱状,伴低热、腹痛,无里急后重
D. 腹泻,米泔样大便,无发热、无腹痛及里急后重
E. 发热、脐周痛、腹泻,大便呈水样,有少量黏液

145. 细菌性痢疾症见
146. 霍乱症见

A. 是否有利于病人疾病的缓解、痊愈和保障生

命的安全

B. 是否有利于医学科学的发展、揭示人类生命奥秘的标准

C. 是否有利于医疗人际关系的良性发展的标准

D. 是否有利于医患关系的良性发展的标准

E. 是否有利于人类生存环境的保护和改善

147. 医德评价的疗效标准是指

148. 医德评价的社会标准是指

A. 伤寒

B. 肺结核

C. 传染性非典型肺炎

D. 病毒性肝炎

E. 鼠疫

149. 上述各项,属乙类传染病按甲类传染病管理的是

150. 上述各项,属甲类传染病的是

A1 型选择题(1～20 题)

**答题说明**

每一道考试题下面有 A、B、C、D、E 五个备选答案。请从中选择一个最佳答案,并在答题卡上将相应题号的相应字母所属的方框涂黑。

1. 支气管哮喘缓解期肺虚证的治法是
   A. 健脾化痰
   B. 补肾纳气
   C. 补肺益气
   D. 温肺散寒,化痰平喘
   E. 清热宣肺,化痰定喘

2. 治疗慢性肺源性心脏病阳虚水泛证,应首选的方剂是
   A. 越婢加半夏汤
   B. 涤痰汤
   C. 真武汤合五苓散
   D. 苏子降气汤
   E. 补肺汤

3. 治疗急性心肌梗死心阳欲脱证,应首选的方剂是
   A. 补阳还五汤
   B. 瓜蒌薤白半夏汤合涤痰汤
   C. 枳实薤白桂枝汤合当归四逆汤
   D. 参附龙牡汤
   E. 当归四逆汤合苏合香丸

4. 治疗消化性溃疡脾胃虚寒证,应首选
   A. 黄芪建中汤
   B. 益胃汤
   C. 化肝煎合左金丸
   D. 失笑散合丹参饮
   E. 柴胡疏肝散合五磨饮子

5. 慢性肾小球肾炎脾肾阳虚证的治法是
   A. 补气健脾益肾
   B. 补益肺肾
   C. 温补脾肾
   D. 滋养肝肾
   E. 益气养阴

6. 再生障碍性贫血肾阴虚证的治法是
   A. 滋阴补肾,益气养血
   B. 补肾助阳,益气养血
   C. 滋阴助阳,益气补血
   D. 补肾活血
   E. 补益气血

7. 下列哪项不能作为糖尿病确诊的依据
   A. 尿糖(＋＋)
   B. 多次空腹血糖大于或等于 7.8mmol/L
   C. 餐后血糖大于或等于 11.13mmol/L
   D. 有"三多一少"症状,血糖多次在 7.8～11.13mmol/L
   E. 葡萄糖耐量试验 1 小时和 2 小时血糖均大于 11.13mmol/L

8. 下列关于十二经脉循行走向的描述,正确的是
   A. 手三阳从头走手
   B. 手三阳从手走头
   C. 手三阳从手走胸
   D. 足三阳从足走头
   E. 足三阴从胸走足

9. 下列穴组可治疗心、胸、胃疾病的配穴是
   A. 公孙、内关
   B. 后溪、申脉
   C. 足临泣、外关
   D. 列缺、照海
   E. 膻中、中脘

10. 治疗退热,首选的穴位是
    A. 天枢
    B. 大椎
    C. 足三里
    D. 太溪

E. 丰隆

11. 下列操作,属于针刺补法的是
    A. 捻转角度大
    B. 捻转频率快
    C. 操作时间长
    D. 先深后浅
    E. 重插轻提

12. 治疗颈痈初期,应首选
    A. 五味消毒饮
    B. 牛蒡解肌汤
    C. 仙方活命饮
    D. 瓜蒌牛蒡汤
    E. 普济消毒饮

13. 按中国九分法计算烧伤面积,双上肢的面积为
    A. 9%
    B. 18%
    C. 27%
    D. 36%
    E. 46%

14. 下列各项,不属于乳腺癌局部典型体征的是
    A. 质地坚硬
    B. 表面不光滑
    C. 肿块活动
    D. 橘皮样变
    E. 乳头内缩

15. 孕激素的生理功能是
    A. 使阴道上皮细胞增生、角化
    B. 使增生期的子宫内膜转变为分泌期内膜
    C. 促进卵泡发育,使成熟卵泡排卵
    D. 促进黄体发育生成
    E. 刺激生乳素的分泌

16. 治疗复发性流产肾气亏损证,应首选的方剂是
    A. 寿胎丸
    B. 胎元饮
    C. 桂枝茯苓丸
    D. 补肾固冲丸
    E. 泰山磐石散

17. 治疗无排卵性异常子宫出血肾阴虚证,应首选
    A. 四物汤合二至丸
    B. 左归丸合二至丸
    C. 右归丸
    D. 保阴煎合失笑散
    E. 两地汤合失笑散

18. 婴幼儿腹泻湿热泻证的治法是
    A. 运脾和胃,消食化滞
    B. 疏风散寒,化湿和中
    C. 温补脾肾,固涩止泻
    D. 清肠解热,化湿止泻
    E. 健脾益气,助运止泻

19. 寒性哮喘的治法是
    A. 温肺散寒,化痰定喘
    B. 解表清里,定喘止咳
    C. 补益肺气
    D. 健脾化痰
    E. 清热化痰,止咳定喘

20. 下列哪项对麻疹有早期诊断意义
    A. 双眼结膜充血,羞明流泪
    B. 耳后发际玫瑰色斑丘疹
    C. 麻疹黏膜斑
    D. 体温达高峰时出疹
    E. 皮肤麦麸样脱屑

## A2型选择题(21～79题)

**答题说明**

每一道考题是以一个小案例出现的,其下面都有A、B、C、D、E五个备选答案。请从中选择一个最佳答案,并在答题卡上将相应题号的相应字母所属的方框涂黑。

21. 患者,女,58岁。咳声重浊,反复发作,咯痰黏稠,色白量多,胸闷呕恶,舌苔白腻,脉濡滑。其证型是
   A. 痰湿蕴肺
   B. 寒痰阻肺
   C. 燥痰伤肺
   D. 痰热郁肺
   E. 肝火犯肺

22. 患者,男,63岁。因刺激性咳嗽,痰中带血3周就诊。气短自汗,纳呆便溏,查痰找到癌细胞,舌淡胖有齿痕,脉沉缓。其证型是
   A. 脾肺气虚
   B. 肺肾气虚
   C. 肺肾阴虚
   D. 脾肾阳虚
   E. 气血两虚

23. 患者,女,70岁。既往有冠心病、高血压和慢性心功能不全病史。近日外感后,心悸气短,不能平卧,咳吐泡沫痰,乏力,身寒肢冷,尿少,浮肿,面暗,舌红少苔,脉结代。治疗应首先考虑的方剂是
   A. 养心汤合补肺汤
   B. 桂枝甘草龙骨牡蛎汤合金匮肾气丸
   C. 真武汤
   D. 葶苈大枣泻肺汤
   E. 生脉散

24. 患者,男,52岁。眩晕头痛,面红目赤,烦躁易怒,耳鸣多梦,口苦咽干,舌红苔黄,脉弦数。血压170/100mmHg。治疗应首选
   A. 天麻钩藤饮
   B. 二仙汤
   C. 一贯煎

   D. 半夏白术天麻汤
   E. 涤痰汤

25. 患者,男,46岁。心胸阵作隐痛,疾走则发,胸闷气短,动则尤甚,心悸自汗,倦怠无力,神疲懒言,舌淡暗苔薄白,脉结代。心电图示ST段压低,T波倒置。应考虑的诊断是
   A. 心绞痛,气虚血瘀
   B. 心绞痛,心阴亏虚
   C. 心绞痛,心虚胆怯
   D. 心肌梗死,心气不足
   E. 心肌梗死,心阴亏虚

26. 患者,男,60岁。3年前患急性广泛性前壁心肌梗死,现又见持续剧烈胸痛,甚则心痛彻背,背痛彻心,形寒肢冷,神疲气怯,伴心悸气促,手足青紫厥冷,舌紫暗苔滑润,脉沉细。其治法是
   A. 益气养阴,化瘀通络
   B. 益气温阳,开痹散寒
   C. 温阳泻肺,活血利水
   D. 益气温阳,清热祛痰
   E. 滋阴逐饮,化瘀通络

27. 患者,男,45岁。无节律性上腹部疼痛不适2个月,食欲不振。大便隐血试验均为阳性。为确诊应做的检查是
   A. 胃肠X线
   B. 胃镜
   C. 胃液分析
   D. 腹腔镜
   E. 癌胚抗原

28. 患儿,男,10岁。2周前患急性咽炎。1天前突然牙龈出血,口腔血疱,双下肢瘀斑。实验室检查:血红蛋白110g/L,白细胞 $9 \times 10^9$/L,血小板

$10 \times 10^9$/L,骨髓增生活跃,巨核细胞23%。应首先考虑的诊断是

A. 急性白血病

B. 再生障碍性贫血

C. 过敏性紫癜

D. 原发免疫性血小板减少症(急性型)

E. 原发免疫性血小板减少症(慢性型)

29. 患者,女,62岁。高血压病史15年。近半年出现活动减少,伴尿少肢肿。现症:心悸,喘息不能平卧,形寒肢冷,尿少便溏,舌淡胖,苔白滑,脉沉细。查体:心界向两侧扩大,心率100次/分,两下肺闻及细湿啰音,肝-颈静脉回流征(+),踝部凹陷性水肿。其病证结合诊断是

A. 心绞痛,痰浊闭阻证

B. 病毒性心肌炎,阴阳两虚证

C. 慢性心力衰竭,阳虚饮停证

D. 慢性心力衰竭,痰饮阻肺证

E. 缓慢性心律失常,痰浊阻滞证

30. 患者,女,38岁。双侧膝关节肿痛6个月,近有发热伴面部水肿。查体:低热,面部水肿,口腔黏膜溃疡,肝肋下1cm,脾肋下1cm,双侧膝关节肿胀,色红有压痛,血压150/90mmHg,蛋白尿(-),ANA阳性,抗Sm抗体阳性。其诊断是

A. 系统性红斑狼疮

B. 类风湿关节炎

C. 原发免疫性血小板减少症

D. 骨关节炎

E. 高尿酸血症与痛风

31. 患者,男,65岁。晚期胃癌,形体消瘦,面色白,自汗气短,神疲乏力,头晕心悸,舌淡白,脉沉细无力。治疗应首选

A. 柴胡疏肝散

B. 海藻玉壶汤

C. 膈下逐瘀汤

D. 八珍汤

E. 理中汤合四君子汤

32. 患者,女,28岁,脘腹痞闷,进食尤甚,嗳腐吞酸,恶心,大便不调,味臭如败卵,舌红苔厚腻,脉滑。应选用的方剂是

A. 二陈汤

B. 越鞠丸

C. 补中益气汤

D. 四君子汤

E. 保和丸

33. 患者,男,55岁。腹大按之不坚,胁下胀满不适,纳食减少,食后腹胀,嗳气,倦怠肢重,舌苔白腻,脉沉弦。其证型是

A. 气滞湿阻

B. 水湿内停

C. 肝脾血瘀

D. 脾胃阳虚

E. 湿热蕴积

34. 患者于睡眠中突然憋醒,有窒息感,被迫坐起,约10分钟后症状缓解。最可能的诊断是

A. 支气管哮喘发作

B. 右心衰竭

C. 左心衰竭

D. 肺气肿

E. 自发性气胸

35. 患者,男,24岁。患慢性髓细胞性白血病,症见壮热,汗出,口渴喜冷饮,便血,尿血,身疼骨痛,左胁下积块进行性增大、硬痛不移,倦怠神疲,消瘦,舌红,苔黄,脉数。治疗应首选

A. 知柏地黄丸合二至丸

B. 清营汤合犀角地黄汤

C. 温胆汤合桃红四物汤

D. 葛根芩连汤

E. 犀角地黄汤

36. 患者,女,24岁。再生障碍性贫血。症见:面色及唇甲苍白,食欲下降,精神萎靡,腰膝酸软,形寒肢冷,月经色淡,舌胖有齿痕苔白,脉沉细。其证型是

A. 气血两虚
B. 肾虚血瘀
C. 脾气虚弱
D. 脾肾阳虚
E. 脾胃虚寒

C. 桃核承气汤
D. 黄连温胆汤
E. 血府逐瘀汤

37. 患者,女,22岁,近半年来反复出现紫斑,月经量多、色淡、神疲乏力,面色白,舌淡苔薄白,脉细弱。实验室检查符合原发免疫性血小板减少症。其证型是
A. 阴虚火旺
B. 气不摄血
C. 脾肾阳虚
D. 肾虚血瘀
E. 血热伤络

38. 患者,女,25岁。发热、咳嗽、流涕2周后热退,但又出现胸闷心悸,心率120次/分。心电图:心律不齐,偶闻早搏,低电压,T波低平。应首先考虑的诊断是
A. 急性心包炎
B. 病毒性心肌炎
C. 扩张型心肌病
D. 风湿性心肌炎
E. 风湿性心脏病

39. 患者,女,26岁。恶寒重,发热轻,无汗,头痛,肢体酸痛,鼻塞声重,喷嚏,时流清涕,咽痒,咳嗽,口不渴,舌苔薄白而润,脉浮。治疗应首选
A. 三拗汤合止嗽散
B. 二陈汤合三子养亲汤
C. 新加香薷饮
D. 银翘散
E. 荆防败毒散

40. 患者,女,45岁。患糖尿病8年,面色晦暗,消瘦乏力,胸中闷痛,肢体麻木、刺痛,夜间加重,唇紫,舌暗有瘀斑,苔薄白,脉弦涩。治疗应首选
A. 生脉散
B. 消渴方

41. 患者,男,30岁。腹泻3~5次/日,便稀时带黏液及血,2年来时重时轻。近3个月来低热,腹泻,8~10次/日,时有便血,左下腹有压痛。曾用磷霉素钙治疗无效。应首先考虑的诊断是
A. 结肠癌
B. 慢性细菌性痢疾
C. 溃疡性结肠炎
D. 克罗恩病
E. 血吸虫病

42. 患者,男,22岁。头痛,以前头部为主,疼痛阵作,痛如锥刺,每当受风时疼痛加重,舌苔薄,脉弦。治疗应首选
A. 后顶、天柱、昆仑、阿是穴
B. 百会、通天、行间、阿是穴
C. 百会、太阳、风池、合谷、阿是穴
D. 通天、头维、太冲、阿是穴
E. 头临泣、目窗、前顶、阿是穴

43. 患者,男,38岁。素患腰痛,近日因劳累后症状加重,腰部触之僵硬,俯仰困难,其痛固定不移,舌紫暗,脉弦涩。治疗除取主穴外,还应加
A. 膈俞、次髎
B. 命门、阳陵泉
C. 腰阳关、养老
D. 命门、太溪
E. 次髎、后溪

44. 患者,男,30岁。口角歪向右侧,左眼不能闭合2天,左侧额纹消失,治疗应选取何经穴为主
A. 手、足少阳经
B. 手、足太阴经
C. 手、足太阳经
D. 手、足厥阴经
E. 手、足阳明经

45. 患者因受寒而至颈项疼痛、重着,以项背部疼痛为主,有明显压痛,低头加重,伴恶寒,头痛,舌淡红,苔薄白,脉弦紧。治疗除主穴外,还应选取的配穴是
   A. 申脉、外关
   B. 肩髃、天宗
   C. 内关、合谷
   D. 风池、肩井
   E. 大椎、束骨

46. 患者,女,22岁。月经不调,常提前7天以上,甚至10余日一行。治疗应首选
   A. 足三里、脾俞、太冲
   B. 命门、三阴交、足三里
   C. 关元、三阴交、血海
   D. 气海、三阴交、归来
   E. 关元、三阴交、肝俞

47. 患者头痛如裹3日,痛无休止,肢体困重,舌苔白腻,脉濡。针灸治疗除主穴外,还应应选取的配穴是
   A. 风门、列缺
   B. 曲池、大椎
   C. 丰隆、中脘
   D. 足临泣、率谷
   E. 头维、阴陵泉

48. 患者,男,40岁。突发胃痛,呕吐,腹胀,腹泻。治疗应首选
   A. 足三里
   B. 关元
   C. 命门
   D. 大椎
   E. 肾俞

49. 某男,63岁。头晕目眩,甚则昏眩欲仆,伴耳鸣,腰膝酸软,遗精,舌淡,脉沉细。除风池、百会外,应加用
   A. 内关、太冲、行间、侠溪、太溪
   B. 内关、太冲、头维、丰隆、中脘

   C. 肝俞、肾俞、足三里、脾俞、胃俞
   D. 肝俞、肾俞、足三里、太溪、三阴交
   E. 头维、血海、膈俞、内关、太溪

50. 患者,男,75岁。牙痛隐隐,时作时止,牙齿浮动,口不臭,脉细。治疗除取主穴外,还应选用的是
   A. 外关
   B. 风池
   C. 内庭
   D. 二间
   E. 太溪

51. 患者突发腹痛,并逐渐转移至右下腹,进行性加剧,右下腹压痛、反跳痛阳性,腹皮挛急,可摸及包块,壮热,恶心纳差,便秘,舌红,苔黄腻,脉滑数。治疗可与大黄牡丹汤合用的方剂是
   A. 红藤煎剂
   B. 透脓散
   C. 白虎汤
   D. 犀角地黄汤
   E. 托里消毒散

52. 患者,女,39岁。诊断为急性胰腺炎,症见上腹胀满,疼痛拒按,身热口渴,小便短赤,大便秘结,舌红,苔黄腻,脉滑数。其证型是
   A. 肝郁气滞证
   B. 肠胃实热证
   C. 肝胆湿热证
   D. 肝郁脾虚证
   E. 血瘀内停证

53. 患者在输血的过程中,突发心率加快,咳嗽甚至呼吸困难,肺部大量湿性啰音,咳大量血性泡沫样痰,皮肤发绀,X线摄片显示肺水肿影响。应首先考虑的诊断是
   A. 非溶血性发热反应
   B. 细菌污染反应
   C. 循环超负荷
   D. 过敏反应

E. 溶血反应

54. 患者,男,26岁。甲状腺功能亢进患者,症见瘿肿,质软不硬,喉感堵塞,胸闷不舒,性急易怒,眼突舌颤,倦怠乏力,舌红,舌苔薄,脉弦滑。其中医治法是
   A. 清胃泻火,生津止渴
   B. 清肝泻火,解郁散结
   C. 疏肝理气,软坚散结
   D. 滋阴清热,化痰软坚
   E. 益气养阴,泻火化痰

55. 患者,男,15岁。多发性疖肿,红、肿、热、痛,部分溃破流出黄脓,壮热口渴,舌红苔黄腻,脉洪数。治疗应首选
   A. 黄连解毒汤合犀角地黄汤
   B. 五味消毒饮合透脓散
   C. 清暑汤
   D. 托里消毒散
   E. 五神汤

56. 患者,72岁。烧伤1周后,神识淡漠,面色苍白,呼吸急促,口唇淡紫,体温36.5℃,四肢厥冷,脉细缓。其证型是
   A. 气阴两伤
   B. 阴损及阳
   C. 胃阴伤败
   D. 气血两亏
   E. 热入营血

57. 患者,男,32岁。酗酒后突感左上腹剧痛,并向左腰部放射,伴发热,恶心呕吐。查体:腹平软,左上腹呈束带式压痛,肝、脾不大。应首先考虑的是
   A. 急性胆囊炎
   B. 急性胰腺炎
   C. 急性肠炎
   D. 心肌梗死
   E. 急性胃炎

58. 患者,男,65岁,有前列腺增生症病史,小便频数不爽,淋沥不尽,伴头晕目眩,腰膝酸软,五心烦热,舌红少苔,脉细数。治疗应首选
   A. 抵当丸
   B. 肾气丸
   C. 知柏地黄汤
   D. 前列腺汤
   E. 八正散

59. 患者Ⅱ期内痔,便血鲜红,便时有物脱出,滴血,舌红,舌苔薄黄,脉浮数。治疗应首选
   A. 龙胆泻肝汤
   B. 五神汤
   C. 归脾汤
   D. 小承气汤
   E. 凉血地黄汤

60. 患者,女,25岁,已婚。平素月经规律,周期28天,现停经50天,肌内注射黄体酮停药后无阴道出血。应首先考虑的诊断是
   A. 胎萎不长
   B. 异位妊娠
   C. 早期妊娠
   D. 中、晚期妊娠
   E. 前置胎盘

61. 患者,女,25岁,未婚。每次行经期间,小腹冷痛拒按,得热则舒,月经量少,色暗有块,畏寒身痛,舌淡暗,苔白腻,脉沉紧。其治法是
   A. 理气活血,化瘀止痛
   B. 理气行滞,化瘀止痛
   C. 疏肝行气,缓急止痛
   D. 温经散寒,化瘀止痛
   E. 益气补血,活血止痛

62. 患者,女,34岁。孕29周,面目及下肢浮肿,按之凹陷,肤色浅,皮薄而光亮,倦怠无力,气短懒言,下肢逆冷,腰膝酸软,小便短少,舌淡胖边有齿痕,苔白滑,脉沉滑无力。其中医证型是
   A. 阴虚肝旺证

B. 气虚血瘀证
C. 气滞湿阻证
D. 脾肾两虚证
E. 脾虚肝旺证

63. 患者,女,39岁,已婚。小腹有包块,胀满不适,月经后期,量少不畅,经质稠黏,带下量多,色白质黏稠,脘腹痞满,形体肥胖,嗜睡肢倦,舌淡胖,苔白腻,脉沉滑。其中医治法是
   A. 清热利湿,活血消癥
   B. 化痰除湿,活血消癥
   C. 温经散寒,活血消癥
   D. 行气活血,化瘀消癥
   E. 补肾活血,消癥散结

64. 患者,女,27岁,已婚。停经48天,阴道少量出血2天,腰酸腹坠,舌淡红苔薄白,脉滑。检查:子宫如孕50天大小,质软,宫口未开,尿妊娠试验(+)。应首先考虑的是
   A. 先兆流产
   B. 葡萄胎
   C. 异位妊娠流产
   D. 不全流产
   E. 难免流产

65. 患者,女,28岁,已婚。产后肢体、关节疼痛,屈伸不利,恶寒,发热,头痛,舌淡,苔薄白,脉浮紧。治疗应首选
   A. 黄芪桂枝五物汤
   B. 独活寄生汤
   C. 桂枝汤
   D. 生化汤
   E. 麻黄汤

66. 患者,女,53岁,已婚。带下量多,色黄,呈泡沫状,有臭味,外阴瘙痒,心烦口苦,尿黄便结。舌红苔黄腻,脉弦数。妇科检查:阴道潮红,萎缩变薄。应首先考虑的治疗药物是
   A. 知柏地黄汤与雌激素
   B. 知柏地黄汤与甲硝唑

C. 易黄汤与雌激素
D. 易黄汤与甲硝唑
E. 龙胆泻肝汤与雌激素

67. 患者,女,25岁,已婚。月经周期或先或后,经量或多或少,色暗有血块,经行不畅,乳房作胀,舌苔薄白,脉弦。其证型是
   A. 肝郁化热
   B. 肝郁
   C. 肾虚
   D. 脾虚肝郁
   E. 肾虚肝郁

68. 患者,女,46岁,已婚。2年来经乱无期,量多如注,或少而淋漓不净,色淡质稀,伴畏寒肢冷,面色晦暗,腰腿酸软,小便清长,舌淡,苔薄白,脉沉细。治疗应首选
   A. 左归丸
   B. 寿胎丸
   C. 右归丸
   D. 固本止崩汤
   E. 举元煎

69. 患者,女,29岁,已婚。自然流产后5年,近3年一直未孕,月经稀发,量少,偶有闭经,体重增加明显,带下量多,胸闷纳差,舌淡胖,苔白腻,脉濡滑。基础体温为单相。治疗应首先选用的方剂是
   A. 开郁种玉汤
   B. 启宫丸
   C. 温胞饮
   D. 养精种玉汤
   E. 右归丸

70. 患儿,女,7岁。多动难静,急躁易怒,冲动任性,神思涣散,动作笨拙,注意力不集中,五心烦热,记忆力差,腰酸乏力,大便闭结,舌红,苔薄,脉弦细。治疗应首选
   A. 千金龙胆汤
   B. 杞菊地黄丸

C. 大定风珠
D. 黄连温胆汤
E. 甘麦大枣汤

71. 患儿,女,2岁。确诊为病毒性脑炎。现症见高热、头痛、恶心呕吐、神志不清、喉中痰鸣、颈项强直、烦躁不安、肢体抽搐、舌红绛、苔黄腻、脉数。治疗应首选
A. 涤痰汤
B. 指迷茯苓汤
C. 犀角地黄汤
D. 清瘟败毒饮
E. 羚角钩藤汤

72. 患儿,男,5岁。轻微发热2天,双侧耳根部漫肿疼痛,边缘不清,触之痛甚,咀嚼不便,咽红,舌质红,苔薄黄,脉浮数。诊断为流行性腮腺炎。其中医证型是
A. 邪侵肺卫证
B. 温毒在表证
C. 毒邪内闭证
D. 热毒炽盛证
E. 邪犯肺脾证

73. 患儿,男,3岁。2个月来午后低热,盗汗,乏力,日渐消瘦。问病史时应特别注意的是
A. 反复呼吸道感染史
B. 喂养史
C. 乙肝疫苗接种史
D. 结核病人密切接触史
E. 乙肝病人接触史

74. 患儿,28天,足月顺产。面目、皮肤发黄,颜色鲜明,哭闹不安,呕吐腹胀,不思乳食,尿黄便结,舌红苔黄腻,指纹紫滞。其诊断是
A. 新生儿生理性黄疸
B. 新生儿病理性黄疸,湿热熏蒸证
C. 新生儿病理性黄疸,寒湿阻滞证
D. 新生儿病理性黄疸,瘀血证
E. 新生儿病理性黄疸,胎黄动风证

75. 患儿,8岁。患感冒1周未愈。昨起水肿从眼睑开始,继而四肢、全身,颜面为甚,舌苔薄白,脉浮。治疗应首先考虑的方剂是
A. 越婢加术汤
B. 麻黄汤
C. 麻黄连翘赤小豆汤合五苓散
D. 五皮饮
E. 五苓散

76. 患儿,10岁。经常挤眉眨眼,耸肩摇头,口出秽语,急躁易怒,注意力不集中,大便干结,五心烦热,两颧潮红,腰酸乏力,舌质红,苔薄,脉弦细。治疗应首选
A. 杞菊地黄丸
B. 醒脾散
C. 千金龙胆汤
D. 礞石滚痰丸
E. 川芎茶调散

77. 患儿,男,12岁。哮喘病史5年。面色白,气短懒言,语声低微,倦怠乏力,自汗畏冷,四肢不温,脉细无力。其诊断是
A. 哮喘缓解期,肺脾气虚证
B. 哮喘缓解期,肾虚失纳证
C. 哮喘缓解期,阴虚肺热证
D. 哮喘缓解期,肺阴亏损证
E. 寒性哮喘

78. 患儿,6个月。混合喂养,未加辅食。睡眠不安,易惊,多汗,二便正常。检查:未见骨骼异常。应首先考虑的是
A. 结核感染
B. 营养不良
C. 佝偻病活动早期(初期)
D. 佝偻病恢复期
E. 正常儿

79. 患儿,女,8岁。发热,出皮疹2天,伴咽痛。查体:面颊潮红,咽部充血明显,草莓舌,口唇周围苍白,皮疹呈针尖大小,遍及全身,疹间一片红

晕,压之退色,皮肤皱折处皮疹密集。应首先考虑的诊断是

A. 麻疹
B. 风疹
C. 幼儿急疹
D. 水痘
E. 猩红热

## A3型选择题(80~118题)

**答题说明**

以下提供若干个案例,每个案例下设3道考题。请根据题干所提供的信息,在每一道考题下面的A、B、C、D、E五个备选答案中选择一个最佳答案,并在答题卡上将相应题号的相应字母所属的方框涂黑。

(80~82题共用题干)

患者,男,30岁。1周前出现发热,恶风,鼻塞,咳嗽,自服感冒药、止咳化痰药物,症状不减。昨日咳嗽、咯痰加重。现症:咳嗽频剧,气促,痰色白,咯吐不爽,口微渴,发热重,恶寒轻,头痛,鼻塞。查体:T 39℃,P 100次/分,R 22次/分,BP 120/75mmHg。面红,右下肺叩诊浊音,听诊呼吸音减低,可闻及湿啰音。舌边尖红,苔薄白,脉浮数。血常规:白细胞$12×10^9$/L,中性粒细胞80%。胸部X线片示:右下肺片状浸润阴影。

80. 最可能的诊断是
 A. 胸膜炎
 B. 肺癌
 C. 肺脓肿
 D. 肺结核
 E. 肺炎链球菌肺炎

81. 西医治疗首选
 A. 氨基糖苷类抗生素
 B. 红霉素
 C. 耐酶青霉素
 D. 青霉素G
 E. 克林霉素

82. 中医治疗应首选
 A. 生脉散合四逆汤
 B. 竹叶石膏汤
 C. 麻杏甘石汤
 D. 三拗汤
 E. 清营汤

(83~85题共用题干)

患者,男,70岁。高血压病30余年,未系统诊治。近几日于劳累后感觉心悸、气短,并逐渐出现夜间卧位则心悸加重,需坐起后得以缓解。近日气温骤降,上述症状加重。现症:心悸,气短,倦怠乏力,面色苍白,动辄汗出,头晕,面颧暗红,夜寐不安,口干,唇甲稍暗。查体:颈静脉怒张,两下肺闻及细湿啰音,心尖搏动弥散,心浊音界向两侧扩大,以左下为主;心率110次/分,闻及早搏10次/分,各瓣膜听诊区未闻及杂音,肝肋下8cm,下肢凹陷性水肿。舌质红,少苔,脉细数。心电图示:窦性心动过速,频发房性早搏,T波低平。胸部X线片:心影普遍增大,两肺明显淤血征象,肺动脉圆锥突出。

83. 最可能的诊断是
 A. 急性心力衰竭
 B. 慢性心力衰竭
 C. 慢性肺源性心脏病
 D. 扩张型心肌病
 E. 急性前壁心肌梗死

84. 其中医辨证是
 A. 阳虚喘脱证
 B. 饮凌心肺证
 C. 痰浊壅肺证
 D. 气阴两虚证
 E. 心肺气虚证

85. 治疗应首选
 A. 养心汤合补肺汤加减
 B. 参附龙牡汤加味
 C. 生脉饮合血府逐瘀汤
 D. 保元汤合桃红饮

E.真武汤加减

(86~88题共用题干)

患者,女,59岁。乏力伴心悸、多汗、手颤、易饿3个月,脾气暴躁。每天大便4~5次,不成形。体重下降6.0kg。查体:甲状腺Ⅱ度肿大、质软,心率110次/分,律齐,心音有力。

86.该患者最可能的诊断是
   A.1型糖尿病
   B.2型糖尿病
   C.溃疡性结肠炎
   D.更年期综合征
   E.甲状腺功能亢进症

87.目前确定诊断的主要检查项目是
   A.口服葡萄糖耐量试验
   B.结肠镜检查
   C.胰岛素释放试验
   D.甲状腺摄$^{131}$I率
   E.血清甲状腺激素的测定

88.该患者适宜的治疗是
   A.胰岛素
   B.抗甲状腺药物
   C.口服泼尼松
   D.$^{131}$I治疗
   E.口服降血糖药

(89~91题共用题干)

患者,男,30岁。有糖尿病病史。口渴多尿,多食易饥,形体消瘦,大便干燥,舌红苔黄,脉滑实有力。

89.其辨证是
   A.胃热炽盛证
   B.阴阳两虚证
   C.脉络瘀阻证
   D.气阴两虚证
   E.肺热伤津证

90.其中医治法是
   A.清热润肺,生津止渴
   B.益气健脾,生津止渴
   C.清胃泻火,养阴增液
   D.滋阴温阳,补肾固摄

E.活血通络

91.治疗应首选
   A.七味白术散
   B.金匮肾气丸
   C.消渴方
   D.血府逐瘀汤
   E.玉女煎

(92~94题共用题干)

患者,男,16岁。突发腹痛1天,腹痛初位于剑突下,后转至脐周,最后固定于右下腹,伴恶心纳差。查体:T 37℃,腹部柔软,右下腹压痛,无包块。苔白腻,脉弦滑。血常规:白细胞$8.8×10^9$/L。

92.其初步诊断是
   A.溃疡病穿孔
   B.阑尾周围脓肿
   C.急性化脓性阑尾炎
   D.急性单纯性阑尾炎
   E.急性坏疽性阑尾炎

93.其中医治法是
   A.理气通下,攻逐水饮
   B.疏肝理气,清热燥湿
   C.消导积滞,驱蛔杀虫
   D.行气活血,通腑泄热
   E.通腑排毒,养阴清热

94.治疗应首选
   A.甘遂通结汤
   B.驱蛔承气汤
   C.柴胡清肝饮
   D.大黄牡丹汤合透脓散
   E.大黄牡丹汤合红藤煎剂

(95~97题共用题干)

患者,女,18岁。左乳外上象限一黄豆大小肿块,不红不热,不觉疼痛,质地坚韧,表面光滑,边缘清楚,与周围组织无粘连,极易推动,挤压无乳头溢液,伴胸闷叹息,舌质正常,苔薄白,脉弦。

95.应首先考虑的诊断是
   A.乳腺增生病
   B.乳腺纤维腺瘤

C. 乳腺癌

D. 乳腺结核

E. 急性乳腺炎

96. 其辨证是

　　A. 气血两虚证

　　B. 肝胃郁热证

　　C. 冲任失调证

　　D. 肝气郁结证

　　E. 血瘀痰凝证

97. 治疗应首选

　　A. 逍遥散

　　B. 逍遥散合桃红四物汤

　　C. 瓜蒌牛蒡汤

　　D. 二仙汤

　　E. 人参养荣汤

(98～100题共用题干)

患者,男,52岁。间歇性跛行1年,冠心病史3年。左下肢发凉,肤色苍白,肢体疼痛,舌质淡,苔薄白,脉沉迟。心电图检查示冠状动脉供血不足。

98. 应首先考虑的诊断是

　　A. 下肢深静脉血栓形成

　　B. 动脉硬化性闭塞症

　　C. 单纯性下肢静脉曲张

　　D. 血栓闭塞性脉管炎

　　E. 气性坏疽

99. 其治法是

　　A. 活血化瘀,通络止痛

　　B. 补气养血,益气通络

　　C. 行气活血,祛瘀除滞

　　D. 益气活血,通阳利水

　　E. 温经散寒,活血化瘀

100. 治疗应首选

　　A. 桃红四物汤

　　B. 柴胡疏肝散

　　C. 十全大补丸

　　D. 补阳还五汤合阳和汤

　　E. 阳和汤

(101～103共用题干)

患者,女,31岁。妊娠早期少量阴道流血,色淡暗,腰酸、腹坠,孕5产0,舌淡,苔白,脉沉细滑尺弱。B超提示宫内单活胎。

101. 其诊断是

　　A. 滑胎

　　B. 异位妊娠

　　C. 胎动不安

　　D. 胎儿生长受限

　　E. 前置胎盘

102. 其治法是

　　A. 补肾益气,固冲安胎

　　B. 益气养血,固肾安胎

　　C. 活血消癥,补肾安胎

　　D. 活血祛瘀,杀胚消癥

　　E. 健脾温肾,行水消肿

103. 治疗应首选

　　A. 保阴煎

　　B. 桂枝茯苓丸

　　C. 寿胎丸

　　D. 泰山磐石散

　　E. 宫外孕Ⅱ号方

(104～106共用题干)

患者,女,70岁。外阴瘙痒、阴道灼热感4天。妇科检查:阴道黏膜有散在出血点,阴道内少许分泌物,呈淡黄色。

104. 其诊断是

　　A. 子宫颈炎症

　　B. 萎缩性阴道炎

　　C. 细菌性阴道病

　　D. 外阴阴道假丝酵母菌病

　　E. 滴虫阴道炎

105. 最可能的病因是

　　A. 雌激素水平低下

　　B. 假丝酵母菌

　　C. 加德纳菌

　　D. 淋病奈瑟菌

　　E. 滴虫感染

106. 全身用药应首选

A. 制霉菌素

B. 红霉素

C. 孕激素

D. 己烯雌酚

E. 甲硝唑

**(107~109题共用题干)**

患者,女,28岁。近半年出现月经周期紊乱,有时半月一行,有时2个月一行,有时量多如崩,有时量少淋漓,持续10~30天不等,经色淡,质清稀,神疲乏力,倦怠懒言,肢体面目浮肿,不思饮食,面色㿠白,舌质淡,边有齿痕,脉细弱。基础体温:单相型。血常规:血红蛋白80g/L,红细胞 $2.43 \times 10^{12}$/L。B超检查:子宫及双侧附件未见明显异常。诊刮病理提示:子宫内膜简单型增生过长。尿妊娠试验阴性。

107. 其诊断是

A. 异位妊娠

B. 闭经

C. 排卵障碍性异常子宫出血

D. 先兆流产

E. 多囊卵巢综合征

108. 其辨证是

A. 脾肾阳虚证

B. 寒凝血瘀证

C. 痰湿阻滞证

D. 脾虚证

E. 肾阳虚证

109. 治疗应首选

A. 固本止崩汤合举元煎

B. 健固汤合四神丸

C. 苍附导痰丸

D. 右归丸

E. 温经汤

**(110~112题共用题干)**

患儿,男,6岁。2周前出现腹泻,每日10余次,呈稀水样泻,自服止泻药,症状略有缓解。现症:腹泻,每日3~4次,大便稀溏,完谷不化,睡时露睛,畏寒,四肢欠温,小便稍减少。查体:T 36.5℃,P 110次/分,R 35次/分。精神略差,面色㿠白,皮肤弹性可,眼窝轻度凹陷,口唇黏膜稍干。心肺腹未见异常。舌淡,苔白,脉缓弱。血常规:白细胞 $7.9 \times 10^9$/L,中性粒细胞55%,大便常规正常。

110. 其辨证是

A. 脾虚泻

B. 湿热泻

C. 风寒泻

D. 伤食泻

E. 脾肾阳虚泻

111. 其治法是

A. 温补脾肾,固涩止泻

B. 运脾和胃,消食化滞

C. 疏风散寒,化湿和中

D. 疏肠清热,化湿止泻

E. 健脾益气,助运止泻

112. 治疗应首选的方剂是

A. 附子理中丸合四神丸

B. 葛根黄芩黄连汤

C. 藿香正气散

D. 保和丸

E. 参苓白术散

**(113~115题共用题干)**

患儿,男,9岁。哮喘反复发作3年。近2日发热面红,咳喘哮鸣,声高息涌,痰稠色黄,胸闷,渴喜冷饮,小便黄赤,大便秘结,2日未行,舌红,苔黄腻,脉滑数,指纹紫。

113. 其辨证是

A. 毒热闭肺证

B. 风热郁肺证

C. 阴虚肺热证

D. 热性哮喘

E. 虚实夹杂

114. 其治法是

A. 清热化痰,止咳定喘

B. 降气化痰,补肾纳气

C. 辛凉宣肺,清热化痰

D. 养阴清肺,润肺止咳

E. 清热解毒,泻肺开闭

115. 治疗应首选

A. 射干麻黄汤合都气丸
B. 沙参麦冬汤
C. 麻杏甘石汤
D. 黄连解毒汤合麻杏甘石汤
E. 银翘散合麻杏甘石汤

D. 猩红热
E. 水痘

117. 其治法是
A. 辛凉透表,清宣肺卫
B. 疏风清热,解表透疹
C. 疏风清热,解毒利湿
D. 疏风透疹,清热解毒
E. 清气凉营,泻火解毒

(116~118题共用题干)
患儿,男,5岁。发热1天,颜面、躯干见丘疹及水疱疹。现低热恶寒,鼻塞流涕,疹色红润,疮浆清亮,点粒稀疏,舌质红,苔薄白,脉浮数。
116. 其诊断是
A. 风疹
B. 麻疹
C. 幼儿急疹

118. 治疗应首选
A. 银翘散
B. 透疹凉解汤
C. 化斑解毒汤
D. 宣毒发表汤
E. 解肌透痧汤

**B1 型选择题(119~150题)**

**答题说明**

以下提供若干组考题,每组考题共用在考题前列出的A、B、C、D、E 五个备选答案。请从中选择一个与问题关系最密切的答案,并在答题卡上将相应题号的相应字母所属方框涂黑。某个备选答案可能被选择一次、多次或不被选择。

A. 声重浊,痰多
B. 干咳,咽痒
C. 咳嗽,气短
D. 咳逆,胸胁胀痛
E. 咳逆,汗出恶风

119. 慢性支气管炎痰浊阻肺证,可见
120. 慢性支气管炎肺气虚证,可见

A. 蠲痹汤
B. 四妙丸
C. 独活寄生汤
D. 六味地黄丸
E. 虎潜丸

121. 治疗类风湿关节炎肝肾亏损,邪痹筋骨证,应首选的方剂是
122. 治疗类风湿关节炎湿热痹阻证,应首选的方剂是

C. 骨髓
D. 心、肝、脾、肾
E. 肺、心、脾、肾

123. 再生障碍性贫血的中医病位是
124. 再生障碍性贫血的关联脏腑是

A. 六味地黄丸
B. 杞菊地黄丸、羊肝丸、磁朱丸
C. 七味白术散
D. 知柏地黄丸
E. 金匮肾气丸

125. 糖尿病气阴两虚证,治疗应首选
126. 糖尿病合并白内障、雀盲、耳聋者,治疗应首选

A. 贫血
B. 出血倾向
C. 腹水
D. 肝性脑病
E. 蜘蛛痣

127. 与肝硬化雌激素增加有关的症状是

A. 心、肝
B. 心、脾

128. 与肝硬化血氨升高有关的症状是

　　A. 降糖
　　B. 控制饮食
　　C. 纠正酸碱平衡
　　D. 补液
　　E. 消除诱因

129. 高渗高血糖综合征治疗的关键是
130. 糖尿病酮症昏迷治疗的关键是

　　A. 足太阳膀胱经
　　B. 足阳明胃经
　　C. 足少阳胆经
　　D. 手少阳三焦经
　　E. 手太阳小肠经

131. 从耳后，入耳中至目外眦之下的经脉是
132. 至目外眦，转入耳中的经脉是

　　A. 0.5寸
　　B. 1.5寸
　　C. 2寸
　　D. 4寸
　　E. 6寸

133. 足太阴脾经在胸部的循行为旁开前正中线
134. 足少阴肾经在胸部的循行为旁开前正中线

　　A. 中脘治疗呕吐
　　B. 承泣治疗眼病
　　C. 内关既治疗心动过速又可治疗心动过缓
　　D. 合谷治疗牙痛
　　E. 阿是穴治疗局部疼痛

135. 属远治作用的是
136. 属特殊作用中双相调节作用的是

　　A. 血压下降
　　B. 呼吸抑制
　　C. 恶心呕吐
　　D. 头痛
　　E. 尿潴留

137. 椎管内麻醉平面过高，可致

138. 椎管内麻醉由于某种原因引起脑脊液压力过低，可致

　　A. 风热毒蕴
　　B. 胎火蕴毒
　　C. 湿热毒蕴
　　D. 火毒炽盛
　　E. 肝经郁火

139. 发于头面部的丹毒，其病机多为
140. 新生儿的丹毒，其病机多为

　　A. 腹股沟斜疝
　　B. 腹股沟直疝
　　C. 股疝
　　D. 肠梗阻
　　E. 睾丸鞘膜积液

141. 腹股沟肿块，站立时进入阴囊，平卧时消失，是指
142. 最易嵌顿的疝，是指

　　A. 崩漏
　　B. 经期延长
　　C. 月经后期
　　D. 月经先后无定期
　　E. 月经先期

143. 患者月经周期 3~7 天/20~40 天，其诊断是
144. 患者月经周期 4~6 天/15~20 天，其诊断是

　　A. 先兆流产
　　B. 难免流产
　　C. 不全流产
　　D. 完全流产
　　E. 复发性流产

145. 中医称之为胎动欲堕者，是指
146. 中医称之为屡孕屡堕者，是指

　　A. 不易发病，传变迅速
　　B. 发病容易，传变迅速
　　C. 脏腑娇嫩，形气未充
　　D. 发病容易，传变较缓

E. 脏器清灵,传变迅速
147. 小儿的生理特点是
148. 小儿的病理特点是

A. 泻黄散
B. 七味白术散
C. 知柏地黄丸
D. 清热泻脾散
E. 参苓白术散
149. 治疗鹅口疮心脾积热证,应首选
150. 治疗鹅口疮虚火上浮证,应首选

# 考前自测卷（一）答案

## 第一单元

| | | | | | | | | | |
|---|---|---|---|---|---|---|---|---|---|
| 1. A | 2. B | 3. D | 4. C | 5. B | 6. D | 7. E | 8. C | 9. C | 10. D |
| 11. C | 12. B | 13. B | 14. C | 15. D | 16. A | 17. C | 18. A | 19. E | 20. B |
| 21. D | 22. B | 23. B | 24. B | 25. C | 26. D | 27. E | 28. E | 29. A | 30. B |
| 31. C | 32. B | 33. D | 34. D | 35. E | 36. C | 37. E | 38. A | 39. C | 40. D |
| 41. B | 42. E | 43. D | 44. B | 45. B | 46. C | 47. B | 48. B | 49. A | 50. E |
| 51. E | 52. E | 53. E | 54. A | 55. C | 56. D | 57. C | 58. B | 59. A | 60. A |
| 61. C | 62. E | 63. B | 64. A | 65. E | 66. B | 67. D | 68. E | 69. B | 70. D |
| 71. B | 72. C | 73. D | 74. E | 75. A | 76. C | 77. A | 78. C | 79. B | 80. A |
| 81. E | 82. E | 83. A | 84. C | 85. E | 86. B | 87. D | 88. B | 89. D | 90. B |
| 91. A | 92. C | 93. B | 94. C | 95. E | 96. A | 97. D | 98. B | 99. C | 100. B |
| 101. B | 102. B | 103. A | 104. B | 105. C | 106. A | 107. E | 108. D | 109. A | 110. E |
| 111. B | 112. C | 113. B | 114. D | 115. A | 116. E | 117. A | 118. E | 119. A | 120. C |
| 121. D | 122. A | 123. A | 124. C | 125. B | 126. A | 127. E | 128. C | 129. D | 130. B |
| 131. D | 132. E | 133. B | 134. C | 135. A | 136. D | 137. B | 138. A | 139. A | 140. D |
| 141. A | 142. D | 143. D | 144. A | 145. B | 146. D | 147. A | 148. E | 149. C | 150. E |

## 第二单元

| | | | | | | | | | |
|---|---|---|---|---|---|---|---|---|---|
| 1. C | 2. C | 3. D | 4. A | 5. C | 6. A | 7. A | 8. B | 9. A | 10. B |
| 11. E | 12. B | 13. B | 14. C | 15. B | 16. D | 17. B | 18. D | 19. A | 20. C |
| 21. A | 22. A | 23. C | 24. A | 25. A | 26. B | 27. C | 28. D | 29. C | 30. A |
| 31. D | 32. E | 33. A | 34. C | 35. B | 36. D | 37. B | 38. B | 39. E | 40. E |
| 41. C | 42. C | 43. A | 44. E | 45. E | 46. C | 47. E | 48. A | 49. D | 50. E |
| 51. A | 52. B | 53. C | 54. C | 55. A | 56. B | 57. B | 58. C | 59. E | 60. C |
| 61. D | 62. D | 63. B | 64. A | 65. B | 66. A | 67. C | 68. C | 69. B | 70. B |
| 71. D | 72. B | 73. D | 74. B | 75. C | 76. A | 77. A | 78. C | 79. E | 80. E |
| 81. D | 82. D | 83. B | 84. D | 85. C | 86. E | 87. E | 88. B | 89. A | 90. C |
| 91. E | 92. D | 93. D | 94. E | 95. B | 96. D | 97. A | 98. B | 99. E | 100. E |
| 101. C | 102. A | 103. C | 104. B | 105. A | 106. D | 107. C | 108. D | 109. A | 110. E |
| 111. A | 112. A | 113. D | 114. A | 115. C | 116. E | 117. C | 118. A | 119. A | 120. C |
| 121. C | 122. B | 123. C | 124. D | 125. C | 126. B | 127. E | 128. C | 129. D | 130. D |
| 131. D | 132. E | 133. E | 134. C | 135. D | 136. C | 137. A | 138. D | 139. A | 140. B |
| 141. A | 142. A | 143. D | 144. E | 145. B | 146. E | 147. C | 148. B | 149. D | 150. C |

试卷标识码:

# 中西医结合执业助理医师资格考试
# 考前自测卷（二）
## （医学综合）

考生姓名：_____

准考证号：_____

考　　点：_____

考　场　号：_____

A1型选择题(1~95题)

**答题说明**

每一道考试题下面有A、B、C、D、E五个备选答案。请从中选择一个最佳答案,并在答题卡上将相应题号的相应字母所属的方框涂黑。

1. 属于阴的是
   A. 天
   B. 降
   C. 燥
   D. 火
   E. 热

2. "重阴必阳,重阳必阴"说明了阴阳之间的哪种关系
   A. 对立
   B. 互根
   C. 消长
   D. 平衡
   E. 转化

3. 根据五行生克规律,治疗肝肾阴亏,肝阳上亢之证,应选用的是
   A. 滋水涵木法
   B. 益火补土法
   C. 培土制水法
   D. 泻南补北法
   E. 金水相生法

4. 被称为"贮痰之器"的脏是
   A. 心
   B. 肺
   C. 肝
   D. 脾
   E. 肾

5. 与维持正常呼吸关系最密切的两脏是
   A. 脏与心
   B. 肺与肝
   C. 肺与脾
   D. 肺与肾
   E. 心与肾

6. 被称为"受盛之官"的是
   A. 胆
   B. 胃
   C. 小肠
   D. 大肠
   E. 膀胱

7. 体内之气与外界之气合并为
   A. 元气
   B. 卫气
   C. 营气
   D. 宗气
   E. 脏腑之气

8. 行于头部前额的经脉是
   A. 太阳经
   B. 阳明经
   C. 少阳经
   D. 厥阴经
   E. 少阴经

9. 被称为"血海"的是
   A. 冲脉
   B. 任脉
   C. 督脉
   D. 带脉
   E. 阴维脉

10. 最易侵犯人体上部和肌表的外邪是
    A. 风
    B. 寒
    C. 湿
    D. 暑
    E. 火

11. 可导致肾气不固,气陷于下的情志刺激是
    A. 怒

B. 悲
C. 惊
D. 恐
E. 喜

12. 热极深伏,阳热内结而出现寒象的病机
    A. 阳盛则阴
    B. 阳盛则热
    C. 阴盛则寒
    D. 阳损及阴
    E. 阳盛格阴

13. 用温热药治疗寒性病证出现的寒象,其治法是
    A. 寒者热之
    B. 热者寒之
    C. 寒因寒用
    D. 热因热用
    E. 用寒远寒

14. 舌尖所候的脏腑是
    A. 心、脾
    B. 脾、胃
    C. 肝、胆
    D. 肾
    E. 三焦

15. 下列各项,不属望苔质内容的是
    A. 厚薄
    B. 润燥
    C. 腐腻
    D. 裂纹
    E. 剥落

16. 表现为呼吸困难,短促急迫,喉间痰鸣的是
    A. 上气
    B. 哮证
    C. 喘证
    D. 短气
    E. 少气

17. 有形实邪闭阻气机可见

A. 酸痛
B. 隐痛
C. 空痛
D. 绞痛
E. 胀痛

18. 惊悸而失眠,多见于
    A. 胆郁痰扰
    B. 心肾不安
    C. 心脾两虚
    D. 胃气不和
    E. 以上均非

19. 主痰饮、肝胆病的脉象是
    A. 紧脉
    B. 滑脉
    C. 弦脉
    D. 涩脉
    E. 结脉

20. 沉细数脉的主病,常为
    A. 里虚热证
    B. 肝火夹痰
    C. 阴虚阳亢
    D. 肝郁化火
    E. 素体痰盛

21. 经后小腹冷痛喜按,其证型属
    A. 实寒
    B. 虚寒
    C. 气滞
    D. 血瘀
    E. 血虚

22. 阳虚患者的小便异常多表现为
    A. 尿急而涩
    B. 尿频而数
    C. 尿清而长
    D. 尿多而遗
    E. 尿少而肿

23. 下列哪项不是津液不足证的临床表现
    A. 口干咽燥
    B. 皮肤干燥
    C. 唇焦唇裂
    D. 渴欲饮水
    E. 盗汗颧红

24. 下列哪项不是痰火扰心证的临床表现
    A. 心烦失眠
    B. 哭笑无常
    C. 狂躁妄动
    D. 打人毁物
    E. 神识痴呆

25. 下列哪项不是肝火上炎证与肝阳上亢证的共见症状
    A. 失眠多梦
    B. 急躁易怒
    C. 头重足飘
    D. 面红目赤
    E. 头晕胀痛

26. 治疗痉挛抽搐,全蝎与蜈蚣同用,其配伍关系为
    A. 相畏
    B. 相杀
    C. 相须
    D. 相使
    E. 相恶

27. 具有清利头目功效的药物是
    A. 蔓荆子
    B. 葛根
    C. 柴胡
    D. 升麻
    E. 白芷

28. 长于清肺热的药物是
    A. 黄芩
    B. 黄连
    C. 黄柏
    D. 苦参
    E. 龙胆草

29. 下列可用于治疗瘰疬痰核的中药是
    A. 连翘
    B. 薄荷
    C. 桑叶
    D. 菊花
    E. 知母

30. 功擅凉血活血,解毒透疹的药物是
    A. 玄参
    B. 赤芍
    C. 紫草
    D. 丹皮
    E. 板蓝根

31. 既能截疟,又可退虚热的药物是
    A. 白薇
    B. 青蒿
    C. 丹皮
    D. 知母
    E. 黄芩

32. 治疗湿热痹证,应选用
    A. 石韦
    B. 泽泻
    C. 猪苓
    D. 木通
    E. 滑石

33. 既能下气除满,又能燥湿消痰的是
    A. 厚朴
    B. 苍术
    C. 砂仁
    D. 豆蔻
    E. 草果

34. 既能补火助阳,又能引火归原的药物是
    A. 丁香
    B. 附子
    C. 肉桂

D. 吴茱萸
E. 高良姜

35. 具有疏肝和胃,燥湿化痰功效的药物是
    A. 橘皮
    B. 青皮
    C. 佛手
    D. 枳实
    E. 香附

36. 竹茹具有的功效是
    A. 燥湿化痰,降逆止呕
    B. 消痰行水,降逆止呕
    C. 清热化痰,除烦止呕
    D. 化痰止咳,和胃降逆
    E. 温肺止咳,和胃止呕

37. 下列具有除烦安神功效的是
    A. 远志
    B. 朱砂
    C. 枣仁
    D. 淡豆豉
    E. 丹参

38. 具有补气升阳,托毒生肌功效的药物是
    A. 升麻
    B. 柴胡
    C. 白术
    D. 黄芪
    E. 当归

39. 既治肝肾不足,目暗不明,又治胎动不安的药物是
    A. 杜仲
    B. 巴戟天
    C. 狗脊
    D. 桑寄生
    E. 菟丝子

40. 既能收敛止血,又能收湿敛疮的药物是
    A. 桑螵蛸
    B. 五味子
    C. 蛇床子
    D. 侧柏叶
    E. 乌贼骨

41. 具有补脾止泻,益肾固精功效的药物是
    A. 杜仲
    B. 乌梅
    C. 莲子
    D. 续断
    E. 狗脊

42. 从方剂组成变化而论,小承气汤与厚朴三物汤之间的变化属于
    A. 药味加减
    B. 药量加减
    C. 剂型加减
    D. 药味与药量加减变化的联合运用
    E. 药味加减与剂型更换变化的联合运用

43. 治疗外感风寒湿邪之蕴热之证,应首选
    A. 大秦艽汤
    B. 麻黄汤
    C. 桂枝汤
    D. 小青龙汤
    E. 九味羌活汤

44. 下列除哪项外,均是大承气汤主治证的临床表现
    A. 腹痛便秘
    B. 小便频数
    C. 潮热谵语
    D. 手足汗出
    E. 下利清水

45. 半夏泻心汤与小柴胡汤均含有的药物是
    A. 人参、黄芩、半夏、干姜、甘草
    B. 人参、生姜、半夏、甘草、大枣
    C. 半夏、黄连、黄芩、甘草、大枣
    D. 柴胡、人参、黄芩、甘草、生姜
    E. 半夏、黄芩、人参、炙甘草、大枣

46. 阳明气分热盛,壮热面赤,汗出恶热,烦渴引饮,脉洪数有力者,治疗应选用
   A. 黄连解毒汤
   B. 白虎汤
   C. 竹叶石膏汤
   D. 葛根黄芩黄连汤
   E. 麻杏甘石汤

47. 清胃散除清胃外,还具有的功效是
   A. 滋阴
   B. 活血
   C. 解毒
   D. 止呕
   E. 凉血

48. 吴茱萸汤与小建中汤组成中均含有的药物是
   A. 人参
   B. 芍药
   C. 桂枝
   D. 生姜
   E. 炙甘草

49. 暑热耗气伤液,汗多无热者,治疗应选用
   A. 清暑益气汤
   B. 生脉散
   C. 六一散
   D. 玉女煎
   E. 当归六黄汤

50. 下列除哪项外,均是地黄饮子所治喑痱证的临床表现
   A. 舌强不能言
   B. 足废不能用
   C. 高热不能退
   D. 口干不欲饮
   E. 脉沉细而弱

51. 越鞠丸的组成药物中含有
   A. 苍术、黄柏
   B. 苍术、厚朴
   C. 苍术、白术
   D. 苍术、羌活
   E. 苍术、川芎

52. 生化汤除活血化瘀外,还具有的功效是
   A. 滋阴养血
   B. 补气温阳
   C. 行气散结
   D. 温经止痛
   E. 疏肝解郁

53. 小蓟饮子的组成药物中不含
   A. 当归、蒲黄
   B. 生地、滑石
   C. 藕节、木通
   D. 大黄、车前子
   E. 栀子、淡竹叶

54. 下列各项,不属镇肝熄风汤主治证临床表现的是
   A. 头目眩晕,目胀耳鸣,脑部热痛,心中烦热,面色如醉
   B. 肢体渐觉不利,口角渐行歪斜
   C. 眩晕颠仆,昏不知人,移时始醒,或醒后不能复原
   D. 舌强不能言,足废不能用,脉沉细弱
   E. 脉弦长有力

55. 藿香正气散的组成药物中,不含有的是
   A. 陈皮
   B. 枳壳
   C. 厚朴
   D. 大腹皮
   E. 炙甘草

56. 下列疾病,为我国最常见咯血原因的是
   A. 支气管扩张
   B. 肺癌
   C. 肺结核
   D. 肺炎链球菌肺炎
   E. 风湿性心脏病

57. 除下列哪项外,常可引起肝细胞性黄疸

A. 疟疾
B. 急性甲型肝炎
C. 中毒性肝炎
D. 钩端螺旋体病
E. 肝癌

58. 主诉的内容中不包括
A. 最主要的症状或体征
B. 最明显的症状或体征
C. 治疗经过
D. 最主要症状或体征的性质
E. 最主要症状或体征的持续时间

59. 关于颈静脉搏动,正确的是
A. 均为病理性
B. 静脉压升高者皆可出现
C. 视诊可见,触诊可及
D. 见于交界区心律、左心衰竭,而不见于房室传导阻滞
E. 指颈外静脉搏动

60. 支气管狭窄时可听到
A. 哮鸣音
B. 浊音
C. 干啰音
D. 鼓音
E. 实音

61. 梭形关节见于什么疾病
A. 风湿性关节炎
B. 类风湿关节炎
C. 退行性关节病
D. 心功能不全
E. 肺功能不全

62. 血清壁细胞抗体阳性多见于
A. 慢性浅表性胃炎
B. 慢性萎缩性胃窦胃炎
C. 慢性萎缩性胃体胃炎
D. 胃溃疡
E. 胃癌

63. 下列除哪项外,常可出现血沉明显增快
A. 风湿病的病情趋于静止时
B. 亚急性细菌性(感染性)心内膜炎
C. 重度贫血
D. 心肌梗死
E. 多发性脊髓瘤

64. 下列关于血尿素氮的改变及临床意义的叙述,正确的是
A. 上消化道出血时,血尿素氮减少
B. 大面积烧伤时,血尿素氮减少
C. 严重的肾盂肾炎,血尿素氮减少
D. 血尿素氮对早期肾功能损害的敏感性差
E. 血尿素氮对早期肾功能损害的敏感性强

65. 左心室肥大的心电图表现为
A. P 波倒置
B. 冠状 T 波
C. 左心室高电压
D. QRS 波宽大畸形
E. T 波低平或倒置

66. 下列哪项是左心衰竭的典型表现
A. 夜间阵发性呼吸困难
B. 颈静脉充盈
C. 下垂性水肿
D. 浆膜腔积液
E. 肝大

67. 符合中心性发绀特点的是
A. 经按摩局部后发绀消失
B. 以唇部发绀常见
C. 全身皮肤温度低、发凉
D. 全身性发绀,皮肤温暖
E. 常出现肢体末梢发绀

68. 尿 $\beta_2$ - 微球蛋白($\beta_2$ - MG)测定反映的功能是
A. 肾脏调节酸碱平衡功能
B. 肾小管排泌功能
C. 肾小管重吸收功能
D. 肾脏调节水液平衡功能

E. 肾小球滤过功能

69. 粪便隐血试验持续呈阳性,考虑是
   A. 慢性胃炎
   B. 胃溃疡
   C. 十二指肠溃疡
   D. 胃癌
   E. 十二指肠炎

70. 漏出液的细胞总数是
   A. $<90\times10^6/L$
   B. $<100\times10^6/L$
   C. $<200\times10^6/L$
   D. $>500\times10^6/L$
   E. $>600\times10^6/L$

71. 引起网织红细胞减少的贫血是
   A. 巨幼细胞贫血
   B. 缺铁性贫血
   C. 再生障碍性贫血
   D. 溶血性贫血
   E. 失血性贫血

72. 下列各项,不属肝细胞性黄疸特点的是
   A. 尿胆原可增加
   B. 粪便白陶土色
   C. 尿胆红素阳性
   D. 血清结合胆红素增高
   E. 血清非结合胆红素升高

73. 急性有机磷杀虫药中毒患者呼出气的气味是
   A. 酒味
   B. 烂苹果味
   C. 刺激性蒜味
   D. 氨味
   E. 腥臭味

74. 下列各项,最常出现心尖部舒张早期奔马律的是
   A. 心包炎
   B. 肺源性心脏病
   C. 左心衰竭
   D. 感染性心内膜炎
   E. 肺动脉瓣狭窄

75. 引起血红蛋白尿的疾病是
   A. 膀胱炎
   B. 蚕豆病
   C. 阻塞性黄疸
   D. 肾盂肾炎
   E. 血小板减少性紫癜

76. 下列各项,可引起心尖区出现舒张期震颤的是
   A. 二尖瓣狭窄
   B. 主动脉瓣狭窄
   C. 肺动脉瓣狭窄
   D. 室间隔缺损
   E. 动脉导管未闭

77. 某药半衰期为5小时,1次用药后从体内基本消除(消除95%以上)的最短时间是
   A. 10小时左右
   B. 1天左右
   C. 2天左右
   D. 5天左右
   E. 10天左右

78. 对癫痫大发作、小发作和精神运动性发作均有效的药物是
   A. 苯巴比妥
   B. 乙琥胺
   C. 卡马西平
   D. 苯妥英钠
   E. 丙戊酸钠

79. 哪类药物属于非甾体类抗炎药
   A. 糖皮质激素
   B. 吗啡
   C. 维拉帕米
   D. 布洛芬
   E. 苯海拉明

80. 痛风患者的慎用药为

A. 氢氯噻嗪
B. 秋水仙碱
C. 糖皮质激素
D. 泼尼松
E. 吲哚美辛

81. 胃溃疡合并高血压宜服用
A. 可乐定
B. 美托洛尔
C. 洛丁新
D. 安博诺
E. 波依定

82. 心绞痛急性发作首选服用
A. 丹参滴丸
B. 硝酸甘油
C. 硝苯地平
D. 美托洛尔
E. 依姆多

83. 治疗军团菌病,应首选的药物是
A. 麦迪霉素
B. 红霉素
C. 土霉素
D. 多西环素
E. 四环素

84. 不属于乙类传染病的是
A. 艾滋病
B. 流行性感冒
C. 传染性非典型肺炎
D. 病毒性肝炎
E. 脊髓灰质炎

85. 下列各项,不属艾滋病典型表现的是
A. 口咽念珠菌感染
B. 长期发热
C. 头痛,进行性痴呆
D. 皮肤黏膜出血
E. 慢性腹泻

86. 下列各期,流行性出血热患者可出现"三痛"症状的是
A. 发热期
B. 低血压期
C. 少尿期
D. 多尿期
E. 恢复期

87. 有关脑膜炎球菌的描述下列哪项是正确的
A. 革兰染色阳性,体外抵抗力很弱,能产生自溶酶
B. 特异性荚膜多糖抗原与其致病作用无关
C. 能产生毒力较强的外毒素
D. 目前我国流行株以C群为主
E. 与淋球菌一样也属奈瑟菌属

88. 下列哪项不是中毒型菌痢的临床特征
A. 急性高热,反复惊厥,昏迷
B. 腹痛、腹泻明显
C. 迅速发生休克,呼吸衰竭
D. 大便常规检查发现大量白细胞
E. 脑脊液检查正常

89. 霍乱的治疗下列哪项最重要
A. 补液
B. 镇静
C. 止痛
D. 降温
E. 止泻

90. 撰写"医家五戒十要"的医家是
A. 李时珍
B. 陈实功
C. 孙思邈
D. 张仲景
E. 华佗

91. 1976年美国学者提出的医患关系基本模式是
A. 主动-被动型、互相-合作型、平等参与型
B. 主动-合作型,相互-指导型、共同参与型
C. 主动-配合型,指导-合作型、共同参与型

D. 主动-被动型,指导-合作型,共同参与型
E. 主动-被动型,共同参与型,父权主义型

92. 下列人体试验类型中,不需要付出道德代价的是
    A. 自体试验
    B. 自愿试验
    C. 欺骗试验
    D. 强迫试验
    E. 天然试验

93. 已公布的卫生行政法规是由哪一级机构制定和颁布的
    A. 卫生行政机构
    B. 国务院
    C. 最高人民法院
    D. 地方人民政府
    E. 人民代表大会

94. 医师签署有关医学证明文件,必须亲自诊查、调查,并按照规定及时填写医学文书,对医学文书及有关资料,不得
    A. 与同行讨论
    B. 用电脑打印
    C. 随身携带
    D. 向主管医生报告
    E. 隐匿、伪造或者销毁

95. 除特殊需要外,第一类精神药品的处方,每次不超过多少日常用量
    A. 一日
    B. 三日
    C. 五日
    D. 七日
    E. 十四日

**A2型选择题(96~104题)**

**答题说明**

每一道考题是以一个小案例出现的,其下面都有A、B、C、D、E五个备选答案。请从中选择一个最佳答案,并在答题卡上将相应题号的相应字母所属的方框涂黑。

96. 患者头晕眼花,少气倦怠,自汗难治,腹部坠胀,遗精早泄,舌淡脉弱。属于
    A. 气虚证
    B. 气脱证
    C. 气逆证
    D. 血瘀证
    E. 血虚证

小便不利,神疲乏力,腰膝酸冷,唇甲青紫,舌淡紫,苔白滑,脉弱。属于
    A. 心阳虚证
    B. 肾阳虚证
    C. 心脉痹阻证
    D. 心肾不交证
    E. 心肾阳虚证

97. 患者初为关节红肿灼痛,病程日久,过服寒凉药物,肢体冷痛、重着、麻木。属于
    A. 真热假寒
    B. 热证转寒
    C. 真虚假实
    D. 真寒假热
    E. 实中夹虚

98. 患者畏寒肢冷,心悸怔忡,胸闷气喘,肢体浮肿,

99. 患者,女,23岁,月经漏下已1月余,经血质稀、色淡红,劳累则出血加重,舌质淡白,脉细弱,其出血原因是
    A. 血热
    B. 气虚
    C. 阴虚
    D. 瘀血
    E. 血虚

100. 心悸多梦,头晕健忘,食欲不振,皮下紫斑,舌淡脉弱,属于
   A. 心血虚证
   B. 脾不统血证
   C. 心脾气血虚证
   D. 气不摄血证
   E. 心气虚证

101. 患者尿色深红,夹有血块,小便涩痛,舌苔黄,脉数。治疗宜选用
   A. 桃仁
   B. 红花
   C. 川芎
   D. 延胡索
   E. 牛膝

102. 患者面色萎黄,眩晕,心悸,失眠,月经不调,兼见耳鸣,舌淡,脉弱。治疗应首选
   A. 骨碎补
   B. 补骨脂
   C. 枸杞子
   D. 熟地
   E. 黄精

103. 患者素有水饮,复感风寒,恶寒发热,无汗,咳喘,痰多而稀,身体疼重,舌苔白滑,脉浮。治疗应首选
   A. 苓桂术白汤
   B. 五苓散
   C. 小青龙汤
   D. 苏子降气汤
   E. 麻黄汤

104. 患者眩晕,目胀耳鸣,脑部热痛,心中烦热,面色如醉,脉弦长有力。治疗应选用
   A. 川芎茶调散
   B. 天麻钩藤饮
   C. 半夏白术天麻汤
   D. 镇肝熄风汤
   E. 羚角钩藤汤

B1 型选择题(105～150题)

**答题说明**

以下提供若干组考题,每组考题共用在考题前列出的A、B、C、D、E五个备选答案。请从中选择一个与问题关系最密切的答案,并在答题卡上将相应题号的相应字母所属方框涂黑。某个备选答案可能被选择一次、多次或不被选择。

   A. 心
   B. 肺
   C. 肝
   D. 脾
   E. 肾

105. 《内经》说:"诸湿肿满",皆属于
106. 《内经》说:"诸风掉眩",皆属于

   A. 气随血脱
   B. 气虚出血
   C. 气血两虚
   D. 瘀阻出血
   E. 气滞血瘀

107. 患者晨起后突然呕血不止,面色苍白,四肢厥冷,脉微欲绝。其证候是

108. 患者正值经期,跌仆后经漏不止,血色紫暗、有血块,小腹痛,脉涩。其证候是

   A. 燥苔
   B. 镜面舌
   C. 齿痕舌
   D. 紫舌
   E. 黄腻苔

109. 胃之气阴大伤可见
110. 湿热内蕴可见

   A. 寒厥
   B. 热厥

C. 血厥
D. 气脱
E. 亡阴

111. 患者感受邪毒严重时,神志昏糊,高热谵语,唇干口渴,四肢逆冷,尿赤便秘,舌质红绛,苔黄,脉细数无力。其诊断是

112. 患者大量失血失液后,神志恍惚,头晕欲绝,面色苍白,汗出肢冷,心悸气微,舌淡,脉微细或芤。其诊断是

A. 畏寒身肿,小便短少
B. 畏寒肢冷,倦卧嗜睡
C. 腰酸耳鸣,小便失禁
D. 眩晕咽干,腰膝酸软
E. 发脱齿摇,健忘恍惚

113. 肾虚水泛的临床表现是
114. 肾气不固的临床表现是

A. 金银花
B. 板蓝根
C. 白头翁
D. 蒲公英
E. 鱼腥草

115. 可用于治疗湿热黄疸及小便淋沥涩痛的药物是
116. 可用于治疗温病初起及热毒泻痢的药物是

A. 三七
B. 蒲黄
C. 茜草
D. 白及
E. 白茅根

117. 既能凉血止血,又能活血祛瘀的药物是
118. 既能化瘀止血,又能利尿通淋的药物是

A. 燥湿化痰
B. 温肺化痰
C. 降气化痰
D. 宣肺化痰
E. 清热化痰

119. 旋覆花具有的功效是

120. 白芥子具有的功效是

A. 和解少阳,内泻热结
B. 和胃降逆,开结除痞
C. 寒热平调,消痞散结
D. 清胆利湿,和胃化痰
E. 理气化痰,清胆和胃

121. 蒿芩清胆汤的功效是
122. 大柴胡汤的功效是

A. 芡实
B. 诃子
C. 山茱萸
D. 罂粟壳
E. 五味子

123. 四神丸的组成药物中含有
124. 咳血方的组成药物中含有

A. 二尖瓣关闭不全
B. 二尖瓣狭窄
C. 主动脉瓣关闭不全
D. 主动脉瓣狭窄
E. 动脉导管未闭

125. 上述各项,可闻及心尖区粗糙的吹风样收缩期杂音的是
126. 上述各项,可闻及胸骨左缘第2肋间及其附近机器声样连续性杂音的是

A. 肺气肿
B. 大量胸腔积液
C. 气胸
D. 支气管肺炎
E. 肺空洞

127. 肺部叩诊呈过清音的是
128. 胸部叩诊呈实音的是

A. 淡红色尿
B. 淡黄色尿
C. 酱油色尿
D. 深黄色尿

E. 乳白色尿

129. 急性溶血时,可出现的是
130. 丝虫病患者,可出现的是

A. 心源性哮喘
B. 支气管哮喘
C. 慢性支气管炎
D. 原发性支气管癌
E. 肺脓肿

131. 吗啡禁用于治疗
132. 美托洛尔禁用于治疗

A. 原发免疫性血小板减少症
B. 再生障碍性贫血
C. 缺铁性贫血
D. 溶血性贫血
E. 慢性髓细胞白血病

133. 抗血小板抗体增加,见于
134. 造血原料缺乏,见于

A. 甘露醇
B. 低分子右旋糖酐
C. 川芎嗪
D. 阿司匹林
E. 肝素

135. 脑CT示基底节区低密度影,周围有水肿带,视神经乳头水肿者,治疗应首选
136. 脑血栓形成急性期的血液稀释疗法,应首选

A. 多巴胺
B. 间羟胺
C. 肾上腺素
D. 去甲肾上腺素
E. 异丙肾上腺素

137. 用于肝硬化门静脉高压致呕血的药物是
138. 用于青霉素过敏性休克抢救的药物是

A. 治疗神经官能症的药物
B. 治疗精神分裂症的药物
C. 治疗躁狂症的药物
D. 治疗抑郁症的药物
E. 治疗焦虑症的药物

139. 氯丙嗪是
140. 丙咪嗪是

A. 青霉素
B. 氨苄西林
C. 新型青霉素Ⅱ
D. 红霉素
E. 庆大霉素

141. 治疗支原体肺炎,应首选
142. 治疗肺炎球菌肺炎,应首选

A. HBsAg 阳性
B. HBeAg 阳性
C. 抗–HBe 阳性
D. 抗–HBc 阳性
E. 抗–HBs 阳性

143. 感染HBV后出现保护性抗体的标志是
144. HBV复制活跃的标志是

A. 发热,腹痛,腹泻,洗肉水样大便
B. 发热,腹痛,腹泻,脓血便,里急后重
C. 腹泻,呕吐,水样大便,无发热,无腹痛
D. 发热,腹痛,腹泻,水样大便
E. 低热,腹痛,腹泻,果酱样大便

145. 霍乱典型表现为
146. 急性菌痢典型表现为

A. 医学关系中的主体在道义上应享有的权力和利益
B. 医学关系中的主体在道义上应履行的职责和使命
C. 医学关系的主体对应尽义务的自我认识和自我评价的能力
D. 医学关系中的主体因履行道德职责受到褒奖而产生的自我赞赏
E. 医学关系中的主体在医疗活动中对自己和他人关系的内心体验和感受

147. 作为医学伦理学基本范畴的良心是指

148. 作为医学伦理学基本范畴的情感是指

A. 在必要时可以采取停工、停业、停课等措施
B. 承担本单位及负责地段的传染病预防、控制和疫情管理工作
C. 对甲类传染病疫区实施封锁管理
D. 承担责任范围内的传染病监测管理工作
E. 对违反《中华人民共和国传染病防治法》的行为给予行政处罚

149. 各级各类卫生防疫机构按照专业分工应

150. 各级各类医疗保健机构设立的预防保健组织或人员应

## A1型选择题(1~22题)

**答题说明**

每一道考试题下面有A、B、C、D、E五个备选答案。请从中选择一个最佳答案,并在答题卡上将相应题号的相应字母所属的方框涂黑。

1. 以下哪项不是肺炎球菌肺炎热闭心神证的临床表现
   A. 神昏谵语
   B. 舌红绛
   C. 五心烦热
   D. 四肢厥冷
   E. 脉细滑数

2. 治疗慢性心力衰竭气虚血瘀证,应首选
   A. 养心汤合补肺汤
   B. 生脉饮合血府逐瘀汤
   C. 真武汤
   D. 保元汤合桃红饮
   E. 独参汤

3. 治疗缺铁性贫血脾肾阳虚证,应首选
   A. 香砂六君子汤合当归补血汤
   B. 归脾汤合人参养荣汤
   C. 六味地黄丸
   D. 化虫丸合八珍汤
   E. 八珍汤合无比山药丸

4. 原发免疫性血小板减少症的诊断依据不包括
   A. 血小板寿命缩短
   B. 血小板减少
   C. APTT延长
   D. 骨髓巨核细胞增多并发成熟障碍
   E. 脾不大或轻度大

5. 中医学认为,甲状腺功能亢进症的病因不包括
   A. 外感六淫
   B. 饮食不节
   C. 禀赋不足
   D. 劳倦体虚
   E. 情志内伤

6. 消化性溃疡最主要的症状是
   A. 节律性上腹疼痛
   B. 嗳气,反酸
   C. 恶心,呕吐
   D. 食欲减退
   E. 呕血,黑便

7. 按常用骨度分寸,前额两发角之间为
   A. 5寸
   B. 6寸
   C. 7寸
   D. 8寸
   E. 9寸

8. 下列腧穴中,属化痰要穴的是
   A. 丰隆
   B. 足三里
   C. 阴陵泉
   D. 内关
   E. 百会

9. 阴陵泉的定位是
   A. 在小腿外侧,当腓骨头前下方凹陷处
   B. 在小腿前外侧,当犊鼻下3寸,距胫骨前缘一横指
   C. 在髌韧带外侧凹陷中
   D. 胫骨内侧髁下缘与胫骨内侧缘之间凹陷处
   E. 在髌骨内上缘上2寸

10. 下列哪项属于表里经配穴
    A. 咳嗽取尺泽、鱼际
    B. 感冒取列缺、合谷
    C. 膝痛取阳陵泉、阴陵泉
    D. 胃痛取中脘、内庭
    E. 痛经取地机、隐白

11. 下列各项,不属于局部麻醉的是
    A. 局部浸润麻醉
    B. 静脉麻醉
    C. 黏膜表面麻醉
    D. 区域阻滞麻醉
    E. 神经阻滞麻醉

12. 输血后,出现酱油色尿,呼吸困难,血压下降,应为
    A. 发热反应
    B. 溶血反应
    C. 过敏反应
    D. 充血性心力衰竭
    E. 枸橼酸中毒

13. 急性阑尾炎湿热证的治法是
    A. 行气活血,通腑泻热
    B. 通腑泻热,利湿解毒
    C. 通腑排毒,养阴清热
    D. 活血通络,通里攻下
    E. 温中散寒,通里攻下

14. 下列各项,属妊娠剧吐肝胃不和证主要症状的是
    A. 呕吐血性分泌物
    B. 呕吐清水
    C. 呕吐痰涎
    D. 呕吐食物残渣
    E. 呕吐酸水或苦水

15. 半夏白术天麻汤适用于妊娠期高血压疾病的哪种证型
    A. 脾肾两虚
    B. 痰火上扰
    C. 肝风内动
    D. 脾虚肝旺
    E. 阴虚肝旺

16. 治疗黄体功能不足阴虚血热证,应首选黄体酮加
    A. 补中益气汤
    B. 两地汤
    C. 当归补血汤
    D. 四君子汤
    E. 左归丸合二至丸

17. 闭经的治疗原则是
    A. 虚者补而通之,实者泻而通之
    B. 调理冲任气血为主
    C. 温经养血,活血行滞
    D. 急者治其标,缓者治其本
    E. 热者清之,逆者平之

18. 下列各项,不属于子宫肌瘤中医常见证型的是
    A. 气血虚弱
    B. 气滞血瘀
    C. 湿热瘀阻
    D. 痰湿瘀阻
    E. 寒湿凝滞

19. 下列各项,不属于病毒性心肌炎临床诊断依据的是
    A. 心功能不全或心源性休克
    B. 心脏扩大
    C. 肌酸磷酸激酶同工酶升高
    D. 心电图表现为完全性右或左束支阻滞
    E. ST-T段改变,T波高耸

20. 治疗婴幼儿腹泻伤食证,应首选
    A. 参苓白术散
    B. 保和丸
    C. 葛根黄芩黄连汤
    D. 藿香正气散
    E. 附子理中汤合四神丸

21. 免疫性血小板减少症血热伤络证的治法是
    A. 清热解毒,凉血止血
    B. 益气健脾,摄血养血
    C. 滋阴清热,凉血宁络
    D. 活血化瘀,理气止血
    E. 清热解毒,凉血宁络

22. 下列哪项对水痘的诊断最有意义
    A. 皮疹为红色斑疹

B. 皮疹为红色斑丘疹
C. 皮疹为红色浸润的"露珠"状疱疹
D. 皮疹较重的可发生痛感或痒感
E. 呈向心性分布的各期皮疹同时出现

**A2型选择题(23~85题)**

> **答题说明**
> 每一道考题是以一个小案例出现的,其下面都有A、B、C、D、E五个备选答案。请从中选择一个最佳答案,并在答题卡上将相应题号的相应字母所属的方框涂黑。

23. 患者,男,67岁。原发性支气管肺癌,咳嗽痰多,胸闷,纳差便溏,身热尿黄,舌质暗,苔厚腻,脉滑数。其证型是
   A. 气滞血瘀
   B. 痰湿毒蕴
   C. 阴虚毒热
   D. 气阴两虚
   E. 阴阳两虚

24. 患者,女,40岁。突起呼吸困难,两肺满布以呼气相为主的哮鸣音,无湿啰音,心率100次/分,心界不大,心脏听诊无杂音,并见咳嗽,痰涎稀白,口不渴,面色晦滞带青,形寒肢冷,舌苔白滑,脉浮紧。应首先考虑的治疗药物是
   A. $\beta_2$受体激动剂与射干麻黄汤
   B. 氨茶碱与玉屏风散
   C. 毛花苷C与六君子汤
   D. 异丙肾上腺素与金匮肾气丸
   E. 糖皮质激素与定喘汤

25. 患者,女,54岁。心悸气短,倦怠乏力,头晕目眩,面色无华,动则汗出,自汗,夜寐不宁,口干,舌淡红,苔薄白,脉细数无力。诊断为风心病,心功能3级,其中医治法是
   A. 益气养阴,宁心复脉
   B. 益气养心,活血通脉
   C. 温补心肾,化气行水
   D. 温肾助阳,泻肺行水
   E. 补虚固脱

26. 患者,男,70岁。既往有高血压和糖尿病病史。经常感体乏少力,气短懒言,今洗衣服时突然心前区疼痛,伴有心悸汗出,含服硝酸甘油2分钟疼痛缓解。舌淡暗有齿痕,脉沉细。心电图示$V_3$~$V_6$导联T波倒置。心肌酶谱正常。应首先考虑的诊断是
   A. 冠心病心绞痛,气虚血瘀证
   B. 冠心病心绞痛,痰浊内阻证
   C. 冠心病心肌梗死,气滞血瘀证
   D. 冠心病心肌梗死,寒凝心脉证
   E. 冠心病心肌梗死,心肾阳虚证

27. 患者,男,68岁。肺心病病史6年,前日酒后受凉,发热,咳喘大作,咯吐黄痰,舌暗,苔黄腻,脉滑数。其证型是
   A. 痰浊阻肺
   B. 痰热郁肺
   C. 寒饮内停
   D. 痰蒙清窍
   E. 风热犯肺

28. 患者,男,76岁。晚期胃癌5个月。症见:胃脘隐痛,喜温喜按,泛吐清水,形寒肢冷,便溏,舌淡胖苔薄白,脉沉缓。其证型是
   A. 肝胃不和
   B. 气血亏虚
   C. 脾胃虚寒
   D. 痰瘀内结
   E. 痰食交阻

29. 患者,男,30岁。无规律上腹隐痛3个月,喜温喜按,食后胀满痞闷,纳呆,便溏,神疲乏力,舌质淡红,苔薄白,脉沉细。胃镜下可见黏膜呈灰白色,血管暴露。其诊断是
   A. 慢性萎缩性胃炎胃阴不足证
   B. 慢性萎缩性胃炎脾胃虚弱证

C. 胃溃疡胃阴不足证
D. 胃溃疡脾胃虚弱证
E. 慢性浅表性胃炎脾胃虚弱证

C. 青蒿鳖甲汤
D. 膈下逐瘀汤
E. 六味地黄丸

30. 患者,男,50岁。反复浮肿,尿血3年。症见：面色无华,少气乏力,易感冒,午后低热,口干咽燥,舌偏红少苔,脉细。检查：血压140/95mmHg,尿蛋白(++),24小时尿蛋白定量为3g,尿红细胞20个/高倍视野,内生肌酐清除率48%。其诊断是
   A. 慢性肾小球肾炎气阴两虚证
   B. 慢性肾小球肾炎肺肾气虚证
   C. 慢性肾小球肾炎肝肾阴虚证
   D. 慢性肾小球肾炎脾肾气虚证
   E. 慢性肾盂肾炎肾阴亏虚证

31. 患者,女,24岁。面部、肢体水肿3个月,心悸失眠,五心烦热,小溲短赤,恶热汗出,舌红苔薄黄腻,脉弦滑数。实验室检查：尿蛋白(+++)。其证型是
   A. 阴虚湿热
   B. 脾肾阳虚
   C. 气阴两虚
   D. 肺肾阴虚
   E. 肝肾阴虚

32. 患者,男,35岁。再生障碍性贫血3年。面色无华,头晕,气短,乏力,动则加剧,舌淡,苔薄白,脉细弱。治疗应首先考虑的方剂是
   A. 右归丸合当归补血汤
   B. 左归丸、右归丸合当归补血汤
   C. 八珍汤
   D. 六味地黄丸合桃红四物汤
   E. 左归丸合当归补血汤

33. 患者,女,52岁。既往患有慢性髓细胞性白血病,目前病情尚平稳,但有低热,盗汗,五心烦热,口干口苦,消瘦,皮肤有瘀斑,舌红少苔,苔薄白,脉细数。治疗应首先考虑的方剂是
   A. 清营汤合犀角地黄汤
   B. 八珍汤

34. 患者颈前肿胀5个月,伴眼突,烦躁易怒,手指颤抖,多汗,面红目赤,头晕目眩,口苦咽干,大便秘结,舌红苔黄,脉弦数。治疗应首选的方剂是
   A. 龙胆泻肝汤
   B. 逍遥散合二陈汤
   C. 天王补心丹
   D. 柴胡疏肝散
   E. 镇肝熄风汤

35. 患者,女,27岁。皮肤自发性紫斑反复发作3年。面色白,神疲乏力,头晕心悸,舌淡,脉细弱。治疗应首选
   A. 归脾汤
   B. 四物汤
   C. 桑菊饮
   D. 泻心汤
   E. 犀角地黄汤

36. 患者,男,30岁。有糖尿病病史。多食易饥,口渴多尿,形体消瘦,大便干结,舌苔黄,脉滑实有力。治疗应首先考虑的方剂是
   A. 金匮肾气丸
   B. 玉女煎
   C. 五味消毒饮
   D. 六味地黄丸
   E. 消渴方

37. 患者,45岁。患类风湿关节炎20年,反复关节肿痛,渐涩硬变形,屈伸不利,疼痛固定,痛如锥刺,昼轻夜重,口干不欲饮,舌紫暗苔白腻,脉细。治疗应首选
   A. 蠲痹汤
   B. 大秦艽汤
   C. 身痛逐瘀汤合指迷茯苓丸
   D. 三痹汤
   E. 独活寄生汤

38. 患者,女,68岁。既往有高血压病史。今晨起床时发现右侧偏瘫,口眼歪斜,言语不利,头晕、手足麻木,肌肤不仁,舌暗,舌苔薄白,脉浮数。查体:血压170/80mmHg。头颅CT检查未见异常。应首先考虑的诊断是
   A. 高血压。痰热腑实,风痰上扰证
   B. 高血压。阴虚风动证
   C. 高血压,脑出血。痰热腑实,风痰上扰证
   D. 高血压,脑梗死。风痰瘀血,瘀阻脉络证
   E. 高血压,脑梗死。肝阳暴亢,风火上扰证

39. 患者胸闷憋气,心痛频发,四肢厥逆,大汗淋漓,面色苍白,口唇发绀,手足青至节,虚烦不安,神志淡漠,舌质青紫,脉微欲绝。治疗应首选
   A. 人参养荣汤合左归饮
   B. 炙甘草汤合生脉散
   C. 参附龙牡汤
   D. 苓桂术甘汤合左归丸
   E. 苏合香丸合左归饮

40. 患者,女,23岁。被人发现时呈昏迷状态。查体:神志不清,两侧瞳孔呈针尖样大小,呼吸有大蒜臭味。应首先考虑的是
   A. 急性安眠药物中毒
   B. 急性毒蕈中毒
   C. 急性有机磷杀虫药中毒
   D. 亚硝酸盐中毒
   E. 一氧化碳中毒

41. 患者,男,40岁。颅脑术后第5天,但持续高热4天,全身浮肿,近2天每日尿量不足100mL,血尿素氮260mmol/L,血肌酐>740μmol/L,血钾6.6mmol/L。其诊断是
   A. 急性肾损伤
   B. 休克
   C. 心力衰竭
   D. 肝肾综合征
   E. 脱水

42. 患者,男,35岁。间断上腹部痛5年,为饥饿痛、夜间痛,向背部放射,伴反酸、嗳气,曾发生4次上消化道大出血,2次行胃镜检查均未见异常,曾服用多种抑酸、保护胃黏膜药物效果欠佳,应考虑
   A. 十二指肠球部多发性溃疡
   B. 胃溃疡
   C. 胃炎
   D. 幽门管溃疡
   E. 球后溃疡

43. 患者,男,55岁。右上腹胀痛、消瘦2个月,发热1周。查体:体温38.5℃,皮肤巩膜轻度黄染,肝肋下3.0cm触及,质硬,表面有结节。最有助于确诊的检查是
   A. 腹部B超
   B. 血清AFP定性
   C. 腹部CT
   D. 肝穿刺活检
   E. 异常凝血酶原检查

44. 患者,女,50岁。胃脘胀痛,痛窜两胁,每因情志不舒而加重,嗳气嘈杂,舌淡,脉弦缓。经胃镜检查诊断为慢性浅表性胃炎。治疗应首选
   A. 四君子汤加减
   B. 益胃汤加减
   C. 失笑散合丹参饮加减
   D. 柴胡疏肝散加减
   E. 三仁汤加减

45. 患者,男,53岁。头晕头痛,目眩,面红目赤,烦躁,口苦,便秘,小便短赤,舌质红,苔薄黄,脉弦细有力,血压170/100mmHg。其治法是
   A. 滋阴降火
   B. 平肝潜阳
   C. 滋阴补阳
   D. 化痰胜湿
   E. 镇肝息风

46. 患者,女,64岁。因2小时前心绞痛发作,含化硝酸甘油不能缓解而急诊。查体:血压90/60mmHg,心律不齐,频发室性早搏,心音低。天门冬氨酸转氨酶增高,心电图$V_1$、$V_2$、$V_3$导联有

深而宽的Q波,ST段抬高。其诊断是

A. 心绞痛

B. 急性心包炎

C. 急性前间壁心肌梗死

D. 急性下壁心肌梗死

E. 急性广泛前壁心肌梗死

47. 患者,男,46岁,因与人争吵后,头痛,心烦易怒,口苦面赤,舌红苔黄,脉弦。配穴应选为

A. 太冲、太溪、侠溪

B. 合谷、内关、外关

C. 中冲、灵道、曲池

D. 三阴交、足三里

E. 涌泉、太白、承山

48. 患者,女,26岁。经前腹痛剧烈,拒按,经色紫黑,有血块,血块下后疼痛缓解。治疗应首选

A. 三阴交、足三里、气海

B. 三阴交、脾俞、胃俞

C. 三阴交、中极、次髎

D. 三阴交、肝俞、肾俞

E. 三阴交、太溪、悬钟

49. 患者,男,24岁。颈项强痛,活动受限,头向患侧倾斜,项背牵拉痛,颈项部压痛明显,兼见恶风畏寒。治疗除取主穴外,还应选用的穴位是

A. 内关、外关

B. 肩井、后溪

C. 风池、合谷

D. 血海、阴陵泉

E. 肾俞、关元

50. 患者,女,59岁。两膝关节红肿热痛,尤以右膝部为重,痛不可触,关节活动不利,并见身热,口渴,舌苔黄燥,脉滑数。治疗除选用犊鼻、梁丘、阳陵泉、膝阳关外,还应加

A. 大椎、曲池

B. 肾俞、关元

C. 脾俞、气海

D. 脾俞、胃俞

E. 肾俞、合谷

51. 患者,男,62岁。外出散步时,突然昏仆不省人事,伴口噤不开,牙关紧闭,肢体强痉。治疗应首选

A. 督脉、任脉经穴

B. 督脉、足太阳经穴

C. 督脉、手厥阴经穴

D. 任脉、手厥阴经穴

E. 任脉、足太阳经穴

52. 患者,男,32岁。腰痛3个月,冷库工作3年。腰部冷痛,得温痛减,舌淡苔白滑,脉沉迟。治疗除取主穴外,还应选

A. 腰夹脊

B. 后溪

C. 命门、腰阳关

D. 膈俞、次髎

E. 督俞、太溪

53. 患者,男,43岁。两耳轰鸣,按之不减,听力减退,兼见烦躁易怒,咽干,便秘,脉弦。治疗应首选

A. 手、足太阴经穴

B. 手、足少阴经穴

C. 手、足少阳经穴

D. 手阳明经穴

E. 足太阳经穴

54. 患者,女,45岁。失眠2个月,近日来入睡困难,有时睡后易醒,醒后不再睡,甚至彻夜不眠,心悸健忘,舌淡,苔薄白,脉细弱。治疗除主穴外,还应选

A. 太溪、肾俞

B. 足三里、内关

C. 行间、侠溪

D. 心俞、脾俞

E. 心俞、胆俞

55. 患者大便干结,腹胀腹痛,口干口臭,舌红,苔黄燥,脉滑实。治疗应首选的主穴是

A. 天枢、大肠俞、上巨虚、支沟

B. 合谷、曲池、天枢、公孙

C. 太冲、足三里、中脘、支沟
D. 神阙、关元、足三里、中脘
E. 公孙、气海、三阴交、内关

56. 患者,女,52岁。月经紊乱,潮热汗出,心悸,情绪不稳定,腰膝酸软,五心烦热,舌红少苔,脉细数。治疗除主穴外,还应加
A. 关元、命门
B. 风池、太冲
C. 照海、阴谷
D. 中脘、丰隆
E. 心俞、神门

57. 患者,男,21岁。头枕部被铁棍击伤,昏迷约40分钟,醒后不能回忆当时受伤情况,并出现躁动,伴有头痛、头晕、恶心、呕吐。检查:神经系统无阳性体征,X线摄片颅骨正常。其诊断是
A. 脑震荡
B. 脑干损伤
C. 脑挫裂伤
D. 颅内血肿
E. 头颅软组织挫伤

58. 患者,男,41岁。头面丹毒,红肿,恶寒发热,口渴,便秘溲黄,舌红苔黄,脉洪数。其证型是
A. 风热化火
B. 气血两燔
C. 湿热化火
D. 热毒蕴结
E. 热毒入营

59. 患者,男,34岁。左腰背浅表肿物约拇指头大小,外观圆形,表面光滑,边界清楚,与皮肤粘连,基底无粘连。其诊断是
A. 皮样囊肿
B. 表皮囊肿
C. 皮脂腺囊肿
D. 腱鞘囊肿
E. 纤维瘤

60. 患者,男,45岁。脘腹胀痛,呕吐,停止排便排气60小时。检查:神情淡漠,末梢循环差,腹胀如鼓,全腹压痛、反跳痛及肌紧张,肠鸣音微弱,舌红绛苔黄腻,脉沉细数。应首先考虑的是
A. 肠梗阻肠腑热结证
B. 肠梗阻水结湿阻证
C. 肠梗阻气滞血瘀证
D. 阑尾炎肠腑寒凝证
E. 阑尾炎虫积阻滞证

61. 患者,男,27岁。患右腹股沟斜疝2个月,今早剧烈运动后,肿块不能回纳,伴腹痛、呕吐、腹胀。应首先考虑的诊断是
A. 难复性疝
B. 滑动性疝
C. 嵌顿性疝
D. 可复性疝
E. 肠管壁疝

62. 前列腺增生症患者,小便点滴不尽,小腹胀满疼痛,舌质紫暗,脉涩。治疗应首选
A. 五神汤
B. 枸橘汤
C. 沉香散
D. 龙胆泻肝汤
E. 知柏地黄丸

63. 患者,男,68岁。停止排气排便5天,腹痛腹胀3天。查体:腹部压痛明显,移动性浊音阳性。X线检查可见孤立胀大的肠袢,位置固定。治疗应首选
A. 吸氧
B. 灌肠疗法
C. 颠簸疗法
D. 手术治疗
E. 穴位注射

64. 患者,男,52岁。患急性阑尾炎,腹痛剧烈,全腹压痛、反跳痛,腹皮挛急,高热,恶心纳差,便秘,舌红绛苔黄厚,脉洪数。治疗应首选
A. 大黄牡丹汤合红藤煎剂
B. 黄连解毒汤

C. 大黄牡丹汤合透脓散
D. 阑尾清化汤
E. 大承气汤

65. 患者,男,52岁。皮损鲜红,皮疹不断出现,红斑增多,刮去鳞屑可见发亮薄膜、点状出血,有同形反应,伴瘙痒,心烦,口渴,大便干,尿黄,舌红,苔黄腻,脉弦滑或数。其证型是
A. 风热血燥证
B. 血虚风燥证
C. 瘀热肌肤证
D. 湿热蕴阻证
E. 火毒炽盛证

66. 患者,女,25岁,已婚。平素月经规律,现停经54天,黄体酮试验无阴道出血。应首先考虑的是
A. 月经后期
B. 子宫内膜结核
C. 早期妊娠
D. 卵巢早衰
E. 宫颈粘连

67. 患者,女,26岁,已婚。产后4天,高热寒战,小腹疼痛拒按,恶露量较多,色紫暗如败酱,有臭气,烦躁口渴,便结尿黄,舌红苔黄,脉洪数,诊断为产褥感染,其证型是
A. 外感风热
B. 血瘀
C. 血虚
D. 湿热
E. 感染邪毒

68. 患者,女,30岁,已婚。产后20天乳少,乳汁清稀,无胀感,神疲纳少,舌淡,少苔,脉虚细。西医诊断为产后缺乳。其中医辨证论治是
A. 补气养血,佐以通乳
B. 疏肝解郁,通络下乳
C. 补肾益气,佐以通乳
D. 健脾和胃,佐以通乳
E. 理气活血,佐以通乳

69. 患者,女,28岁,已婚。产后小便频繁,夜尿增多,腰酸膝软,头晕耳鸣,舌淡,苔白滑,脉沉细无力。其证型是
A. 外感证
B. 气脱证
C. 肾虚证
D. 气滞证
E. 血瘀证

70. 患者,女,35岁,已婚。患子宫肌瘤2年,精神抑郁,经前乳房胀痛,胸胁胀满,心烦易怒,小腹胀痛,时有刺痛,舌边有瘀点,苔白,脉弦细。治疗应首选
A. 血府逐瘀汤
B. 膈下逐瘀汤
C. 少腹逐瘀汤
D. 补阳还五汤
E. 逐瘀止血汤

71. 患者,女,31岁。结婚5年未孕,月经周期先后不定,量少、色暗、有血块,经前乳房胀痛,舌暗红,苔薄白,脉弦细。妇科检查正常,基础体温为单相,男方检查无异常。已确诊为排卵障碍性不孕,治疗应首选
A. 氯底酚胺加启宫丸
B. 氯底酚胺加少腹逐瘀汤
C. 氯底酚胺加开郁种玉汤
D. 雌激素加少腹逐瘀汤
E. 雌激素加开郁种玉汤

72. 患者,女,48岁。外阴干燥瘙痒,灼热疼痛,夜间尤甚,伴头晕目眩,腰膝酸软,双目干涩,舌红少苔,脉细数。妇科检查见局部皮肤黏膜萎缩,色素减退。其中医治法是
A. 补益肝肾,养荣润燥
B. 疏肝解郁,养血通络
C. 益气养血,润燥止痒
D. 温肾健脾,养血润燥
E. 清热利湿,通络止痒

73. 患者,女,17岁,未婚。月经不规律半年余,近1

个月来,月经淋漓不断,色淡质稀,伴面唇淡白,神倦懒言,舌淡胖,脉缓无力。血常规检查:未见明显异常,基础体温呈单相型。治疗应首选

A. 固本止崩汤合举元煎
B. 归脾汤
C. 安冲汤
D. 清热固经汤
E. 补中益气汤

74. 患者,女,28岁,已婚。近4个月来月经10~12天/28~30天,每次用卫生巾12条,妇科检查及B超检查无异常,基础体温呈双相,于经行数天后缓慢下降,月经第5天子宫内膜检查呈分泌反应。其诊断是

A. 排卵性异常子宫出血(月经过多)
B. 黄体功能不全(月经先期)
C. 无排卵性异常子宫出血(崩漏)
D. 子宫内膜不规则脱落(经期延长)
E. 排卵期出血(经间期出血)

75. 足月女婴,25天。出生后2周出现身黄、目黄,其色晦暗,持续不退,精神倦怠,四肢欠温,不欲吮乳,大便溏薄,小便短少,舌质偏淡,舌苔白腻。治疗应首先考虑的方剂是

A. 茵陈理中汤
B. 茵陈蒿汤
C. 血府逐瘀汤
D. 茵陈四苓汤
E. 茵陈四逆汤

76. 患儿,女,10岁。2天前臀部及双下肢皮肤出现紫癜,伴腹痛阵作,口臭纳呆,腹胀便秘,今日出现便血。舌红,苔黄,脉滑数。其证型是

A. 血热妄行证
B. 胃肠积热证
C. 风热伤络证
D. 肝肾阴虚证
E. 气虚血瘀证

77. 患儿,男,6岁。确诊为急性肾小球肾炎。病程第9日,症见肢体浮肿,尿少,咳嗽气急,喘息不得平卧,心悸,胸闷,口唇青紫,脉细无力。其证型是

A. 水凌心肺证
B. 湿热内侵证
C. 邪陷厥阴证
D. 水毒内闭证
E. 风水相搏证

78. 患儿,男,4岁。脐周腹痛,时作时止,形体消瘦,饮食不振,面色萎黄,睡眠不安,夜间磨牙,面部可见淡白色白斑,巩膜有蓝色斑点。粪便镜检有蛔虫卵。治疗应首选

A. 甘露消毒丹
B. 普济消毒饮
C. 使君子散
D. 乌梅丸
E. 健脾丸

79. 患儿,6岁。突然高热,恶心呕吐,血压90/60mmHg,神志昏迷,反复惊厥,四肢不温,肛门拭子查到脓血便。舌质红,苔黄,脉数。治疗应首选

A. 参附龙牡救逆汤
B. 独参汤
C. 甘露消毒丹
D. 清瘟败毒饮
E. 黄连解毒汤

80. 患儿,男,5岁。喘促气短,语声低微,面色㿠白,自汗畏风,咳痰清稀色白,鼻流清涕,舌淡苔白,脉细弱。治疗应首选

A. 麻杏甘石汤
B. 射干麻黄汤
C. 三子养亲汤
D. 玉屏风散
E. 六君子汤

81. 患儿,8岁。颜面眼睑浮肿,小便黄赤,下肢疮毒,舌红苔黄腻,脉滑数。实验室检查:尿蛋白(+++),镜下红细胞20~30个/高倍视野,白细胞5~6个/高倍视野,血清补体$C_3$明显下降。

治疗应首选青霉素加

A. 五味消毒饮合小蓟饮子

B. 麻黄连翘赤小豆汤

C. 五苓散

D. 真武汤

E. 八正散

82. 患儿,10岁。2天前臀部及双下肢皮肤出现紫癜,伴腹痛阵作,口臭纳呆,腹胀便秘,今日出现便血。舌红,苔黄,脉滑数。其证型是

A. 血热妄行

B. 胃肠积热

C. 风热伤络

D. 肝肾阴虚

E. 气虚血瘀

83. 患儿,5岁。发热,两侧腮腺肿大,张口及吃硬食物疼痛加重。查体:体温38.5℃,双侧肿大腮腺以耳垂为中心向周边蔓延,表面灼热有触痛,无波动感。实验室检查:血白细胞总数 $4.0 \times 10^9/L$,中性粒细胞42%,淋巴细胞58%。应首先考虑的是

A. 腮腺管阻塞

B. 淋巴结炎

C. 颌下腺炎

D. 流行性腮腺炎

E. 化脓性腮腺炎

84. 患儿,男,7岁。发热半天,出皮疹2天。查体:患儿头皮及颜面、躯干、四肢均可见红色斑丘疹,椭圆形疱疹,四周绕以红晕,伴有痒感。舌苔薄白,脉浮数。应首先考虑的是

A. 麻疹见形期

B. 风疹邪郁肺卫

C. 幼儿急疹肺卫蕴热

D. 猩红热邪侵肺卫

E. 水痘邪郁肺卫

85. 患儿,2岁。不思纳食2个月,强迫进食后脘腹胀满,伴嗳气,肢倦乏力,大便偏稀夹有不消化食物。查体:面色少华,形体偏瘦,舌苔白腻,脉缓。应首先考虑的是

A. 厌食,脾胃气虚证

B. 厌食,脾运失健证

C. 厌食,胃阴不足证

D. 蛋白质-能量营养不良,疳积

E. 蛋白质-能量营养不良,干疳

**A3型选择题(86~124题)**

> **答题说明**
>
> 以下提供若干个案例,每个案例下设3道考题。请根据题干所提供的信息,在每一道考题下面的A、B、C、D、E五个备选答案中选择一个最佳答案,并在答题卡上将相应号的相应字母所属的方框涂黑。

(86~88题共用题干)

患者,女,40岁。诉发作性心悸1年,近2个月来发作次数频繁,胸闷烦躁,失眠多梦,口干苦,大便秘结,舌质红,舌苔黄腻,脉弦滑。今日突发心悸,来院就诊,血压90/60mmHg,心电图示:心率160次/分,QRS波群规则,逆行P波出现在QRS波群之后。

86. 最有可能的诊断为

A. 心房扑动

B. 快速房颤

C. 室上性心动过速

D. 室性心动过速

E. 窦性心动过速

87. 其中医治法是

A. 清热化痰,宁心安神

B. 活血化瘀,理气通络

C. 温补心阳,安神定悸

D. 滋阴清火,养心安神

E. 补血养心,益气安神

88. 治疗应首选

A. 参附汤合桂枝甘草龙骨牡蛎汤
B. 桃仁红花煎
C. 黄连温胆汤
D. 归脾汤
E. 天王补心丹

(89~91题共用题干)

患者,男,40岁。中上腹饥饿性隐痛反复发作10年,情志不遂时加重,痛引两胁,伴反酸、嗳气,口苦,进食和服用抑酸剂可缓解。舌淡红,苔薄白,脉弦。

89. 该患者最可能的疾病是
   A. 胃癌
   B. 胰腺癌
   C. 消化性溃疡
   D. 慢性胆囊炎
   E. 慢性胰腺炎

90. 下列对于本病最直接的诊断方法是
   A. 胃镜检查
   B. X线钡餐检查
   C. 幽门螺杆菌检测
   D. 胃液分析和血清胃泌素测定
   E. 腹水检查

91. 中医治疗应首选
   A. 柴胡疏肝散合五磨饮子
   B. 益胃汤
   C. 化肝煎合左金丸
   D. 失笑散合丹参饮
   E. 黄芪建中汤

(92~94题共用题干)

患者,女,35岁。因寒战、发热、腰痛伴尿频、尿急、尿痛1天入院。查体:体温39.5℃,左侧肾区有叩击痛,肋脊角压痛。尿沉渣镜检白细胞6个/高倍视野,可见白细胞管型。

92. 该患者最可能的诊断是
   A. 急性肾小球肾炎
   B. 急性膀胱炎
   C. 急性肾盂肾炎
   D. 慢性肾盂肾炎
   E. 肾结核

93. 该患者进一步检查,以便尽快选择有效药物治疗,最简便、阳性率最高的试验是
   A. 尿白细胞排泄率
   B. 尿涂片细菌检查
   C. 尿细菌培养
   D. 内生肌酐清除率
   E. X线检查

94. 若患者进行尿细菌培养,最有助于诊断的结果是
   A. $\geq 10/mL$
   B. $\geq 10^2/mL$
   C. $\geq 10^3/mL$
   D. $\geq 10^4/mL$
   E. $\geq 10^5/mL$

(95~97题共用题干)

患者,女,50岁。每年持续咳嗽约5个月,已连续10年,胸部X片示两肺纹理增粗、紊乱。近日来咳嗽加剧,气促,痰多色黄黏稠,面红咽干,渴喜冷饮,便秘,尿赤,舌苔黄腻,脉滑数。

95. 应首先考虑的诊断是
   A. 急性支气管炎
   B. 慢性阻塞性肺疾病
   C. 慢性支气管炎
   D. 肺炎链球菌肺炎
   E. 支气管哮喘

96. 其辨证是
   A. 痰浊壅肺证
   B. 热哮证
   C. 热闭心神证
   D. 风热犯肺证
   E. 痰热郁肺证

97. 治疗应首选
   A. 三子养亲汤合二陈汤
   B. 定喘汤
   C. 清金化痰汤
   D. 桑菊饮
   E. 清营汤

(98~100题共用题干)

患者,男,33岁。颈前肿块坚硬如石,推之不移,局部僵硬,形体消瘦,皮肤枯槁,声音嘶哑,腰酸无力,

舌质红,少苔,脉沉细数。
98. 其诊断是
 A. 甲状腺瘤
 B. 慢性淋巴性甲状腺炎
 C. 甲状腺癌
 D. 单纯性甲状腺肿
 E. 甲状腺功能亢进症
99. 其治法是
 A. 疏肝解郁,软坚化痰
 B. 养阴和营,化痰散结
 C. 理气开郁,化痰消坚
 D. 理气化痰,活血散结
 E. 活血化瘀,软坚化痰
100. 治疗应首选的方剂是
 A. 逍遥散合海藻玉壶汤
 B. 桃红四物汤合海藻玉壶汤
 C. 通窍活血汤合养阴清肺汤
 D. 海藻玉壶汤合神效瓜蒌散
 E. 龙胆泻肝汤合藻药散

(101～103 共用题干)
患者,男,55 岁。进行性吞咽困难 3 个月,体重下降 5kg,查体无阳性表现。
101. 最可能的诊断是
 A. 胃食管反流
 B. 食管癌
 C. 食管平滑肌瘤
 D. 胃癌
 E. 原发性肝癌
102. 首选检查方式是
 A. 胸部 CT
 B. 食管超声波检查
 C. 食管拉网
 D. 食管镜检查
 E. 胸部 MRI
103. 治疗应首选
 A. 手术
 B. 化疗
 C. 放疗
 D. 透析疗法
 E. 中医药治疗

(104～106 题共用题干)
患者,女,45 岁。发现左乳腺肿物 2 周,无痛,既往无乳头溢液史。两胁胀痛,易怒易躁。查体:左乳中央区可触及直径 1.5cm、边界尚清、质地较硬的肿块,乳头略有内陷,无水肿,腋窝淋巴结未触及。舌苔薄白,舌红有瘀点,脉弦有力。
104. 最可能诊断是
 A. 乳房纤维腺瘤
 B. 乳管内乳头状瘤
 C. 乳腺癌
 D. 乳腺增生病
 E. 急性乳腺炎
105. 其治法是
 A. 调摄冲任,理气散结
 B. 疏肝解郁,理气化痰
 C. 清热解毒,活血化瘀
 D. 调肝理脾,益气养血
 E. 行气活血,散瘀止痛
106. 治疗应首选
 A. 逍遥散
 B. 桃红四物汤合失笑散
 C. 二仙汤
 D. 人参养荣汤
 E. 清瘟败毒饮合桃红四物汤

(107～109 题共用题干)
患者,女,27 岁,已婚。停经 46 天,下腹部轻度阵发性疼痛及阴道少量流血 10 小时。妇科检查:子宫稍大,宫口未开。
107. 其诊断是
 A. 先兆流产
 B. 难免流产
 C. 不全流产
 D. 稽留流产
 E. 复发性流产
108. 若 2 日后阴道流血量增多,下腹阵发性疼痛明显加重。妇科检查:宫口通过一指,宫口处见胚胎组织堵塞,此时应诊断为
 A. 先兆流产
 B. 难免流产
 C. 不全流产

D. 稽留流产

E. 复发性流产

109. 最有效的止血紧急措施应是

　　A. 输液中加巴曲酶(立止血)

　　B. 压迫下腹部,排出胚胎组织

　　C. 肌注维生素 $K_1$

　　D. 纱条填塞阴道压迫止血

　　E. 刮宫术

(110~112题共用题干)

患者,女,45岁。月经不规律8个月,现阴道出血40天,量时多时少,近3天量极多、色淡、质稀,伴气短神疲、面浮肢肿,舌淡胖,边有齿痕,苔薄白,脉缓无力。

110. 其诊断是

　　A. 排卵期出血(经间期出血)

　　B. 黄体功能不足(月经先期)

　　C. 无排卵性异常子宫出血(崩漏)

　　D. 排卵性月经过多(月经过多)

　　E. 子宫内膜不规则脱落(经期延长)

111. 其治法是

　　A. 补气摄血,固冲调经

　　B. 补气升提,固冲止血

　　C. 养阴清热,凉血调经

　　D. 滋肾养阴,固冲止血

　　E. 健脾益气,固冲调经

112. 治疗应首选

　　A. 固本止崩汤合举元煎

　　B. 两地汤合二至丸

　　C. 加减一阴煎

　　D. 补中益气汤

　　E. 安冲汤

(113~115题共用题干)

患者,女,34岁。产后5天,高热寒战,小腹疼痛拒按,恶露量多,色紫暗如败酱,气臭秽,烦躁,口渴引饮,尿少色黄,大便燥结,舌红,苔黄而干,脉数有力。

113. 其诊断是

　　A. 产褥感染

　　B. 晚期产后出血

　　C. 产褥中暑

　　D. 产后关节痛

　　E. 产后排尿异常

114. 其治法是

　　A. 清热解暑,益气生津

　　B. 养血活血,祛瘀利尿

　　C. 养血活络,行瘀止痛

　　D. 清热凉血,安冲止血

　　E. 清热解毒,凉血化瘀

115. 治疗应首选

　　A. 清暑益气汤

　　B. 加味四物汤

　　C. 保阴煎

　　D. 生化汤

　　E. 五味消毒饮合失笑散

(116~118题共用题干)

患儿,女,2岁。5天前因感冒发热,热退后皮肤突然出现瘀点、瘀斑,色鲜红,伴鼻衄1次,心烦口渴,便秘尿少,舌质红,苔薄黄,脉数。血小板计数:56× $10^9$/L。

116. 其诊断是

　　A. 免疫性血小板减少症

　　B. 过敏性紫癜

　　C. 营养性缺铁性贫血

　　D. 麻疹

　　E. 风疹

117. 中医辨证是

　　A. 血热伤络证

　　B. 气不摄血证

　　C. 气滞血瘀证

　　D. 邪郁肺卫证

　　E. 肝肾阴虚证

118. 治疗应首选

　　A. 归脾汤

　　B. 桃仁汤

　　C. 左归丸

　　D. 犀角地黄汤

　　E. 透疹凉解汤

(119～121题共用题干)

患儿,女,5个月。纯母乳喂养,偶加鱼肝油,烦躁不安、多汗、枕部秃发,有颅骨软化。

119.可能的诊断是

　　A.维生素D缺乏性佝偻病
　　B.先天性甲状腺功能低下
　　C.软骨营养不良
　　D.蛋白质－能量营养不良
　　E.维生素D缺乏性手足搐搦症

120.本病的病位在

　　A.脾肾
　　B.脾胃
　　C.心肝
　　D.肝胃
　　E.心肺

121.治疗应首选

　　A.维生素D制剂
　　B.维生素A制剂
　　C.B族维生素制剂
　　D.维生素C制剂
　　E.维生素E制剂

(122～124题共用题干)

患儿,男,3岁。10天前出现发热,体温38℃左右,咳嗽、气促,就诊于外院,静脉滴注青霉素1天,现仍咳嗽而来诊。现症:咳嗽无力,动则汗出,喉中痰鸣,时有低热,食欲不振,大便溏。查体:T 36.6℃,P 115次/分,R 25次/分。面白少华,双肺听诊呼吸音粗糙,可闻及少许中、细湿啰音。舌质淡,苔薄白,脉细无力。血常规:白细胞$12.6 \times 10^9$/L,中性粒细胞73%,淋巴细胞20%。胸部X线示:双肺纹理增粗,右肺可见散在斑片状阴影。

122.其诊断是

　　A.支气管肺炎
　　B.腺病毒肺炎
　　C.合胞病毒肺炎
　　D.支原体肺炎
　　E.金黄色葡萄球菌肺炎

123.其中医治法是

　　A.辛凉宣肺,清热化痰
　　B.清热涤痰,开肺定喘
　　C.补肺健脾,益气化痰
　　D.辛温宣肺,化痰止咳
　　E.清热解毒,泻肺开闭

124.中医治疗应首选

　　A.人参五味子汤
　　B.华盖散
　　C.银翘散合麻杏甘石汤
　　D.五虎汤合葶苈大枣泻肺汤
　　E.黄连解毒汤合麻杏甘石汤

**B1型选择题(125～150题)**

**答题说明**

以下提供若干组考题,每组考题共用在考题前列出的A、B、C、D、E五个备选答案。请从中选择一个与问题关系最密切的答案,并在答题卡上将相应题号的相应字母所属方框涂黑。某个备选答案可能被选择一次、多次或不被选择。

　　A.肝－颈静脉回流征阴性
　　B.肝肿大伴压痛
　　C.上部部位凹陷性水肿
　　D.肺动脉瓣区第二音($P_2$)亢进
　　E.心尖区收缩期奔马律

125.左心衰竭的体征是
126.右心衰竭的体征是

　　A.柴胡清肝饮,大柴胡汤合清胰汤Ⅰ号
　　B.清胰汤Ⅰ号合龙胆泻肝汤
　　C.大承气汤
　　D.桃仁承气汤
　　E.大柴胡汤

127.急性胰腺炎肝郁气滞证,治疗应首选的方剂是
128.急性胰腺炎脾胃湿热证,治疗应首选的方剂是

　　A.补益气血

B. 滋阴清热,解毒祛瘀

C. 补肾助阳

D. 滋阴降火

E. 活血化瘀

129. 慢性髓细胞性白血病阴虚内热证的治法是

130. 慢性髓细胞性白血病瘀血内阻证的治法是

A. 80 次/分

B. 100～150 次/分

C. 250～350 次/分

D. 250～300 次/分

E. 350～600 次/分

131. 心房扑动的心房率是

132. 心房颤动的心房率是

A. 中度蛋白尿

B. 贫血及高脂血症

C. 中度以上舒张压升高

D. 全身高度水肿,血脂增高

E. 肾衰竭

133. 慢性肾小球肾炎普通型的特点是

134. 慢性肾小球肾炎肾病型的特点是

A. 原穴

B. 郄穴

C. 络穴

D. 井穴

E. 募穴

135. 特定穴中,多用于急救的是

136. 特定穴中,多用于治疗表里两经病证的是

A. 灯草灸

B. 隔姜灸

C. 隔蒜灸

D. 隔盐灸

E. 隔泥灸

137. 治疗阳气暴脱,可于神阙穴施

138. 治疗风寒痹痛常用

A. 后溪

B. 公孙

C. 太渊

D. 列缺

E. 内关

139. 在八脉交会穴中,通任脉的是

140. 在八脉交会穴中,通督脉的是

A. 油膏

B. 箍围药

C. 草药

D. 酊剂

E. 消毒剂

141. 将各种不同的药物浸泡于乙醇溶液中取其药液,即为

142. 古称敷贴药,是药粉和液体调制成的糊剂,即为

A. 火热伤津

B. 气阴两伤

C. 阴损及阳

D. 气营两燔

E. 热入营血

143. 烧伤患者,高热灼手,汗多气粗,口渴头痛,烦躁不安,舌红绛苔黄,脉洪数。其证型是

144. 烧伤患者,自觉发热,口渴喜饮,咽干唇燥,小便短赤,大便干结,脉细数。其证型是

A. 抑制排卵

B. 杀灭卵子

C. 不利于精子穿透

D. 杀灭精子

E. 不利于孕卵着床

145. 短效口服避孕药的主要作用机制是

146. 长效口服避孕药的主要作用机制是

A. 柯萨奇病毒

B. 合胞病毒

C. 轮状病毒

D. 腺病毒

E. 流感病毒

147. 咽-结膜热的主要病原体是

148. 秋季腹泻最常见的病原体是

A. 维生素 C

B. 维生素 D

C. 维生素 $B_{12}$ 和叶酸

D. 铁

E. 锌

149. 小儿佝偻病是由于缺乏

150. 小儿营养性缺铁性贫血是由于缺乏

# 考前自测卷(二)答案

## 第一单元

| | | | | | | | | | |
|---|---|---|---|---|---|---|---|---|---|
| 1. B | 2. E | 3. A | 4. B | 5. D | 6. C | 7. D | 8. B | 9. A | 10. A |
| 11. D | 12. E | 13. A | 14. A | 15. D | 16. B | 17. D | 18. A | 19. C | 20. B |
| 21. B | 22. C | 23. E | 24. E | 25. C | 26. D | 27. A | 28. A | 29. A | 30. C |
| 31. B | 32. D | 33. A | 34. C | 35. C | 36. C | 37. E | 38. D | 39. E | 40. E |
| 41. C | 42. B | 43. E | 44. B | 45. E | 46. B | 47. E | 48. D | 49. B | 50. C |
| 51. E | 52. D | 53. D | 54. D | 55. B | 56. C | 57. E | 58. C | 59. A | 60. C |
| 61. B | 62. C | 63. A | 64. D | 65. C | 66. A | 67. D | 68. C | 69. D | 70. B |
| 71. C | 72. B | 73. C | 74. C | 75. B | 76. A | 77. B | 78. E | 79. D | 80. A |
| 81. A | 82. B | 83. B | 84. B | 85. D | 86. A | 87. E | 88. B | 89. A | 90. B |
| 91. D | 92. E | 93. B | 94. E | 95. B | 96. A | 97. B | 98. E | 99. B | 100. C |
| 101. E | 102. D | 103. C | 104. D | 105. D | 106. C | 107. A | 108. D | 109. B | 110. E |
| 111. B | 112. D | 113. A | 114. C | 115. E | 116. C | 117. C | 118. B | 119. C | 120. B |
| 121. D | 122. A | 123. E | 124. B | 125. A | 126. E | 127. A | 128. B | 129. C | 130. E |
| 131. B | 132. B | 133. A | 134. C | 135. A | 136. B | 137. D | 138. C | 139. B | 140. D |
| 141. D | 142. A | 143. E | 144. B | 145. C | 146. B | 147. C | 148. E | 149. D | 150. B |

## 第二单元

| | | | | | | | | | |
|---|---|---|---|---|---|---|---|---|---|
| 1. C | 2. D | 3. E | 4. C | 5. A | 6. A | 7. E | 8. A | 9. D | 10. B |
| 11. B | 12. B | 13. B | 14. E | 15. D | 16. B | 17. A | 18. A | 19. D | 20. B |
| 21. A | 22. C | 23. B | 24. A | 25. A | 26. A | 27. B | 28. C | 29. B | 30. A |
| 31. A | 32. C | 33. C | 34. A | 35. A | 36. A | 37. C | 38. D | 39. C | 40. C |
| 41. A | 42. E | 43. D | 44. D | 45. B | 46. C | 47. A | 48. C | 49. C | 50. A |
| 51. C | 52. C | 53. C | 54. D | 55. A | 56. C | 57. A | 58. A | 59. C | 60. A |
| 61. C | 62. C | 63. D | 64. C | 65. C | 66. C | 67. E | 68. A | 69. C | 70. B |
| 71. E | 72. A | 73. A | 74. D | 75. A | 76. B | 77. A | 78. C | 79. E | 80. D |
| 81. A | 82. B | 83. D | 84. E | 85. A | 86. C | 87. B | 88. C | 89. C | 90. A |
| 91. A | 92. C | 93. B | 94. E | 95. C | 96. E | 97. C | 98. C | 99. B | 100. C |
| 101. B | 102. D | 103. A | 104. C | 105. B | 106. A | 107. A | 108. B | 109. E | 110. C |
| 111. A | 112. A | 113. A | 114. E | 115. E | 116. A | 117. A | 118. D | 119. A | 120. A |
| 121. A | 122. A | 123. C | 124. A | 125. D | 126. B | 127. A | 128. B | 129. B | 130. E |
| 131. C | 132. E | 133. A | 134. D | 135. D | 136. C | 137. D | 138. B | 139. D | 140. A |
| 141. D | 142. B | 143. E | 144. A | 145. A | 146. A | 147. D | 148. C | 149. B | 150. D |

试卷标识码：

# 中西医结合执业助理医师资格考试
# 考前自测卷（三）
## （医学综合）

考生姓名：＿＿＿＿＿＿

准考证号：＿＿＿＿＿＿

考　　点：＿＿＿＿＿＿

考 场 号：＿＿＿＿＿＿

## A1型选择题(1～94题)

**答题说明**

每一道考试题下面有A、B、C、D、E五个备选答案。请从中选择一个最佳答案,并在答题卡上将相应题号的相应字母所属的方框涂黑。

1. 阴阳转化是
   A. 绝对的
   B. 有条件的
   C. 偶然的
   D. 必然的
   E. 量变的

2. "益火之源,以消阴翳"指的是
   A. 补阴扶阳
   B. 阳病治阴
   C. 阴中求阳
   D. 阳中求阴
   E. 阴病治阳

3. 肝病传脾在五行关系中属于
   A. 相生
   B. 相克
   C. 相乘
   D. 相侮
   E. 制化

4. 筋在五行中属于
   A. 木
   B. 火
   C. 土
   D. 金
   E. 水

5. 肾主纳气的主要生理作用是
   A. 有助于元气的生成
   B. 有助于元气的固摄
   C. 防止汗出过多
   D. 促进肺气的宣发
   E. 使肺的呼吸保持一定的深度

6. 与生殖功能有关的脏是
   A. 心与脾
   B. 心与肺
   C. 肺与脾
   D. 肺与肾
   E. 肾与肝

7. 大肠的主要生理功能是
   A. 受盛
   B. 传化糟粕
   C. 化物
   D. 泌别清浊
   E. 通行元气

8. 与语言、声音、呼吸强弱有关的气是
   A. 元气
   B. 宗气
   C. 营气
   D. 卫气
   E. 经气

9. 谷气与自然界精气相结合而生成的是
   A. 元气
   B. 宗气
   C. 真气
   D. 卫气
   E. 营气

10. 分布在面额部的经脉是
    A. 太阳经
    B. 阳明经
    C. 少阳经
    D. 厥阴经
    E. 少阴经

11. 被称为"阴脉之海"的是
    A. 冲脉
    B. 任脉
    C. 督脉
    D. 带脉
    E. 阴维脉

12. 六淫邪气侵犯人体最易引起疼痛的邪气是
    A. 湿
    B. 火
    C. 风
    D. 寒
    E. 燥

13. "阳盛格阴"又被称为
    A. 阳热亢盛
    B. 阳盛伤阴
    C. 真寒假热
    D. 真热假寒
    E. 表热里寒

14. 对真寒假热应采用的治疗方法是
    A. 热因热用
    B. 寒因寒用
    C. 塞因塞用
    D. 通因通用
    E. 虚则补之

15. 疾病初起,恶寒发热同时并见,多为
    A. 疟疾病证
    B. 湿温病证
    C. 外感表证
    D. 半表半里证
    E. 阳明病证

16. 渴不多饮或水入即吐的病机是
    A. 营分热盛
    B. 痰浊中阻
    C. 湿热内蕴
    D. 痰饮内停
    E. 瘀血内停

17. 以腹痛,里急后重,下痢脓血为临床表现的证候是
    A. 食滞胃肠证
    B. 肠道湿热证
    C. 脾不统血证
    D. 肠热腑实证
    E. 胃热炽盛证

18. 外感病如见舌色绛,多提示
    A. 气分大热
    B. 上焦湿热
    C. 阴虚火旺
    D. 胃肠热甚
    E. 热入营血

19. 下列各项,可见舌淡白裂纹多的是
    A. 脾虚湿侵
    B. 血虚不润
    C. 阴液亏虚
    D. 寒湿内盛
    E. 痰浊壅滞

20. 嗳气频作响亮,嗳后脘腹胀减,发作与情志有关的病机是
    A. 宿食内停
    B. 胃阳虚
    C. 寒邪犯胃
    D. 肝气犯胃
    E. 胃虚气逆

21. 细脉的特点是
    A. 极软而沉细
    B. 脉细如线,应指明显
    C. 浮小而细软
    D. 极细而软,若有若无
    E. 三部举按均无力

22. 下列脉象,脉位不偏沉的是

A. 弱脉
B. 伏脉
C. 牢脉
D. 芤脉
E. 沉脉

23. 下列哪项不是表寒证的临床表现
A. 恶寒发热
B. 头身疼痛
C. 鼻流清涕
D. 咽喉肿痛
E. 无汗

24. 下列各项,不是亡阴证或亡阳证临床表现的是
A. 脉微欲绝
B. 身热口渴、斑疹吐衄
C. 心悸气喘
D. 大汗淋漓
E. 四肢厥冷

25. 心气虚、心阳虚、心血虚、心阴虚四证的共同临床表现为
A. 心痛
B. 心烦
C. 失眠
D. 健忘
E. 心悸

26. 下列哪项与肾气不固无关
A. 小便失禁
B. 小便涩痛
C. 睡中遗尿
D. 尿频而清
E. 余沥不尽

27. 胃热炽盛证的主要临床特征是
A. 消谷善饥
B. 胃脘隐痛
C. 口燥咽干
D. 舌红少津

E. 干呕呃逆

28. 入汤剂宜包煎的药物是
A. 苏子
B. 天竺黄
C. 旋覆花
D. 白前
E. 白芥子

29. 能清泻心经实火的药物是
A. 龙胆草
B. 苦参
C. 黄柏
D. 黄连
E. 黄芩

30. 治疗咽喉红肿疼痛,兼有肺热咳嗽痰多者,应首选
A. 射干
B. 鱼腥草
C. 马勃
D. 板蓝根
E. 山豆根

31. 地骨皮的功效
A. 清利头目
B. 除疳热
C. 清肺降火
D. 清湿热
E. 逐瘀通经

32. 大黄具有的功效是
A. 软坚散结
B. 凉血解毒
C. 蚀疮祛腐
D. 消肿生肌
E. 收湿敛疮

33. 祛风湿药的药性大多为
A. 甘寒滋润

B. 辛温性燥
C. 苦寒性燥
D. 酸涩性敛
E. 甘温燥热

34. 既能补肝肾安胎,又能祛风湿的药物是
A. 续断
B. 杜仲
C. 桑寄生
D. 菟丝子
E. 沙苑子

35. 治疗脾虚水肿,兼见心悸失眠,宜首选
A. 泽泻
B. 茯苓
C. 猪苓
D. 车前子
E. 薏苡仁

36. 橘皮的性味是
A. 辛甘温
B. 辛苦温
C. 甘苦温
D. 辛苦平
E. 甘苦平

37. 能行气活血,清心利胆的药物是
A. 川芎
B. 延胡索
C. 姜黄
D. 莪术
E. 郁金

38. 具有清热化痰、除烦止呕功效的药物是
A. 枇杷叶
B. 淡竹叶
C. 竹茹
D. 芦根
E. 天花粉

39. 朱砂具有的功效是
A. 解郁安神
B. 镇惊安神
C. 潜阳安神
D. 健脾安神
E. 养心安神

40. 下列具有平肝潜阳、清肝明目功效的中药是
A. 石决明
B. 磁石
C. 龟板
D. 龙骨
E. 牡蛎

41. 具有燥湿利水,固表止汗功效的药物是
A. 黄芪
D. 浮小麦
C. 白术
D. 麻黄根
E. 白芍

42. 治疗畏寒肢冷,腰膝酸痛,小便频数,精神疲乏,并见疮疡不敛者,应首选
A. 党参
B. 黄芪
C. 鹿茸
D. 续断
E. 何首乌

43. 从方剂组成变化而论,桂枝汤与小建中汤之间的变化属于
A. 药味加减
B. 药量加减
C. 剂型更换
D. 药味与药量加减变化的联合运用
E. 药味加减与剂型更换变化的联合运用

44. 银翘散和桑菊饮的组成中均含有的药物是
A. 金银花、薄荷、桔梗、芦根
B. 连翘、薄荷、杏仁、芦根

C. 连翘、薄荷、桔梗、杏仁
D. 金银花、薄荷、桔梗、生甘草
E. 连翘、薄荷、桔梗、生甘草

45. 小柴胡汤中和解少阳的药是
A. 柴胡和黄芩
B. 半夏和甘草
C. 生姜和大枣
D. 人参和生姜
E. 柴胡和甘草

46. 主治痰热咳嗽的方剂是
A. 桑杏汤
B. 温胆汤
C. 清气化痰丸
D. 清燥救肺汤
E. 贝母瓜蒌散

47. 半夏厚朴汤的药物组成中不含有
A. 半夏
B. 厚朴
C. 白术
D. 茯苓
E. 生姜

48. 可治疗中气下陷证的方剂是
A. 八珍汤
B. 补中益气汤
C. 四君子汤
D. 归脾汤
E. 生脉散

49. 固冲汤的功用是
A. 益气滋阴,化瘀止血
B. 降火坚阴,止血固经
C. 温补肝肾,固冲止血
D. 滋阴清热,止血固经
E. 固冲摄血,益气健脾

50. 下列何药不是温脾汤的组成药物

A. 大黄
B. 甘草
C. 附子
D. 人参
E. 厚朴

51. 生化汤主治证的病机是
A. 下焦蓄血
B. 血虚受寒
C. 气虚血滞
D. 冲任虚损
E. 血瘀气滞

52. 补阳还五汤的主治证候中包括
A. 二便不利
B. 下利溏薄
C. 大便秘结
D. 小便频数
E. 小便不利

53. 槐花散的功用有
A. 祛湿排脓
B. 清热解毒
C. 行气解郁
D. 疏风下气
E. 解表散邪

54. 治疗虚劳肺痿,应首先考虑的方剂是
A. 清燥救肺汤
B. 炙甘草汤
C. 麦门冬汤
D. 百合固金汤
E. 养阴清肺汤

55. 下列各项,属于二陈汤组成药物的是
A. 陈皮、泽泻
B. 橘红、茯苓
C. 乌梅、远志
D. 贝母、半夏
E. 白术、甘草

56. 乌梅丸适用于
   A. 久咳
   B. 久痢
   C. 久疟
   D. 久瘀
   E. 久痹

57. 胆道蛔虫梗阻出现腹痛的特点是
   A. 突发中上腹剧烈刀割样持续性疼痛
   B. 持续性、广泛性剧烈腹痛伴腹肌紧张
   C. 右上腹进行性锐痛
   D. 剑突下钻顶样疼痛
   E. 右上腹阵发性绞痛

58. 下列各项,不属咯血特点的是
   A. 血内混有食物残渣
   B. 血色鲜红
   C. 多无黑便
   D. 咯血前可有喉部作痒
   E. 有肺结核、肺癌等病史

59. 下列属于颅脑疾病感染性抽搐的是
   A. 外伤
   B. 脑挫伤
   C. 脑积水
   D. 脑寄生虫
   E. 神经胶质瘤

60. 苦笑面容见于
   A. 破伤风
   B. 甲亢
   C. 甲减
   D. 二尖瓣狭窄
   E. 伤寒

61. 胸骨角连接的部位是
   A. 第1肋骨
   B. 第2肋骨
   C. 第3肋骨
   D. 第4肋骨
   E. 第5肋骨

62. 胸骨左缘3、4肋间听到舒张期杂音见于
   A. 主动脉瓣关闭不全
   B. 心力衰竭
   C. 心律失常
   D. 心脏猝死
   E. 冠心病

63. 发热伴头痛、呕吐或昏迷的疾病是
   A. 败血症
   B. 肾盂肾炎
   C. 乙型脑炎
   D. 黑热病
   E. 支气管炎

64. 引起急性腹膜炎的常见病因是
   A. 急性胃炎
   B. 急性胃肠穿孔
   C. 急性肠炎
   D. 急性胆囊炎
   E. 急性尿道炎

65. 出现心源性哮喘的常见疾病是
   A. 高血压性心脏病
   B. 肺心病
   C. 支气管哮喘
   D. 支气管肺癌
   E. 心包积液

66. 右侧大量胸腔积液患者多采用的强迫体位是
   A. 强迫蹲位
   B. 辗转体位
   C. 强迫俯卧位
   D. 右侧卧位
   E. 左侧卧位

67. 鼻腔堵塞,鼻梁宽平如蛙状,应考虑的疾病是
   A. 鼻骨骨折
   B. 红斑狼疮

C. 肥大鼻息肉

D. 鼻骨发育不全

E. 鼻中隔偏曲

68. 胸腹壁静脉血流方向自上向下,流入下腔静脉,见于
   A. 上腔静脉梗阻
   B. 下腔静脉梗阻
   C. 门脉高压
   D. 肝硬化
   E. 大量胸腔积液

69. 肺部叩诊为过清音的疾病是
   A. 肺不张
   B. 肺癌
   C. 肺气肿
   D. 大叶性肺炎
   E. 胸腔积液

70. 网织红细胞绝对值减低,最常见于
   A. 缺铁性贫血
   B. 再生障碍性贫血
   C. 阵发性睡眠性血红蛋白尿
   D. 特发性血小板减少性紫癜
   E. 巨幼细胞性贫血

71. 血清淀粉酶正常值是
   A. 800~1800U/L
   B. 600~1800U/L
   C. 800~1600U/L
   D. 800~1000U/L
   E. 900~1800U/L

72. 健康人可以见到一下哪种管型
   A. 透明管型
   B. 白细胞管型
   C. 红细胞管型
   D. 颗粒管型
   E. 脂肪管型

73. 龛影的主要X线表现是
   A. 圆形钡斑
   B. 钡斑周围环绕透明带
   C. 胃黏膜溃烂
   D. 向腔外突出的钡斑阴影
   E. 胃壁僵直

74. 阿托品用于麻醉前给药的主要目的是
   A. 抑制呼吸道腺体分泌
   B. 抑制排尿
   C. 抑制排便
   D. 防止心动过速
   E. 消除紧张情绪

75. 吗啡急性中毒致死的最主要原因是
   A. 呼吸麻痹
   B. 肾衰竭
   C. 消化道出血
   D. 中枢兴奋
   E. 循环衰竭

76. 糖尿病患者不宜选用的利尿药是
   A. 呋塞米
   B. 氢氯噻嗪
   C. 氨苯喋啶
   D. 螺内酯
   E. 甘露醇

77. 通过抑制血管紧张素Ⅰ转换酶而发挥抗慢性心功能不全作用的代表药有
   A. 地高辛
   B. 卡托普利
   C. 美托洛尔
   D. 氯沙坦
   E. 硝普钠

78. 肝素的作用错误的是
   A. 抗凝血
   B. 调脂
   C. 抗过敏

D. 抑制血小板
E. 抗炎

79. 下列药物中,无抗心律失常作用的是
   A. 奎尼丁
   B. 氢氯噻嗪
   C. 维拉帕米
   D. 普萘洛尔
   E. 胺碘酮

80. 阿昔洛韦是
   A. 抗寄生虫药
   B. 抗病毒药
   C. 抗细菌药
   D. 抗溃疡药
   E. 抗肿瘤药

81. 下列肝炎,其病毒属病毒DNA的是
   A. 甲型
   B. 乙型
   C. 丙型
   D. 丁型
   E. 戊型

82. 流行性出血热的典型表现是
   A. 黏液脓血便
   B. 四肢抽搐,顽固性呕吐
   C. 皮肤黏膜出血点
   D. 发热,盗汗
   E. 腹泻,呕吐

83. 可经母婴途径传播的传染病是
   A. 伤寒
   B. 霍乱
   C. 艾滋病
   D. 鼠疫
   E. 细菌性痢疾

84. 下列与传染性非典型肺炎诊断有关的描述,错误的是

   A. 疑似诊断病例
   B. 临床诊断病例
   C. 医学观察病例
   D. 重症传染性非典型肺炎
   E. 轻型传染性非典型肺炎

85. 普通型流脑的典型临床表现是
   A. 低热、头痛、皮肤黏膜瘀点
   B. 高热、循环衰竭、皮肤黏膜大片瘀斑
   C. 高热、皮肤黏膜瘀斑、昏迷、呼吸衰竭
   D. 高热、头痛、皮肤黏膜瘀斑、脑膜刺激征
   E. 间歇性发热、反复皮肤瘀点、血培养可阳性

86. 霍乱的传播途径是
   A. 呼吸道
   B. 消化道
   C. 泌尿道
   D. 口鼻
   E. 血液

87. 医生应该具备的最基本的医德情感的是
   A. 责任情感
   B. 理性情感
   C. 同情感
   D. 感性情感
   E. 理解情感

88. 下列各项,不符合道德要求的是
   A. 尽量为患者选择安全有效的药物
   B. 要严格遵守各种抗生素的用药规则,尽可能开患者要求的好药、贵重药物
   C. 在医疗过程中要为患者保守秘密
   D. 对婴幼儿、老年病人的用药应该谨慎,防止肾功能损害
   E. 钻研药理知识,防止粗疏和盲目用药

89. 在医疗服务中一视同仁,公平、正直地对待每一位患者,公正分配医疗卫生资源,属于
   A. 公正
   B. 尊重

C. 无伤
D. 审慎
E. 良心

90. 依据《处方管理办法》，为门(急)诊癌症患者开具的麻醉药品注射剂每张处方不得超过
A. 2 日常用量
B. 3 日常用量
C. 4 日常用量
D. 5 日常用量
E. 7 日常用量

91. 医疗机构发现法定传染病疫情或者发现其他传染病暴发、流行时，其疫情报告应当遵循的原则是
A. 属地管理
B. 层级管理
C. 级别管理
D. 特别管理
E. 专门管理

92. 目前，我国卫生法多涉及的民事责任的主要承担方式是

A. 恢复原状
B. 赔偿损失
C. 停止侵害
D. 消除危险
E. 支付违约金

93. 下列各项，不属我国《刑法》规定刑罚的种类是
A. 有期徒刑
B. 撤职
C. 管制
D. 罚金
E. 没收财产

94. 《医疗机构管理条例》《医疗机构管理条例实施细则》《麻醉药品管理办法》《医疗事故处理条例》等规范性文件，在我国卫生法律体系中，属于
A. 卫生行政法规
B. 卫生专门法律
C. 卫生法律
D. 基本法律
E. 卫生技术法规

**A2 型选择题(95～100 题)**

**答题说明**

每一道考题是以一个小案例出现的，其下面都有 A、B、C、D、E 五个备选答案。请从中选择一个最佳答案，并在答题卡上将相应题号的相应字母所属的方框涂黑。

95. 患者吐血，心烦，口渴，身热，舌红绛，脉数。属于
A. 气虚
B. 气滞
C. 血虚
D. 血热
E. 血瘀

96. 患者咳嗽痰多，色白而黏，易于咯出，舌淡苔腻，脉滑。属于
A. 风寒束肺
B. 寒邪犯肺

C. 痰湿阻肺
D. 燥邪犯肺
E. 热邪壅肺

97. 患者外感风邪，头痛，恶寒发热，目眩鼻塞，舌苔薄白，脉浮，治疗宜选用
A. 川芎
B. 丹参
C. 郁金
D. 牛膝
E. 益母草

98. 患者腰膝酸软乏力,夜尿频多,阳痿,舌淡苔薄白,脉弱,治疗应选用
   A. 熟地
   B. 杜仲
   C. 龟板
   D. 何首乌
   E. 当归

99. 患者温燥伤肺,身热头痛,干咳无痰,气逆而喘,鼻燥咽干,心烦口渴,舌干无苔,脉浮数。治疗应首选
   A. 杏苏散
   B. 清燥救肺汤
   C. 百合固金汤
   D. 桑杏汤
   E. 麦冬汤

100. 患者肠痈初起,右少腹疼痛拒按,右足屈而不伸,伸则痛甚,时时发热,身汗恶寒,舌苔黄腻。治疗应首选
   A. 仙方活命饮
   B. 大黄牡丹汤
   C. 普济消毒饮
   D. 阳和汤
   E. 黄连解毒汤

**B1 型选择题(101～150 题)**

**答题说明**

以下提供若干组考题,每组考题共用在考题前列出的 A、B、C、D、E 五个备选答案。请从中选择一个与问题关系最密切的答案,并在答题卡上将相应题号的相应字母所属方框涂黑。某个备选答案可能被选择一次、多次或不被选择。

   A. 肝
   B. 心
   C. 脾
   D. 肺
   E. 肾

101. 有主行血功能的脏是
102. 有主统血功能的脏是

   A. 心、脾
   B. 肝、肺
   C. 脾、肾
   D. 心、肾
   E. 肝、肾

103. "乙癸同源"的"乙癸"所指的脏是
104. "水火既济"的"水火"所指的脏是

   A. 心与肾
   B. 脾与肾
   C. 肺与肾
   D. 肝与肾
   E. 肝与脾

105. 临床上出现水肿、心悸等症,多责之于
106. 临床上出现心悸、怔忡,心烦,腰膝酸软或见男子梦遗,女子梦交,多责之于

   A. 恶寒重发热轻
   B. 发热重恶寒轻
   C. 发热轻而恶风
   D. 恶寒重发热重
   E. 恶寒轻发热轻

107. 风寒表证的寒热特征是
108. 伤风表证的寒热特征是

   A. 两眦血脉
   B. 白睛
   C. 黑珠
   D. 眼睑
   E. 瞳仁

109. 按目部的脏腑相关部位,属肝的是
110. 按目部的脏腑相关部位,属肾的是

   A. 血瘀证

B. 血寒证
C. 血热证
D. 气滞血瘀证
E. 气不摄血证

111. 上述各项,可见咯血、心烦、身热、舌红绛、脉数症状的是
112. 上述各项,可见手足疼痛,得温痛减,肤色紫暗发凉,形寒喜暖,脉沉弦症状的是

A. 紫苏
B. 荆芥
C. 香薷
D. 麻黄
E. 生姜

113. 用于止血,宜炒炭用的药物是
114. 用于平喘,宜蜜炙用的药物是

A. 白芥子
B. 杏仁
C. 半夏
D. 桔梗
E. 竹茹

115. 治疗寒饮呕吐,宜选用
116. 治疗湿阻胸脘痞闷,宜选用

A. 羚角钩藤汤
B. 紫雪丹
C. 镇肝熄风汤
D. 苏合香丸
E. 生脉散

117. 治疗暑热耗气伤津,体倦气短者,应首选
118. 治疗热邪内陷心包,神昏谵语者,应首选

A. 二陈汤
B. 温胆汤
C. 止嗽散
D. 贝母瓜蒌散
E. 清气化痰丸

119. 治疗痰热咳嗽,应首先考虑的方剂是
120. 治疗燥痰咳嗽,应首先考虑的方剂是

A. 上腹部周期性、节律性疼痛
B. 右上腹持续疼痛
C. 转移性右下腹痛
D. 全腹剧痛
E. 上腹部周期性、无节律性疼痛

121. 消化性溃疡腹痛的特点是
122. 胃癌腹痛的特点是

A. 支气管扩张
B. 支气管哮喘
C. 心源性哮喘
D. 慢性支气管炎
E. 肺炎球菌肺炎

123. 两肺散在干、湿啰音,其多少及部位不固定者,见于
124. 患侧呼吸运动减弱,叩诊浊音,可闻及支气管呼吸音者,见于

A. 左心室增大
B. 右心室增大
C. 左心房增大
D. 右心房增大
E. 以上都不是

125. 在左侧位心后间隙消失,提示
126. 在右前斜位片上食管受压向后移位,提示

A. 36.3～37.2℃
B. 37.3～38℃
C. 38.1～39℃
D. 39.1～41℃
E. >41℃

127. 低热的范围是
128. 超高热的范围是

A. 肝炎
B. 胃炎
C. 肠炎
D. 脾破裂
E. 肾结石

129. 出现腹痛伴黄疸的疾病是

130. 出现腹痛伴休克的疾病是

　A. 心力衰竭

　B. 心房颤动

　C. 完全性房室传导阻滞

　D. 心肌炎

　E. 甲状腺功能减退症

131. 出现大炮音的常见疾病是
132. 出现第一心音强弱不等的常见疾病是

　A. 布洛芬

　B. 阿司匹林

　C. 保泰松

　D. 双氯芬酸

　E. 对乙酰氨基酚

133. 通过抑制环氧化酶发挥作用的是
134. 抗炎止痛作用弱的是

　A. 肾上腺素

　B. 去甲肾上腺素

　C. 异丙肾上腺素

　D. 多巴胺

　E. 麻黄碱

135. 治疗过敏性休克,应首先考虑的药物是
136. 治疗心肌收缩力减弱、尿量减少而血容量已补足的休克,应首先考虑的药物是

　A. 喹诺酮

　B. 链霉素

　C. 苯妥英钠

　D. 阿托品

　E. 氢氯噻嗪

137. 癫痫大发作和部分发作的首选药
138. 对抗结核杆菌的首选药是

　A. 氢氯噻嗪(双氢克尿噻)

　B. 呋塞米

　C. 卡托普利

　D. 甘露醇

　E. 氨苯喋啶

139. 治疗急性肺水肿,利尿剂应首选
140. 治疗充血性心力衰竭时,不宜使用

　A. 地西泮

　B. 青霉素

　C. 糖皮质激素

　D. 利巴韦林

　E. 氨苄青霉素

141. 流行性乙型脑炎因脑实质病变引起的抽搐,治疗首选
142. 流行性脑脊髓膜炎普通型病原,治疗首选

　A. 血培养及肥达反应

　B. 白细胞计数分类及粪便培养

　C. 白细胞计数分类及尿常规

　D. 脑脊液检查及白细胞计数

　E. 白细胞计数及血涂片找病原体

143. 诊断伤寒常做的检查是
144. 诊断流脑常做的检查是

　A. 志贺痢疾杆菌

　B. 福氏痢疾杆菌

　C. 宋内痢疾杆菌

　D. 鲍氏痢疾杆菌

　E. 舒氏痢疾杆菌

145. 在外环境中生存能力最强的痢疾杆菌是
146. 感染后易转为慢性的痢疾杆菌是

　A. 医患关系是一种民事法律关系

　B. 医患关系是具有道德意义较强的社会关系

　C. 医患关系是一种商家与消费者的关系

　D. 医患关系是包括非技术性和技术性方面的关系

　E. 医患关系是患者与治疗者在诊疗和保健中所建立的联系

147. 反映医患关系本质的是
148. 概括医患关系内容的是

　A. 1小时内

　B. 2小时内

C. 3小时内

D. 4小时内

E. 立即

149. 省、自治区、直辖市人民政府应当在接到发生或可能发生重大职业中毒事件的报告后何时向国务院卫生行政部门报告

150. 县级人民政府应当在接到发生传染病流行的报告后何时向市级人民政府或者上一级人民政府报告

**A1 型选择题(1~22 题)**

**答题说明**

每一道考试题下面有 A、B、C、D、E 五个备选答案。请从中选择一个最佳答案,并在答题卡上将相应题号的相应字母所属的方框涂黑。

1. 对中央型肺癌最有诊断意义的检查是
   A. 常规胸部 X 线片
   B. 纤维支气管镜
   C. 胸部 CT
   D. 核素肺扫描
   E. 支气管动脉造影

2. 局限性前壁心肌梗死特征性的心电图改变,见于
   A. $V_3$、$V_4$、$V_5$
   B. $V_1$、$V_2$、$V_3$、$V_4$、$V_5$
   C. $V_1$、$V_2$、$V_3$
   D. $V_5$、$V_6$、$V_7$、aVL
   E. Ⅱ、Ⅲ、aVF

3. 确诊早期肝硬化最有价值的检查是
   A. B 超
   B. 食道钡餐造影
   C. CT
   D. 血清蛋白电泳
   E. 肝穿刺活体组织学检查

4. 治疗急性肾盂肾炎膀胱湿热证,应首选
   A. 知柏地黄汤
   B. 猪苓汤
   C. 程氏萆薢分清饮
   D. 八正散
   E. 真武汤

5. 下列各项,不属于引起再生障碍性贫血的主要病因
   A. 药物
   B. 接触化学毒物
   C. 病毒感染
   D. 饮食不当
   E. 电离辐射

6. 金匮肾气丸适用于治疗糖尿病的证型是
   A. 胃热炽盛
   B. 气阴两虚
   C. 肺热津伤
   D. 阴阳两虚
   E. 肾阴亏虚

7. 主要治疗无脉症的穴位是
   A. 内关
   B. 神门
   C. 合谷
   D. 人中
   E. 太渊

8. 足阳明胃经的郄穴是
   A. 地机
   B. 中都
   C. 水泉
   D. 梁丘
   E. 外丘

9. 当小腿外侧,腓骨头前下方凹陷中的穴位是
   A. 阳池
   B. 阳白
   C. 阳溪
   D. 阳陵泉
   E. 光明

10. 气海穴位于前正中线上
    A. 脐下 0.5 寸
    B. 脐下 1 寸
    C. 脐下 1.5 寸
    D. 脐下 2 寸
    E. 脐下 2.5 寸

11. 下列除哪项外,均属于腰麻(蛛网膜下腔阻滞)术后的并发症
    A. 尿潴留
    B. 呼吸抑制
    C. 颅神经麻痹
    D. 马尾丛综合征
    E. 化脓性脑脊膜炎

12. 急性梗阻性化脓性胆管炎常见的证型是
    A. 气郁
    B. 湿热
    C. 血瘀
    D. 厥脱
    E. 气虚

13. 膀胱结石的主要症状是
    A. 尿频、尿急
    B. 脓尿
    C. 尿痛
    D. 排尿中断
    E. 血尿

14. 老年男性排尿困难,最常见于
    A. 膀胱肿瘤
    B. 尿道结石
    C. 前列腺炎
    D. 前列腺增生症
    E. 尿路感染

15. 妊娠剧吐,除哪项外,均应考虑终止妊娠
    A. 经积极治疗病情无改善
    B. 体温高于38℃
    C. 心率大于120次/分
    D. 呕吐物中有胆汁
    E. 出现黄疸

16. 第二产程达1小时胎头无明显下降,称为
    A. 潜伏期延长
    B. 活跃期停止
    C. 第二产程延长
    D. 第二产程停滞
    E. 胎头下降停止

17. 下列各项,不属于滴虫阴道炎湿热下注证主要症状的是
    A. 带下色黄呈泡沫状或脓性
    B. 带下色黄呈脓性或浆液性
    C. 外阴瘙痒
    D. 心烦失眠
    E. 舌苔薄腻,脉弦

18. 治疗子宫内膜异位症气滞血瘀证,首选的方剂是
    A. 温经汤
    B. 桃红四物汤
    C. 少腹逐瘀汤
    D. 失笑散
    E. 膈下逐瘀汤

19. 2～12岁小儿体重的计算公式是
    A. 体重(kg) = 年龄×2 + 5
    B. 体重(kg) = 年龄×2 + 6
    C. 体重(kg) = 年龄×2 + 8
    D. 体重(kg) = 年龄×2 + 9
    E. 体重(kg) = 年龄×2 + 10

20. 小儿病毒性心肌炎痰瘀阻络证的治法是
    A. 清热化湿,宁心安神
    B. 益气养阴,化瘀通络
    C. 清热化湿,解毒达邪
    D. 豁痰化瘀,活血通络
    E. 温振心阳,豁痰活血

21. 下列哪项不是小儿肾病综合征的临床特征
    A. 大量蛋白尿
    B. 尿频、尿急、尿痛
    C. 明显水肿
    D. 低蛋白血症
    E. 高胆固醇血症

22. 下列出疹性急性传染病中,哪项是在发热3～4

天后,热退疹出

A. 风疹

B. 幼儿急疹

C. 猩红热

D. 麻疹

E. 水痘

**A2型选择题(23~87题)**

**答题说明**

每一道考题是以一个小案例出现的,其下面都有A、B、C、D、E五个备选答案。请从中选择一个最佳答案,并在答题卡上将相应题号的相应字母所属的方框涂黑。

23. 患者,男,26岁。突然出现咳嗽,喘半小时,呛咳阵作,气粗息涌,喉中哮鸣,面赤汗出,舌红苔黄腻,脉滑数。其治法是

A. 温肺散寒,化痰平喘

B. 补肾纳气平喘

C. 健脾化痰,止咳平喘

D. 清热宣肺,化痰定喘

E. 清热化痰肃肺

24. 患者,女,60岁。高血压病史18年,劳累后喘息。近日外感后,喘息加重,咳嗽,咳吐泡沫痰,夜间不能平卧,心悸气短,面色白,形寒肢冷,尿少,下肢轻度浮肿,便溏,舌淡有齿痕,脉沉细。应首先考虑的诊断是

A. 心绞痛,心肺气虚证

B. 高血压,气虚血瘀证

C. 支气管哮喘,气阴亏虚证

D. 慢性支气管炎,心肾阳虚证

E. 心力衰竭,心肾阳虚证

25. 患者,女,46岁。患高血压2年。症见:头目眩晕,视物旋转,如坐舟楫,头胀痛,时有手足抽搐,舌红苔薄黄少津,脉弦数。其证型是

A. 肝火亢盛

B. 阴虚阳亢

C. 肝风上扰

D. 痰浊中阻

E. 阴阳两虚

26. 患者,女,65岁。因冠心病心绞痛反复发作3年住院。胸痛绵绵,心悸失眠,气短乏力,潮热多汗,口干,伴头晕耳鸣,舌红少苔,脉细数无力。首选

A. 保元汤

B. 肾气丸

C. 生脉散合炙甘草汤

D. 大七气汤

E. 温胆汤

27. 患者,男,64岁。急性心肌梗死,心胸剧痛,持续难解,心悸气短,神疲乏力,自汗盗汗,手足心热,口渴心烦,面色苍白,舌红少苔,脉细数无力。其治法是

A. 益气温阳,宣痹散寒

B. 益气养阴,祛痰开窍

C. 益气温阳,活血通络

D. 益气滋阴,通脉止痛

E. 养阴温阳,祛痰活血

28. 患者,男,49岁。慢性胃炎3年。胃脘隐痛,嘈杂,口干咽燥,五心烦热,舌红少津,脉细。治疗应首先考虑的方剂是

A. 四君子汤加减

B. 益胃汤加减

C. 失笑散合丹参饮加减

D. 柴胡疏肝散加减

E. 三仁汤加减

29. 患者,女,35岁。寒战发热、腰痛伴尿频尿痛2天。尿常规检查:红细胞(+++),白细胞(+++),尿蛋白(+)。血常规检查:血白细胞$18×10^9$/L,中性0.86。应首先考虑的诊断是

A. 急性肾盂肾炎
B. 急性膀胱炎
C. 肾病综合征
D. 尿道综合征
E. 慢性肾小球肾炎

30. 患者,男,68岁。肝硬化10年,腹大胀满,按之软而不坚,胁下胀痛,脘闷纳呆,恶心呕吐,便溏,小便不利,苔薄白腻,脉弦。其证型是
A. 气滞湿阻
B. 水湿内停
C. 肝肾阴虚
D. 脾肾阳虚
E. 肝脾血瘀

31. 患者,女,30岁。过敏体质,既往有哮喘病史,1小时前因吸入油漆而出现哮喘急性发作,下列药物患者最先应选择的是
A. 吸入倍他米松
B. 口服泼尼松龙
C. 吸入沙丁胺醇
D. 口服扎鲁司特
E. 口服氨茶碱

32. 患者,女,40岁。患有原发免疫性血小板减少症。下肢皮肤紫斑,月经色紫暗有血块,伴腹痛,头晕目眩,面色黧黑,舌紫暗,脉细涩。治疗应首先考虑的方剂是
A. 归脾汤
B. 桃红四物汤
C. 茜根散
D. 犀角地黄汤
E. 保元汤

33. 患者,女,20岁。患甲状腺功能亢进症4年,颈前肿大,质软,目突手颤,口干目涩,心悸多汗,消谷善饥,月经不调,急躁易怒,耳鸣目眩,舌红少苔,脉细数,其证型是
A. 阴虚火旺
B. 肝火痰瘀

C. 心肾阴虚
D. 心脾两虚
E. 肺肾阴虚

34. 患者,男,67岁,近日,口渴引饮,体重下降,精神不振,四肢乏力,舌红苔白,脉细弱。应选用的方剂是
A. 消渴方
B. 玉女煎
C. 七味白术散
D. 六味地黄丸
E. 参苓白术散

35. 患者,女,36岁。患类风湿关节炎12年,现关节红肿,疼痛如燎,晨僵,活动受限,兼恶风发热,有汗不解,心烦口渴,便干尿赤,舌红苔黄,脉滑数。其证型是
A. 风寒湿阻
B. 风湿热郁
C. 湿热蕴蒸
D. 湿热蕴蒸
E. 湿热伤津

36. 患者,男,50岁。有高血压病史10年。今日剧烈头痛,眩晕,呕吐。查体:无肢体活动障碍,血压200/120mmHg,意识模糊。应首先考虑的是
A. 恶性高血压
B. 高血压脑病
C. 高血压性心脏病
D. 脑出血
E. 脑血栓形成

37. 患者,男,50岁。半天来呕血4次,量约1200mL,黑便2次,伴头晕、心悸。查体:血压80/60mmHg,心率118次/分,神志淡漠,巩膜轻度黄染,腹部膨隆,移动性浊音(+)。应首先采取的措施是
A. 给氧
B. 配血,快速输液,等待输血
C. 紧急胃镜检查明确出血部位

D. 诊断性腹腔穿刺,明确腹水性质

E. 急查血细胞比容

38. 患者,男,58岁。患糖尿病15年。查体:双下肢浮肿,尿蛋白(+++),空腹血糖8.0mmol/L,餐后2小时血糖11.13mmol/L,血压160/100mmHg。其诊断是

A. 高血压1级合并糖尿病

B. 糖尿病肾病

C. 慢性肾炎合并糖尿病

D. 肾性糖尿

E. 原发性高血压肾损害

39. 患者,男,25岁。因昏迷而送来急诊。查体:深昏迷状态,呼吸有轻度大蒜味,疑为有机磷杀虫药中毒。对诊断最有帮助的是

A. 瞳孔缩小

B. 呕吐物有大蒜臭味

C. 大小便失禁

D. 肌肉抽动

E. 全血胆碱酯酶活力降低

40. 患者有长期化学物品接触史,因发热、鼻衄就诊。查体:全身多发淋巴结肿大、肝脾肿大、胸骨压痛。外周血片有原始细胞,骨髓象原始细胞为40%。应首先考虑的是

A. 巨幼细胞贫血

B. 骨髓增生异常综合征

C. 急性白血病

D. 白细胞减少症

E. 再生障碍性贫血

41. 患者,男,65岁。胃癌大部切除术后半年。现症见神疲乏力,面色无华,少气懒言,动则气促,自汗,消瘦。舌苔薄白,舌质淡白,边有齿痕,脉沉细无力。其证型是

A. 气阴两虚证

B. 心脾两虚证

C. 气虚不摄证

D. 心气虚证

E. 气血两虚证

42. 患者,男,43岁。慢性肾小球肾炎病史3年。现症见面色无华,少气乏力,手足心热,腰部酸痛,舌红,少苔,脉细。查体:血压150/90mmHg。尿蛋白1.5g/24小时。应首选的治疗方案是

A. 血压控制在130/80mmHg以下

B. 血压控制在125/75mmHg以下

C. 血压控制在140/80mmHg以下

D. 血压控制在130/75mmHg以下

E. 血压控制在130/85mmHg以下

43. 患者,女,49岁。尿频尿急3天,小便混浊,排尿刺痛,下腹部疼痛,无发热和腰痛。尿常规:尿蛋白(-),白细胞20~30/HP,红细胞10~15/HP。为改善患者症状,同时增加抗生素的疗效,可以服用的药物是

A. 低分子右旋糖酐

B. 必需氨基酸

C. 硝苯地平

D. 碳酸氢钠

E. 呋塞米

44. 患者,男,68岁。家属代诉:患者于今日下午外出散步,突然昏仆,不省人事,半身不遂,目合口张,鼻鼾息微,遗尿,汗出,四肢厥冷,脉细弱。治疗应首选

A. 督脉经穴

B. 任脉经穴

C. 背俞穴

D. 足阳明经穴

E. 足厥阴经穴

45. 患者,男,68岁。中风半身不遂,舌强语言不利,口角歪斜。如兼见面红目赤,心烦口苦,舌红苔黄,脉弦,除用主穴外,还应选用的是

A. 太冲、太溪

B. 丰隆、合谷

C. 足三里、气海

D. 内庭、风池

E. 曲池、内庭

46. 患者,女,45岁。失眠2年,经常多梦少寐,入睡迟,易惊醒,平常遇事惊怕,多疑善感,气短头晕,舌淡,脉弦细。治疗除取主穴外,还应加
   A. 心俞、厥阴俞、脾俞
   B. 心俞、肾俞、太溪、足三里
   C. 心俞、胆俞
   D. 肝俞、间使、太冲
   E. 脾俞、胃俞、足三里

47. 患者,男,22岁。发热恶寒,寒重热轻,头痛身痛,鼻塞流涕,咳嗽,咳痰清稀,舌苔薄白,脉浮紧。治疗应首选
   A. 手太阴、手阳明、足太阳经穴
   B. 手少阴、手太阳、手太阴经穴
   C. 手太阴、足太阳、手少阳经穴
   D. 手太阴、手少阳、足少阳经穴
   E. 手阳明、足阳明、手太阴经穴

48. 患者,男,52岁。胃部不适,喜热畏寒,身倦,便溏,小便可,舌苔白,脉迟。治疗除取主穴外,应加用的腧穴是
   A. 脾俞、胃俞
   B. 肝俞、太冲
   C. 肾俞、太溪
   D. 脾俞、丘墟
   E. 胃俞、血海

49. 患者右上齿痛半年,隐隐作痛,时作时止,舌红,少苔,脉细数。针灸治疗在合谷、颊车、下关的基础上,应加取
   A. 外关、风池
   B. 内庭、二间
   C. 风池、太冲
   D. 风池、侠溪
   E. 太溪、行间

50. 患者,女,51岁。近3个月来月经紊乱,潮热出汗,心悸,情绪不稳定,头晕耳鸣,失眠多梦,五心烦热,腰膝酸软,口干,舌红,苔少,脉数。治疗除肝俞、肾俞外,还应选取的腧穴是
   A. 太溪、气海、三阴交
   B. 关元、命门、三阴交
   C. 关元、隐白、三阴交
   D. 心俞、神门、三阴交
   E. 气海、足三里、三阴交

51. 患者肘关节肌肉酸痛,重着不移2个月,伴有肿胀,肌肤麻木不仁,阴雨天加重,苔白腻,脉濡缓。针灸治疗除主穴外,应加取
   A. 膈俞、血海
   B. 曲池、尺泽
   C. 曲池、大椎
   D. 肾俞、关元
   E. 足三里、阴陵泉

52. 患儿睡中遗尿,白天小便频而量少,面白气短,纳差,便溏,舌淡苔白,脉细无力。针灸治疗除中极、关元、三阴交、膀胱俞外,还应选
   A. 肾俞、命门、太溪
   B. 行间、阳陵泉
   C. 四神聪、列缺
   D. 肺俞、气海、足三里
   E. 百会、命门、阴陵泉

53. 患者,男,40岁。胃脘部暴痛,痛势剧烈,痛处拒按,饥时痛减,饭后痛增,治疗应选取的腧穴是
   A. 胃俞、脾俞、太冲
   B. 期门、阳陵泉、中脘
   C. 三阴交、膈俞、中脘
   D. 中脘、足三里、内关
   E. 合谷、太冲、中脘

54. 患者,女,25岁。痛经2年,经行不畅,小腹胀痛拒按,经色紫红,夹有瘀块,血块下后痛可缓解,舌有瘀斑,脉沉涩。治疗应以哪组经脉腧穴为主
   A. 任脉、足少阴经
   B. 任脉、足阳明经
   C. 督脉、足厥阴经

D. 任脉、足太阴经
E. 督脉、足阳明经

55. 患者头晕目眩,急躁易怒,口苦,耳鸣,舌红,苔黄,脉弦。治疗选取百会穴,其操作方法是
   A. 毫针泻法
   B. 毫针补法
   C. 毫针平补平泻法
   D. 毫针补法加灸法
   E. 温针灸法

56. 患者,女,64岁。耳中如蝉鸣4年,时作时止,劳累则加剧,按之鸣声减弱。治疗应首选
   A. 太阳、听会、角孙
   B. 丘墟、足窍阴、外关
   C. 太阳、听会、合谷
   D. 听会、侠溪、中渚
   E. 太溪、翳风、听宫

57. 患者,女,51岁。夜寐不安2个月,伴见心悸,健忘,舌淡,苔薄白,脉弱。治疗应选取的经穴是
   A. 手太阴、足少阴经穴
   B. 足少阴、手少阴经穴
   C. 督脉、手少阴经穴
   D. 手少阴、手厥阴经穴
   E. 足少阴、手厥阴经穴

58. 患者,男,5岁。头顶中间出现大小不一的灰白色鳞屑性斑片,呈圆形,伴瘙痒。应首先考虑的诊断是
   A. 黄癣
   B. 白癣
   C. 黑点癣
   D. 银屑病
   E. 脂溢性皮炎

59. 患者急性湿疹,红肿,有丘疹、水疱,甚至脓疱疹,但无糜烂面或溢液。治疗宜用
   A. 抗生素
   B. 糊剂

C. 药物湿敷
D. 干燥疗法
E. 非特异性脱敏疗法

60. 患者,男,42岁。突然大量呕血,既往无腹痛史,体温37℃,脉搏98次/分,血压100/80mmHg,巩膜黄染,肝未触及,脾大,季肋下3cm触及,质硬,未叩出移动浊音,红细胞$2.24 \times 10^{12}$/L,血红蛋白72g/L,白细胞数$9 \times 10^9$/L,血小板$80 \times 10^9$/L。其诊断是
   A. 胃溃疡病
   B. 胆道出血
   C. 出血性胃炎
   D. 胃癌
   E. 门静脉高压症

61. 患者,男,56岁。患急性胆道感染,胁腹隐痛,胸闷不适,肩背窜痛,口苦咽干,腹胀纳呆,大便干结,舌红,苔腻,脉弦。治疗应首选
   A. 大黄牡丹汤合红藤煎剂
   B. 金铃子散合大柴胡汤
   C. 大黄牡丹汤合透脓散
   D. 大柴胡汤合茵陈蒿汤
   E. 黄连解毒汤合茵陈蒿汤

62. 患者,男,49岁。患甲沟炎,需行麻醉做拔甲术。应首选的麻醉方法是
   A. 针麻
   B. 吸入麻醉
   C. 局部麻醉
   D. 静脉麻醉
   E. 硬膜外麻醉

63. 患者,马某,男,45岁,因背部发现一肿物来诊,刻诊未自诉明显异常感觉,挤压时偶有刺痛感。肿块表面皮肤正常,触诊瘤体柔软,呈分叶状,境界清楚。应诊断为
   A. 脂肪瘤
   B. 囊肿
   C. 纤维瘤

D. 平滑肌瘤

E. 神经纤维瘤

64. 患者,女,25岁。左乳内肿块,呈卵圆形,质地坚韧,表面光滑,活动度大,无压痛。应首先考虑的诊断是

A. 乳房结核

B. 乳腺增生病

C. 乳腺纤维腺瘤

D. 乳腺癌

E. 乳腺导管扩张症

65. 患者,男,66岁。有膀胱结石史。现小便淋沥,夜尿频多,间有尿痛,腰腹坠胀,疲乏无力,舌淡苔薄白,脉细无力。其证型是

A. 肾阴虚

B. 肾虚有热

C. 膀胱湿热

D. 肾气不足

E. 瘀阻水道

66. 患者便血,色鲜红,伴有肿物脱出肛外,便后可自行复位。应首先考虑的是

A. 肛裂

B. Ⅰ期内痔

C. Ⅱ期内痔

D. Ⅲ期内痔

E. 直肠息肉

67. 患者,女25岁,已婚初孕。月经规律,末次月经2000年11月30日开始,12月7日干净。预产期应是2001年的

A. 8月14日

B. 8月30日

C. 8月7日

D. 9月14日

E. 9月30日

68. 患者,女,26岁,已婚。孕8周,阴道出血量多,伴阵发性腹痛,诊断为难免流产。应首先考虑的治疗措施是

A. 尽快清宫

B. 卧床休息

C. 肌注抗生素

D. 给予止血药物

E. 给予大剂量雌激素

69. 患者,女,28岁,已婚。产后24天恶露未止,量时多时少,色紫暗有块,小腹疼痛,舌紫暗,脉弦涩。妇科检查:子宫如孕8周大小、质软、无触痛,余无异常。诊断为晚期产后出血,其治法是

A. 益气活血化瘀

B. 温经活血化瘀

C. 清热凉血化瘀

D. 活血化瘀止血

E. 活血化瘀消肿

70. 患者,女,43岁,已婚。经来量多,色淡红,质清稀,面色白,气短懒言,肢软无力,心悸怔忡,舌淡,脉细弱。检查:子宫正常大小,双附件正常,血红蛋白9g/L。诊断为月经过多,治疗应首选

A. 补中益气汤加维生素C、铁剂

B. 安冲汤加维生素C、铁剂

C. 保阴煎加维生素C、铁剂

D. 失笑散加维生素C、铁剂

E. 八珍汤

71. 患者,女,34岁,已婚。患痛经2年,经前或经期小腹冷痛,痛甚则呕恶,经色紫暗,有块,块下痛减,形寒肢冷,面色苍白,舌紫暗有瘀点,脉弦紧。其证型是

A. 气滞血瘀

B. 寒凝血瘀

C. 气虚血瘀

D. 肾虚血瘀

E. 热郁血瘀

72. 患者,女,46岁。已婚。经闭8个月,白带清稀量多,精神萎靡,形寒肢冷,面浮肢肿,大便溏薄,腰膝酸软,小便清长,舌淡苔薄,脉沉细无力。妇

科检查无异常。其诊断是

A. 绝经综合征,肾阴虚证

B. 绝经综合征,肾阳虚证

C. 绝经综合征,肾阴阳两虚证

D. 闭经,肾阴阳两虚证

E. 闭经,肾阴虚证

73. 患者,女,26岁,已婚。停经50天。5天来恶心,呕吐酸水,口苦咽干,胸胁满痛,头胀而晕,舌红,苔黄,脉弦滑。尿妊娠实验(+)。B超:宫内早孕。其证型是

A. 脾胃虚弱证

B. 肝胃不和证

C. 气滞湿阻证

D. 肝郁气滞证

E. 阴虚肝旺证

74. 患者,女,30岁,已婚。产后15天,乳汁量少,清稀,乳房柔软,无胀感,神疲纳少,舌淡,脉虚细。其中医治法是

A. 补气养血,佐以通乳

B. 疏肝解郁,通络下乳

C. 补益心脾,养血安神

D. 滋肾降火,调补肝肾

E. 温经散寒,活血通经

75. 患者,女,38岁。外阴奇痒难忍,灼热疼痛1周,自外用达克宁栓无明显好转。带下量多,色黄气秽,胸闷烦躁,口苦口干,小便黄,大便干,舌红,苔黄腻,脉弦数。妇科检查见局部皮肤黏膜粗糙肥厚。其中医治法是

A. 滋阴清热,养血通络

B. 健脾除湿,升阳止带

C. 清利湿热,通络止痒

D. 疏肝理气,活血解毒

E. 疏肝解郁,养血通络

76. 患者,女,30岁。诊断为盆腔炎5天,出现神昏谵语,口渴欲饮,烦躁不宁1天,体温39℃,舌红绛,苔黄燥,脉弦细数。治疗应首选

A. 青蒿鳖甲汤

B. 大黄牡丹汤

C. 清营汤

D. 五味消毒饮

E. 白虎汤

77. 患儿,男,5岁。近3日来脘痛胀痛,疼痛拒按,不思乳食,嗳腐吞酸,时有呕吐,吐物酸馊,腹痛欲泻,泻后痛减,矢气频作,粪便秽臭,夜卧不安,舌淡红,苔厚腻,脉象沉滑。治疗应首选

A. 小建中汤合理中丸

B. 大承气汤

C. 香砂平胃散

D. 少腹逐瘀汤

E. 养脏汤

78. 患儿,男,3岁。腹泻2天,大便如蛋花汤样,泻下急迫,气味臭秽,食欲不振,发热烦躁,口渴,小便短黄,舌质红,苔黄腻,指纹紫。其证型是

A. 伤食泻

B. 寒湿泻

C. 风寒泻

D. 湿热泻

E. 脾虚泻

79. 患儿,2岁。发热1天出疹。皮疹初起细小淡红,后转鲜红,疹点密集,伴壮热口渴,燥热不宁,大便秘结,舌红,苔黄,脉洪数。治疗应首选的方剂是

A. 化斑解毒汤

B. 透疹凉解汤

C. 银翘散

D. 清营汤

E. 白虎汤

80. 患儿,男,6岁。全身浮肿,面目为著,尿量减少,面白身重,气短乏力,纳呆便溏,自汗出,易感冒,偶伴上气喘息,咳嗽,舌质淡胖,脉虚弱。其中医治法是

A. 泻肺逐水,温阳扶正

B. 益气养阴,化湿清热
C. 疏风宣肺,利水消肿
D. 温肾健脾,化气行水
E. 益气健脾,宣肺利水

81. 患儿,2岁。患疱疹性口炎,舌上、舌边溃烂,色赤疼痛,烦躁多啼,小便短黄,舌尖红,苔薄黄。治疗应首先考虑的方剂是
A. 凉膈散
B. 泻心导赤散
C. 清热泻脾散
D. 清胃散
E. 泻黄散

82. 患儿,男,6岁。西医确诊为急性肾小球肾炎。病程第9日,症见肢体浮肿,尿少,咳嗽气急,喘息不得平卧,心悸,胸闷,口唇青紫,脉细无力。其证型是
A. 水凌心肺
B. 湿热内侵
C. 邪陷厥阴
D. 水毒内闭
E. 风水相搏

83. 患儿,9岁。头面、躯干、四肢肌肉抽动,频繁有力,喉中痰鸣,怪声不断,烦躁口渴,睡眠不安。舌质红,苔黄腻,脉滑数。其证型是
A. 肝亢风动
B. 痰火扰心
C. 脾虚肝旺
D. 阴虚风动
E. 风热上扰

84. 患儿,男,7岁。哮喘反复发作3年,发热面红,口渴心烦,咳喘哮鸣,声高气涌,舌红,苔黄略腻。检查:两肺哮鸣音,经用β受体激动剂未能缓解。治疗应首选

A. 氨茶碱加定喘汤
B. 色甘酸钠加定喘汤
C. 抗胆碱加定喘汤
D. 糖皮质激素加射干麻黄汤
E. 糖皮质激素加定喘汤

85. 患儿,男,5个月,因多汗、易惊来诊。检查:精神、面色尚可,头发稀疏,有枕秃,前囟2cm×2cm,左顶部如按乒乓球感,血清钙2.25mmol/L。其诊断是
A. 佝偻病初期
B. 佝偻病激期
C. 佝偻病恢复期
D. 佝偻病后遗症期
E. 脑积水

86. 患儿,2岁。发热4天,持续不退,起伏如潮,每潮一次,疹随外出,依序而现,疹点细小,由疏转密,触之碍手,疹色先红后暗红,烦渴嗜睡,咳嗽增多,舌质红,苔薄黄,脉洪数。治疗应首先考虑的方剂是
A. 宣毒发表汤
B. 青蒿鳖甲汤
C. 清解透表汤
D. 犀角地黄汤
E. 沙参麦冬汤

87. 患儿,8岁。发热伴皮疹3天。皮疹呈向心性分布,躯干部多,四肢远端、手掌、足底较少。斑、丘、疱疹和结痂同时存在,疱疹形似露珠水滴,壁薄易破,周围有红晕,发热为38℃左右。应首先考虑的诊断是
A. 手足口病
B. 风疹
C. 水痘
D. 丘疹样荨麻疹
E. 脓疱疮

## A3型选择题(88～126题)

**答题说明**

以下提供若干个案例,每个案例下设3道考题。请根据题干所提供的信息,在每一道考题下面的A、B、C、D、E五个备选答案中选择一个最佳答案,并在答题卡上将相应题号的相应字母所属的方框涂黑。

(88～90题共用题干)

患者,女,45岁。患糖尿病5年。3年前间歇出现头痛,测血压增高,最高达160/96mmHg。现症:头痛,痛有定处,固定不移。头晕阵作,心前区痛,偏身麻木。查体:BP 165/95mmHg。口唇发绀,心率75次/分,律齐,各瓣膜区未闻及杂音,两肺呼吸音清,腹软。舌紫,脉弦细涩。心电图示:窦性心律,左室高电压。尿常规:未见异常。

88. 该患者的血压应降至
   A. 130/80mmHg以下
   B. 140/90mmHg以下
   C. 150/80mmHg以下
   D. 150/90mmHg以下
   E. 160/90mmHg以下

89. 其中医辨证是
   A. 瘀血阻窍证
   B. 肝阳上亢证
   C. 肝肾阴虚证
   D. 痰湿内盛证
   E. 肾阳虚衰证

90. 治疗应首选
   A. 半夏白术天麻汤
   B. 天麻钩藤饮
   C. 通窍活血汤
   D. 杞菊地黄丸
   E. 济生肾气丸

(91～93题共用题干)

患者,男,35岁。痔疮便血2年。现症:面色苍白,唇甲色淡,头晕,疲乏,形寒肢冷,腰膝酸软,大便溏薄,舌淡,脉沉细。血常规:血红蛋白67g/L,平均红细胞体积(MCV)68fL,平均红细胞血红蛋白量(MCH)20pg,总铁结合力70μmol/L,血清铁6μmol/L,转铁蛋白饱和度9.5%。

91. 其西医诊断是
   A. 巨幼红细胞贫血
   B. 再生障碍性贫血
   C. 缺铁性贫血
   D. 溶血性贫血
   E. 自身免疫性溶血性贫血

92. 若该患者采用铁剂治疗,显示疗效最早的指标是
   A. 血红蛋白升高
   B. 网织红细胞增高
   C. 红细胞计数升高
   D. 红细胞平均体积增大
   E. 血清铁上升

93. 中医治疗应首选
   A. 八珍汤合无比山药丸
   B. 化虫丸合八珍汤
   C. 归脾汤
   D. 香砂六君子汤合当归补血汤
   E. 右归丸合当归补血汤

(94～96题共用题干)

患者,男,30岁。2年前某晚睡眠中突然大叫一声,双眼上翻四肢强直、抽动,伴咬舌,尿失禁,呼之不应,5～6分钟后清醒。自觉头痛,全身疼痛。2年内有3次类似发作,事后不能回忆。

94. 下列哪一种诊断最可能
   A. 癫痫持续状态
   B. 全面性强直-阵挛发作
   C. 肌阵挛发作
   D. 失神发作
   E. 复杂部分性发作

95. 进一步明确诊断,应首选的检查是
   A. 腹部B超
   B. 脑电图
   C. 头颅CT扫描
   D. 脑血管造影
   E. 肾功能

96. 治疗本病应首选
 A. 苯妥英钠
 B. 丙戊酸钠
 C. 卡马西平
 D. 氯硝西泮
 E. 苯巴比妥

(97~99题共用题干)
患者,男,30岁。突起呼吸困难,两肺满布以呼气相为主的哮鸣音,无湿啰音,心界不大,心率100次/分,律齐,未闻及心脏杂音。伴咳痰色黄,口渴,面赤红,苔黄腻,脉滑数。

97. 其诊断是
 A. 慢性阻塞性肺疾病
 B. 支气管哮喘
 C. 急性支气管炎
 D. 慢性支气管炎
 E. 肺炎链球菌肺炎

98. 其治法是
 A. 温肺散寒,化痰平喘
 B. 清热化痰,宽胸止咳
 C. 清热宣肺,化痰定喘
 D. 温肺散寒,解表化饮
 E. 补肺益气

99. 治疗应首选
 A. 射干麻黄汤
 B. 玉屏风散
 C. 麻杏甘石汤
 D. 小青龙汤
 E. 定喘汤

(100~102题共用题干)
患者,女,29岁。哺乳期,右侧乳房胀痛2天,皮肤微红,乳汁排泄不畅,头痛,胸闷不舒,口渴。查体:体温39℃,右乳房肿胀,内象限有压痛,有波动感。舌质淡红,苔黄腻,脉弦。

100. 其诊断是
 A. 乳腺癌
 B. 乳腺增生病
 C. 乳腺纤维腺瘤
 D. 乳腺结核
 E. 急性乳腺炎

101. 根据上述情况应采取的治疗措施是
 A. 手术切除右乳房
 B. 预防性应用抗生素
 C. 切开皮肤引流
 D. 排空乳汁消除乳汁淤积
 E. 局部热敷加物理治疗

102. 治疗应首选
 A. 瓜蒌牛蒡汤
 B. 托里消毒散
 C. 失笑散合开郁散
 D. 桃红四物汤合失笑散
 E. 清瘟败毒饮合桃红四物汤

(103~105题共用题干)
患者,女,28岁。周期性无痛性便血2年,血色鲜红,量较多,便时肛内肿物脱出,便后能自行还纳,伴肛门灼热,舌红,苔薄黄腻,脉弦数。

103. 应首先考虑的诊断是
 A. Ⅰ期内痔
 B. Ⅱ期内痔
 C. Ⅲ期内痔
 D. Ⅳ期内痔
 E. 血栓外痔

104. 其治法是
 A. 清热渗湿止血
 B. 清热利湿,祛风活血
 C. 清热凉血祛风
 D. 清热解毒,消肿止痛
 E. 补气升提

105. 治疗应首选
 A. 止痛如神汤
 B. 补中益气汤
 C. 凉血地黄汤
 D. 脏连丸
 E. 仙方活命饮

(106~108题共用题干)
患者,男,29岁。因车祸受伤入院,经输血20mL后感觉头痛、恶心、寒战、呼吸困难、心前区压迫感。

106. 应怀疑发生了
   A. 非溶血性发热反应
   B. 溶血反应
   C. 过敏反应
   D. 细菌污染反应
   E. 循环超负荷

107. 首要的治疗措施是
   A. 采静脉血观察血浆颜色
   B. 测尿血红蛋白
   C. 重新化验血型并做交叉配血试验
   D. 采血袋内剩余血和患者血做细菌涂片和培养
   E. 停止输血,核对受血者、供血者姓名和血型

108. 若患者血压降低,应急予
   A. 多巴胺、间羟胺
   B. 肝素
   C. 糖皮质激素
   D. 异丙嗪
   E. 洋地黄制剂

(109~111题共用题干)
患者,女,27岁。产后壮热不退,T 40℃左右,神昏谵语,舌红绛,脉微而数。血常规:白细胞 $14 \times 10^9/L$,中性粒细胞88%。妇科检查:子宫大而软,有压痛。

109. 其诊断为
   A. 产后抑郁症
   B. 产后关节痛
   C. 产褥中暑
   D. 晚期产后出血
   E. 产褥感染

110. 其辨证是
   A. 热陷心包证
   B. 热入营血证
   C. 感染邪毒证
   D. 暑入阳明证
   E. 暑伤津气证

111. 治疗应首选
   A. 清营汤
   B. 白虎汤

C. 清暑益气汤
D. 五味消毒饮合失笑散
E. 清营汤送服安宫牛黄丸

(112~114题共用题干)
患者,女,35岁。经前小腹灼痛拒按,痛连腰骶,经色紫暗、有块,平素小腹疼痛,带下量多,色黄、质稠,有臭味,舌红,苔黄腻,脉弦数。

112. 其诊断是
   A. 无排卵性异常子宫出血(崩漏)
   B. 经前期综合征
   C. 痛经
   D. 多囊卵巢综合征
   E. 子宫肌瘤

113. 其治法是
   A. 清热凉血,止血调经
   B. 清肝解郁,除湿调经
   C. 理气活血,化瘀调经
   D. 化痰除湿,活血消癥
   E. 清热除湿,化瘀止痛

114. 治疗应首选
   A. 清热固经汤
   B. 开郁二陈汤
   C. 血府逐瘀汤
   D. 清热调血汤
   E. 龙胆泻肝汤

(115~117题共用题干)
患者,女,26岁,已婚。停经48天,尿妊娠试验(+),1周来纳呆恶心,呕吐食物残渣,头晕乏力,神疲思睡,舌淡,苔白,脉缓滑无力。

115. 其诊断是
   A. 妊娠剧吐
   B. 胎动不安
   C. 子痫
   D. 子肿
   E. 前置胎盘

116. 其治法是
   A. 清肝和胃,降逆止呕
   B. 健脾化痰,降逆止呕

C. 益气养血,固肾安胎
D. 理气行滞,除湿消肿
E. 健脾温肾,行水消肿

117. 治疗应首选
   A. 橘皮竹茹汤
   B. 天仙藤散
   C. 胎元饮
   D. 香砂六君子汤
   E. 白术散合五苓散

(118~120题共用题干)

患儿,女,3个月。口腔满布白屑,周围红较甚,面赤,唇红,发热、烦躁、多啼,口干,大便干结,小便黄赤,舌红,苔黄厚,脉滑。

118. 其诊断是
   A. 幼儿急疹
   B. 流行性腮腺炎
   C. 手足口病
   D. 鹅口疮
   E. 疱疹性口炎

119. 其治法是
   A. 清心泻脾
   B. 滋阴降火
   C. 疏风清热,泻火解毒
   D. 清心泻火,凉血解毒
   E. 清热解毒,软坚散结

120. 治疗应首选
   A. 知柏地黄丸
   B. 凉膈散
   C. 泻心导赤散
   D. 清热泻脾散
   E. 普济消毒饮

(121~123题共用题干)

患儿,女,5岁。面色不华,已逾3个月,指甲苍白,纳食不佳,四肢乏力,便溏,舌淡苔薄白,脉细无力。血常规示小细胞低色素性贫血。

121. 其诊断是
   A. 营养性巨幼红细胞性贫血
   B. 免疫性血小板减少症

C. 营养性缺铁性贫血
D. 过敏性紫癜
E. 再生障碍性贫血

122. 其辨证是
   A. 心脾两虚证
   B. 脾胃虚弱证
   C. 气不摄血证
   D. 肝肾阴虚证
   E. 脾肾阳虚证

123. 治疗应首选
   A. 补中益气汤
   B. 归脾汤
   C. 参苓白术散
   D. 左归丸
   E. 八珍汤

(124~126题共用题干)

患儿,女,5岁。尿少、水肿2天,颜面与下肢非凹陷性水肿,血压130/90mmHg。尿常规:蛋白(+),红细胞20个/高倍视野,白细胞2个/高倍视野。

124. 首先考虑的诊断是
   A. 急进性肾炎
   B. 急性尿路感染
   C. 急性肾小球肾炎
   D. 单纯性肾病
   E. 肾炎性肾病

125. 患儿在入院第2天突然出现头痛、恶心、呕吐、视物模糊,并抽搐1次,此时应考虑出现
   A. 急性肾功能衰竭
   B. 严重电解质紊乱
   C. 严重循环充血
   D. 急性代谢性酸中毒
   E. 高血压脑病

126. 出现上述情况,应采取的紧急措施是给予
   A. 速尿
   B. 硝普钠
   C. 补钾、补钙
   D. 5%碳酸氢钠
   E. 20%葡萄糖和胰岛素混合液

**B1 型选择题(127～150 题)**

**答题说明**

以下提供若干组考题,每组考题共用在考题前列出的 A、B、C、D、E 五个备选答案。请从中选择一个与问题关系最密切的答案,并在答题卡上将相应题号的相应字母所属方框涂黑。某个备选答案可能被选择一次、多次或不被选择。

A. 阴寒凝滞
B. 心血瘀阻
C. 气虚血瘀
D. 痰浊内阻
E. 气阴两虚

127. 心绞痛遇劳则发,神疲乏力,气短懒言,心悸自汗,舌淡暗,苔薄白,脉结代。证属
128. 心绞痛发则胸闷痛如窒,气短痰多,肢体沉重,纳呆泛恶,舌苔浊腻,脉滑。证属

A. 黄芪建中汤
B. 柴胡疏肝散合五磨饮子
C. 失笑散合丹参饮
D. 一贯煎合左金丸
E. 化肝煎合左金丸

129. 治疗胃溃疡脾胃虚寒证,应首选
130. 治疗胃溃疡瘀血停胃证,应首选

A. 逐水
B. 降浊
C. 利尿
D. 通下
E. 发汗

131. 水肿的治疗原则中,"洁净府"是指
132. 水肿的治疗原则中,"开鬼门"是指

A. 消渴方
B. 五味消毒饮合黄芪六一散
C. 金匮肾气丸
D. 平胃散合桃红四物汤
E. 生脉散合参附汤

133. 治疗糖尿病阴虚燥热证,应首选
134. 治疗糖尿病痰瘀互结证,应首选

A. 大杼

B. 绝骨
C. 太渊
D. 膈俞
E. 膻中

135. 骨会是
136. 脉会是

A. 足大趾末节内侧,趾甲根角侧后方 0.1 寸
B. 足大趾末节外侧,趾甲根角侧后方 0.1 寸
C. 第 2 趾末节外侧,趾甲根角侧后方 0.1 寸
D. 第 4 趾末节外侧,趾甲根角侧后方 0.1 寸
E. 小趾末节外侧,趾甲根角侧后方 0.1 寸

137. 厉兑穴位于
138. 足窍阴穴位于

A. 消瘀止痛膏
B. 阳和解凝膏
C. 金不换膏
D. 驳骨散
E. 玉露散

139. 治疗骨折初期,外用药应首选
140. 治疗骨折后期,外用药应首选

A. 败血症
B. 痈
C. 急性化脓性骨髓炎
D. 手指化脓性感染
E. 气性坏疽

141. 中医学的附骨疽,相当于西医学的
142. 中医学的疔疮走黄,相当于西医学的

A. 少腹逐瘀汤
B. 膈下逐瘀汤
C. 参茜固经冲剂
D. 逐瘀止血汤

E. 圣愈汤

143. 治疗子宫肌瘤寒湿凝滞证,应首选
144. 治疗子宫肌瘤气虚血瘀证,应首选

A. 月经来潮第6天
B. 月经来潮第5天
C. 月经来潮第3天
D. 月经来潮第2天
E. 月经来潮6小时内

145. 为确定排卵和黄体功能,选择诊断性刮宫的时间是
146. 疑诊子宫内膜脱落不全,选择诊断性刮宫的时间是

A. 心悸不宁,胸闷憋气,心前区痛如针刺,舌质紫暗,脉结代
B. 心悸不宁,憋气乏力,少气懒言,烦热口渴,舌红少苔,脉细数
C. 心悸怔忡,神疲乏力,畏寒肢冷,舌质淡胖,脉缓无力
D. 寒热起伏,心悸胸闷,肌肉酸痛,腹痛泄泻,舌质红,苔黄腻,脉濡数
E. 心悸气短,胸闷胸痛,发热咳嗽,咽红肿痛,舌红脉数

147. 病毒性心肌炎湿热侵心证的证候有
148. 病毒性心肌炎痰瘀阻络证的证候有

A. 银翘散加减
B. 犀角地黄汤加减
C. 四妙散加味
D. 葛根黄芩黄连汤加味
E. 茜根散加减

149. 中医治疗过敏性紫癜风热伤络证的首选方是
150. 中医治疗过敏性紫癜湿热痹阻证的首选方是

# 考前自测卷（三）答案

## 第一单元

| | | | | | | | | | |
|---|---|---|---|---|---|---|---|---|---|
| 1. B | 2. E | 3. C | 4. A | 5. E | 6. E | 7. B | 8. B | 9. B | 10. B |
| 11. B | 12. D | 13. D | 14. A | 15. C | 16. B | 17. B | 18. E | 19. B | 20. D |
| 21. B | 22. D | 23. D | 24. B | 25. E | 26. B | 27. A | 28. C | 29. D | 30. A |
| 31. C | 32. B | 33. B | 34. C | 35. B | 36. B | 37. E | 38. C | 39. B | 40. A |
| 41. C | 42. C | 43. D | 44. E | 45. A | 46. C | 47. C | 48. B | 49. E | 50. E |
| 51. B | 52. D | 53. D | 54. B | 55. B | 56. B | 57. D | 58. A | 59. D | 60. A |
| 61. B | 62. A | 63. C | 64. B | 65. A | 66. D | 67. C | 68. A | 69. C | 70. A |
| 71. A | 72. A | 73. D | 74. A | 75. A | 76. B | 77. B | 78. C | 79. B | 80. B |
| 81. B | 82. C | 83. C | 84. E | 85. D | 86. B | 87. C | 88. B | 89. A | 90. B |
| 91. A | 92. B | 93. B | 94. A | 95. D | 96. C | 97. A | 98. B | 99. B | 100. B |
| 101. B | 102. C | 103. E | 104. D | 105. A | 106. A | 107. A | 108. C | 109. C | 110. C |
| 111. C | 112. B | 113. B | 114. D | 115. C | 116. C | 117. E | 118. B | 119. E | 120. D |
| 121. A | 122. B | 123. D | 124. E | 125. A | 126. C | 127. B | 128. E | 129. A | 130. B |
| 131. C | 132. B | 133. B | 134. E | 135. B | 136. B | 137. B | 138. B | 139. B | 140. D |
| 141. A | 142. B | 143. A | 144. D | 145. C | 146. B | 147. B | 148. D | 149. A | 150. B |

## 第二单元

| | | | | | | | | | |
|---|---|---|---|---|---|---|---|---|---|
| 1. B | 2. A | 3. E | 4. D | 5. D | 6. D | 7. E | 8. D | 9. D | 10. C |
| 11. B | 12. B | 13. D | 14. D | 15. D | 16. D | 17. B | 18. E | 19. C | 20. D |
| 21. B | 22. D | 23. D | 24. E | 25. C | 26. C | 27. D | 28. B | 29. A | 30. A |
| 31. C | 32. B | 33. A | 34. C | 35. E | 36. B | 37. B | 38. B | 39. E | 40. C |
| 41. E | 42. B | 43. D | 44. B | 45. A | 46. C | 47. A | 48. A | 49. E | 50. A |
| 51. E | 52. D | 53. C | 54. D | 55. C | 56. B | 57. C | 58. B | 59. D | 60. E |
| 61. B | 62. C | 63. A | 64. C | 65. D | 66. C | 67. D | 68. A | 69. D | 70. B |
| 71. B | 72. B | 73. B | 74. A | 75. C | 76. C | 77. C | 78. D | 79. B | 80. E |
| 81. B | 82. A | 83. B | 84. E | 85. B | 86. E | 87. C | 88. A | 89. A | 90. C |
| 91. C | 92. B | 93. A | 94. B | 95. B | 96. A | 97. B | 98. C | 99. E | 100. E |
| 101. C | 102. A | 103. B | 104. A | 105. D | 106. B | 107. E | 108. A | 109. E | 110. A |
| 111. E | 112. C | 113. E | 114. D | 115. A | 116. B | 117. D | 118. D | 119. A | 120. D |
| 121. C | 122. B | 123. C | 124. E | 125. E | 126. B | 127. C | 128. C | 129. B | 130. D |
| 131. C | 132. E | 133. A | 134. D | 135. A | 136. C | 137. C | 138. D | 139. D | 140. C |
| 141. C | 142. A | 143. A | 144. E | 145. E | 146. B | 147. D | 148. A | 149. A | 150. C |

# 中西医结合执业助理医师资格考试考前自测卷答案与解析

# 考前自测卷(一)

## 第一单元

1. 答案:A 解析:同病异治,是指同一种疾病,在其疾病的发展过程中,由于证不同,根据中医辨证论治的原理,采用的治法也不一样。感冒治法有辛温解表和辛凉解表的不同,就是因为它们的证不相同,因而采用不同的治疗方法。

2. 答案:B 解析:阴阳互用,是指阴阳双方具有相互资生、促进和助长的关系。《素问·阴阳应象大论》说:"阴在内,阳之守也;阳在外,阴之使也。"指出阴为阳守持于内,阳为阴役使于外,阴阳相互为用,不可分离。

3. 答案:D 解析:相侮,是反向克制致病。形成五脏相侮亦有两种情况,即太过相侮和不及相侮。太过相侮,是指由于某脏过于亢盛,导致其所不胜无力克制而反被克的病理现象。例如:肺金本能克制肝木,由于暴怒而致肝火亢盛,肺金不仅无力制约肝木,反遭肝火的反向克制,而出现急躁易怒,面红目赤,甚则咳逆上气,咯血等肝木反侮肺金的症状,称为"木火刑金"。所以,木火刑金是指五行的相侮关系。

4. 答案:C 解析:依据五行相克规律确定的治疗方法有抑木扶土法、培土制水法、佐金平木法和泻南补北法四种。

5. 答案:B 解析:人体是以五脏为中心的有机整体,故情志活动与五脏的关系最为密切。由于心、肝、脾三脏在人体生理活动和精神活动中发挥着重要作用,故情志内伤最易损伤心、肝、脾三脏。所以,神志活动与心、肝、脾的关系最密切。

6. 答案:D 解析:津液代谢涉及多个脏腑的生理功能。就肺脾而言,肺气宣降以行水,使水液正常地输布与排泄;脾气运化,散精于肺,使水液地生成与输布。人体的水液,由脾气上输于肺,通过肺的宣发肃降而布散周身及下输肾或膀胱。肺脾两脏协调配合,相互为用,是保证津液正常输布与排泄的重要环节。若脾失健运,水液不化,聚湿生痰,为饮为肿,影响及肺则失其宣降而痰嗽喘咳。是病其标在肺,而其本在脾,故有"脾为生痰之源,肺为贮痰之器"之说。

7. 答案:E 解析:人体津液代谢后的浊液(废水)经肾气的蒸化作用,升清降浊:清者回流体内,重新参与水液代谢,浊者下输于膀胱,变成尿液,由膀胱贮存。肾与膀胱的作用协调,则膀胱开合有度,尿液可及时地从溺窍排出体外。故膀胱被称为"州都之官"。

8. 答案:C 解析:主生殖是元气的主要生理功能;推动和调节人体的生长发育是元气的生理功能;营养全身和化生血液是营气的生理功能。聚于胸中是宗气的特点;循皮肤之中,分肉之间是卫气的特点。

9. 答案:C 解析:阳明经分布在面额部,少阳经分布在面部两侧,太阳经分布在项背、面颊部。厥阴经、少阴经不循行在面额部。

10. 答案:D 解析:六淫的致病具有共同特点:①外感性。六淫致病,多从肌表、口鼻而入,或两者同时受邪。②季节性。六淫致病常具有明显的季节性。如春季多风病,夏季多暑病,长夏多湿病,秋季多燥病,冬季多寒病等。③地域性:六淫致病与生活、工作的区域环境密切相关。④相兼性:六淫邪气既可单独伤人致病,又可两种以上同时侵犯人体而为病。如风热感冒、暑湿感冒、湿热泄泻、风寒湿痹等。同时,六淫邪气侵入人体在特定情况下可以相互转化,如寒邪入里化热等。因此答案中ABCE均为六淫致病的特点,只有D选项是疫疠之邪的致病特点,不属于六淫范畴。

11. 答案:C 解析:湿性黏滞:黏,黏腻;滞,停滞。湿邪致病,其黏腻停滞的特性主要表现在两个方面:一是症状的黏滞性。湿病症状多表现为黏滞而不爽,如排泄物和分泌物多滞涩不畅,痢疾的大便排泄不爽,淋证的小便滞涩不畅,以及口黏和舌苔厚滑黏腻等,皆为湿邪为病的常见症状。二是病程的缠绵性。因湿性黏滞,易阻气机,气不行则湿不化,其体胶着难解,故起病隐缓,病程较长,反复

12. 答案:B 解析:悲则气消是指过度悲忧伤肺,导致肺失宣降及肺气耗伤的病机变化。临床常见意志消沉、精神不振、气短胸闷、乏力懒言等症。

13. 答案:B 解析:阴阳互损是指阴或阳任何一方虚损的前提下,病变发展影响到相对的一方,形成阴阳两虚的病机。在阴虚的基础上,继而导致阳虚,称为阴损及阳;在阳虚的基础上,继而导致阴虚,称为阳损及阴。

14. 答案:C 解析:即以补开塞,是指用补益药物来治疗具有闭塞不通症状的虚证。适用于因体质虚弱,脏腑精气功能减退而出现闭塞症状的真虚假实证。如血虚而致经闭者,由于血源不足,故当补益气血而充其源,则无须用通药而经自来。因此,以补开塞主要是针对病证虚损不足的本质而治。而气郁胀满的本质是实。

15. 答案:D 解析:饥不欲食,是患者感觉饥饿而又不想进食,或进食很少,亦属食欲减退范畴。可见于胃阴不足证。

16. 答案:A 解析:肝开窍于目,肝血不足,双目失于濡养,则会出现干涩、视物模糊。

17. 答案:C 解析:舌体紧缩而不能伸长,称为短缩舌。可因寒凝筋脉,舌收引挛缩;或内阻痰湿,引动肝风,风邪夹痰,梗阻舌根;或热盛伤津,筋脉拘挛;或气血俱虚,舌体失于濡养温煦所致。无论因虚因实,皆属危重证候。其他都是实证舌象。

18. 答案:A 解析:谵语指神识不清,语无伦次,声高有力。郑声指神识不清,语言重复,时断时续,语声低微无力,属于心气大伤,精神散乱之虚证。独语指自言自语,喃喃不休,见人语止,首尾不续的症状。错语指病人神识清楚而语言错乱,语后自知语错的症状。狂言表现为骂詈歌笑无常,胡言乱语,喧扰妄动,烦躁不安等。

19. 答案:E 解析:涩脉主精伤、血少、气滞、血瘀、痰饮内停。而洪脉主热盛。

20. 答案:B 解析:结脉脉象是脉来缓,时而一止,止无定数。促脉脉象是脉来数,时而一止,止无定数。代脉的脉象是脉来时见一止,止有定数,良久方来。

21. 答案:D 解析:痰聚指腹部肿块,痛无定处,聚散不定;癥积指腹部肿块,痛有定处,推之不

22. 答案:B 解析:气虚证,是指脏腑组织功能减退所表现的证候。常由久病体虚,劳累过度,年老体弱等因素引起。临床表现为少气懒言,神疲乏力,头晕目眩,自汗,活动时诸症加剧,舌淡苔白,脉虚无力。而阳虚证多表现为寒象。通常是由气虚发展到一定阶段形成的。所以,阳虚与气虚的主要区别是寒象是否明显。畏寒肢冷为阳虚的临床表现。

23. 答案:B 解析:气逆证,是指气机升降失常,逆而向上所引起的证候。临床以肝胃之气上逆和肺气升发太过的病变为多见。

24. 答案:B 解析:肝气郁结者,其症状多表现为情志抑郁,胸闷太息,胁肋胀满疼痛,走窜不定,脉弦等。

25. 答案:C 解析:肝郁脾虚即肝脾不调证,是指肝失疏泄,脾失健运所表现的证候。多由情志不遂,郁怒伤肝,或饮食不节,劳倦伤脾而引起。临床表现为胸胁胀满窜痛,喜太息,情志抑郁或急躁易怒,纳呆腹胀,便溏不爽,肠鸣矢气,或腹痛欲泻,泻后痛减,大便溏结不调。舌苔白或腻,脉弦。

26. 答案:D 解析:一般具有泻下、清热、利尿、渗湿、重镇安神、消导积滞等功效的药物,能下行向内,药性都是沉降的。

27. 答案:E 解析:相反即两药合用,能产生或增强毒性反应或副作用,如"十八反""十九畏"中的若干药物。十八反:本草明言十八反,半蒌贝蔹及攻乌,藻戟遂芫俱战草,诸参辛芍叛藜芦。十九畏:硫黄畏朴硝,水银畏砒霜,狼毒畏密陀僧,巴豆畏牵牛,丁香畏郁金,川乌、草乌畏犀角,牙硝畏三棱,官桂畏赤石脂,人参畏五灵脂。

28. 答案:E 解析:甘有补益、和中、调和药性和缓急止痛的作用。发散为辛味的作用,燥湿为苦味的作用,软坚为咸味的作用,收敛为酸味的作用。

29. 答案:A 解析:贯众的功效为清热解毒,凉血止血,杀虫。

30. 答案:B 解析:柴胡解表退热,疏肝解郁,升举阳气。银柴胡清虚热,除疳热。胡黄连退虚热,除疳热,清湿热。丹皮清热凉血,活血祛瘀。赤芍清热凉血,散瘀止痛。黄连清热燥湿,泻火解毒。白薇清热凉血,利尿通淋,解毒疗疮。秦艽祛风湿,通络

止痛,退虚热,清湿热。

31. 答案:C 解析:甘遂功能泻水逐饮,用于水肿胀满,胸腹积水,痰饮积聚,气逆喘咳,二便不利,消肿散结;外用可治痈肿疮疡。

32. 答案:B 解析:A 解表散寒,行气宽中。B 燥湿消痰,下气除满。主治:①湿阻中焦,脘腹胀满;②食积气滞,腹胀便秘;③痰饮喘咳。C 化湿行气,温中止泻,安胎。D 化湿行气,温中止呕。E 疏肝解郁,调经止痛,理气调中。

33. 答案:D 解析:薏苡仁具有的功效是健脾渗湿,除痹止泻。

34. 答案:D 解析:车前子具有利尿通淋渗湿,止泻,明目,祛痰的功效。主治①淋证,水肿;②泄泻;③目赤肿痛,目暗昏花,翳障;④痰热咳嗽。

35. 答案:E 解析:枳实的归经是脾、胃、大肠经。

36. 答案:C 解析:槟榔的功效是杀虫,破积,下气,行水。

37. 答案:E 解析:杏仁性苦,微温。有小毒。归肺、大肠经。功能止咳平喘,润肠通便。

38. 答案:A 解析:磁石镇惊安神,平肝潜阳,聪耳明目,纳气平喘。用于:①心神不宁,惊悸,失眠,癫痫;②头晕目眩;③耳鸣耳聋,视物昏花;④肾虚气喘。龙骨镇惊安神,平肝潜阳,收敛固涩。牡蛎重镇安神,潜阳补阴,软坚散结。远志安神益智,祛痰开窍,消散痈肿。朱砂清心镇惊,安神解毒。

39. 答案:C 解析:A 化痰开窍,凉肝息风,清热解毒。B 清热明目,润肠通便。C 平肝息风,清肝明目,散血解毒。D 清热燥湿,泻肝胆火。E 平肝潜阳,清肝明目。

40. 答案:D 解析:附子回阳救逆,补火助阳,散寒止痛,排除 A。肉桂补火助阳,散寒止痛,温经通脉,引火归原,排除 B。干姜温中散寒,回阳通脉,温肺化饮,排除 C。高良姜散寒止痛,温中止呕,排除 E。吴茱萸散寒止痛,降逆止呕,助阳止泻。

41. 答案:B 解析:玉竹的功效为养阴润燥,生津止渴;北沙参的功效为养阴清肺,益胃生津;南沙参的功效为养阴清肺,益胃生津,补气,化痰。麦冬的功效是养阴润肺,益胃生津,清心除烦。石斛的功效是益胃生津,滋阴清热。

42. 答案:E 解析:炙甘草既能调和麻、杏之宣降,又能缓和麻、桂相合之峻烈,使汗出不致过猛而耗伤正气,是使药而兼佐药之用。

43. 答案:D 解析:上述症状属于外感风寒,寒饮内停之证。风寒束表,皮毛闭塞,卫阳被遏,营阴郁滞,故见恶寒发热,无汗。素有水饮之人,一旦感受外邪,每致寒邪引动内饮。水寒相搏,内外相引,饮动不居,水寒射肺,肺失宣降,故咳喘痰多而稀;舌苔白滑,脉浮为外寒里饮之佐证。治疗应该解表散寒,温肺化饮。A 主治外感咳嗽,经服用解表宣肺药后而咳仍不止者。B 主治上实下虚之咳喘。C 主治外感风寒表实证。D 主治外寒里饮证。E 主治气虚外感。

44. 答案:B 解析:桑菊饮的功效为疏风清热,宣肺止咳。A 是麻杏甘石汤的功效。C 是银翘散的功效。

45. 答案:B 解析:大柴胡汤重用柴胡为君药,配臣药黄芩和解清热,以除少阳之邪;轻用大黄配枳实以内泻阳明热结,行气消痞,亦为臣药。芍药柔肝缓急止痛,与大黄相配可治腹中实痛,与枳实相伍可以理气和血,以除心下满痛;半夏与大量生姜配伍,和胃降逆,是为佐药。大枣与生姜相配,和营卫而行津液,并调和脾胃,调和诸药,是为佐使。

46. 答案:C 解析:半夏泻心汤和胃降逆,开结消痞。本方即小柴胡汤去柴胡、生姜,加黄连、干姜而成。因无半表证,故去解表之柴胡、生姜,痞因寒热错杂而成,故加寒热平调之黄连、干姜,变和解少阳之剂,而为调和肠胃之方。后世师其法,随症加减,广泛应用于中焦寒热错杂、升降失调诸症。

47. 答案:B 解析:上述症状由肝胆实火上炎或肝胆湿热循经下注所致。肝经绕阴器,布胁肋,连目系,入颠顶;胆经起于目外眦,布耳前后,入耳中,一支入股中,绕阴部,另一支布胁肋。肝胆之火循经上炎,则头部、耳目作痛,或听力失聪,旁及两胁则胁痛且口苦;湿热循经下注则为阴痒、阴肿、筋痿、阴汗;舌红苔黄腻,脉弦数有力皆为火盛及湿热之象。治宜清泻肝胆实火,清利肝经湿热。龙胆泻肝汤符合主治。

48. 答案:B 解析:理中丸的组成有人参、干姜、甘草、白术。

49. 答案:A 解析:A 益气健脾,渗湿止泻,适用于脾虚湿盛之证。B 益气补血,健脾养心。C 益气生津,敛阴止汗。D 益气滋阴,通阳复脉。E 益气固表止汗。

50. 答案:E 解析:一贯煎方中重用生地为君,滋养阴血,补益肝肾;而其余选项为臣,益阴养血而柔肝,配合君药以补肝体、育阴而潜阳。

51. 答案:E 解析:朱砂安神丸主治心火亢盛,阴血不足证。方中生地甘苦大寒,滋阴清热;当归甘辛苦温,补养心血,配伍生地以补其不足之阴血,共为佐药。

52. 答案:E 解析:复元活血汤主治跌打损伤,瘀血阻滞证。胁肋瘀肿,痛不可忍。

53. 答案:E 解析:黄土汤的组成有甘草、干地黄、白术、炮附子、阿胶、黄芩、灶心土。

54. 答案:A 解析:止嗽散的功效是宣利肺气,疏风止咳。

55. 答案:C 解析:炙甘草汤具有滋养阴血,益气温阳,复脉止悸的功效,能治疗虚劳肺痿,症见咳嗽,涎唾多,形瘦短气,虚烦不眠,自汗盗汗等。A 主治温燥伤肺证。C 主治由肺胃阴虚,痰涎不化所致的肺痿。D 主治肺肾阴虚,虚火上炎证。E 主治白喉。

56. 答案:D 解析:保和丸主治食滞胃脘证。症见脘腹痞满胀痛,嗳腐吞酸,恶食呕逆,或大便泄泻,舌苔厚腻,脉滑。

57. 答案:C 解析:回归热指体温骤然升至39℃以上,持续数日后又骤然下降至正常水平,高热期与无热期各持续若干日后即有规律地交替一次。见于回归热、霍奇金病、周期热等。重症肺结核热型为弛张热;斑疹伤寒热型为稽留热;肾盂肾炎热型为间歇热;布氏杆菌病热型为波状热。

58. 答案:B 解析:A 多见于会厌、喉头疾患和气管受压,见于小儿,多为急性喉炎。C 见于主动脉瘤、纵隔肿瘤和肺癌压迫气管等。D 见于声带炎、喉结核、喉癌和喉返神经麻痹等。E 见于极度衰弱或声带麻痹。鸡鸣样吼声是百日咳咳嗽的特点。

59. 答案:A 解析:吸气性呼吸困难的特点是吸气费力,重者由于呼吸肌极度用力,胸腔负压增大,吸气时胸骨上窝、锁骨上窝和肋间隙明显凹陷,称"三凹征",常伴有干咳及高调吸气喉鸣。发生原因如急性喉炎、喉水肿、喉痉挛、白喉、喉癌、气管肿瘤、气管异物、气管受压等。引起的喉、气管、大支气管的狭窄与梗阻。支气管哮喘属于呼气性呼吸困难。

60. 答案:A 解析:A 是最轻的意识障碍,是一种病理性倦怠,患者可被唤醒,并能作出各种不同的反应。B 能保持简单的精神活动,但对时间、地点、人物的定向能力发生障碍。C 不易唤醒,在强烈刺激下可被唤醒,醒时答话含糊。D 意识持续中断或完全丧失。E 意识模糊、感觉错乱、躁动不安、言语杂乱。

61. 答案:C 解析:蹒跚步态走路时身体左右摇摆,呈鸭步样,常见于神经系统疾患、佝偻病、大骨节病、进行性肌营养不良或双侧先天性髋关节脱位等。醉酒步态行路时躯干重心不稳,步态紊乱不准确如醉酒状,见于小脑疾患、酒精中毒或巴比妥中毒。剪刀步态由于双下肢肌张力增高,尤以伸肌和内收肌张力增高明显,移时下肢内收过度,两腿交叉呈剪刀状,见于脑性瘫痪和截瘫患者。共济失调步态表现为行走时两足分开较宽,左右摇摆,难保持直线方向,且视觉亦不能帮助平衡,见于脊髓结核病。慌张步态步行时头及躯干前倾,步距较小,起步动作慢,但行走后越走越快,有难以止步之势,向前追赶身体而防止失去重心,见于震颤麻痹。

62. 答案:E 解析:受凉后寒战、高热、胸痛、咳吐脓性铁锈色痰,说明肺部感染可能性较大,因此有关肺部感染引起的检查病理征均可以出现,ABC选项均是肺部感染易发的体征。D 是由于高热引发的热病容。只有 E 是胸膜炎易发生的体征而不是肺部感染的体征,作为干扰项成为此题的答案。

63. 答案:B 解析:毛细血管搏动征是周围血管征的一种,正常人毛细血管搏动极难看出,当脉压增大时,则可出现毛细血管搏动,常见于主动脉关闭不全、动脉导管未闭、主动脉窦瘤破裂、动静脉瘘、甲状腺功能亢进、严重贫血、老年主动脉硬化等疾患。

64. 答案:A 解析:脑膜刺激征包括颈强直、凯尔尼格征、布鲁津斯基征。其余四项与脑膜刺激征均为病理反射。

65. 答案:E 解析:引起中性粒细胞增多的原因主要为急性感染或炎症;如化脓性球菌、某些杆菌(如大肠杆菌和绿脓杆菌等)、真菌、放线菌、病毒(如流行性出血热、流行性乙型脑炎和狂犬病等)、立克次体(斑疹伤寒)、螺旋体(如钩端螺旋体和梅毒等)、寄生虫(如肺吸虫等)。

66. 答案:B 解析:淀粉酶(AMS)活性增高主要提示急性胰腺炎或其他胰腺疾病。急性胰腺炎发病后6~12小时血清AMS开始增高,12~24小时达高峰,3~5天后恢复正常。

67. 答案:D 解析:尿液中见红细胞管型主要提示肾小球疾病,如急进性肾小球肾炎、急性肾小球肾炎、慢性肾小球肾炎急性发作、狼疮性肾炎等。

68. 答案:E 解析:干性胸膜炎常呈尖锐刺痛或撕裂痛,伴呼吸时加重,屏气时消失。带状疱疹呈阵发性的灼痛或刺痛;原发性肺癌可有胸部闷痛;食管炎常呈压榨样痛,可伴有窒息感;心肌梗死疼痛剧烈并有恐惧、濒死感。

69. 答案:B 解析:血清糖化血红蛋白不受血糖浓度暂时波动的影响,是糖尿病诊断和监控的重要指标。其正常值为4%~6%。

70. 答案:D 解析:颅脑感染性疾病,如各种脑炎及脑膜炎、脑脓肿、脑寄生虫病等。外伤、脑挫伤、脑血肿、神经胶质瘤均为非感染性疾病。

71. 答案:B 解析:清音是正常肺部的叩诊音。浊音是一种音调较高,音响较弱,振动持续时间较短的非乐性叩诊音,在叩击被少量含气组织覆盖的实质脏器时产生,如叩击被肺的边缘所覆盖的心脏或肝脏部分,或病理状态下肺组织含气量减少(如肺炎)所表现的叩诊音。鼓音正常见于左下胸的胃泡区及腹部;病理情况下,见于肺空洞、气胸或气腹等。实音生理情况下见于叩击不含气的实质性脏器,如心脏、肝脏;病理状态下,见于大量胸腔积液或肺实变。过清音的出现提示肺组织含气量多、弹性减弱,临床常见于肺气肿。

72. 答案:C 解析:双侧瞳孔大小不等可见于脑外伤、脑肿瘤、脑疝及中枢神经梅毒等颅内病变。病理情况下,瞳孔缩小见于虹膜炎、有机磷农药中毒、毒蕈中毒,以及吗啡、氯丙嗪、毛果芸香碱等药物影响。瞳孔扩大可见于外伤、青光眼绝对期、视神经萎缩、完全失明、濒死状态、颈交感神经刺激,以及阿托品、可卡因等药物影响。

73. 答案:D 解析:中性粒细胞病理性减少见于:①感染性疾病:病毒感染最常见,如流行性感冒、病毒性肝炎、麻疹、风疹、水痘等;某些革兰阴性杆菌感染,如伤寒及副伤寒等;某些原虫感染,如黑热病、疟疾等。②血液病:如再生障碍性贫血、粒细胞减少症、粒细胞缺乏症、非白血性白血病、恶性组织细胞病等。③自身免疫性疾病:如系统性红斑狼疮等。④单核-巨噬细胞系统功能亢进:如脾功能亢进,见于各种原因引起的脾脏肿大(如肝硬化等)。⑤药物及理化因素的作用:物理因素如X线、γ射线、放射性核素等,化学物质如苯、铅、汞等,化学药物如氯霉素、磺胺类药、抗肿瘤药、抗糖尿病药物及抗甲状腺药物等,均可引起白细胞及中性粒细胞减少。糖尿病酮症酸中毒、急性心肌梗死、急性大出血、恶性肿瘤可见中性粒细胞增多。

74. 答案:E 解析:肝囊肿可见局限性肝肿大;脂肪肝所致的肝肿大,质软或稍韧,表面光滑,无压痛;肝硬化早期肝常肿大,晚期则缩小变硬,表面呈结节状或巨块状,高低不平,边缘不整,压痛明显。慢性肝炎时肝脏肿大较明显,质韧或稍硬,压痛较轻;肝淤血时肝脏明显肿大,质韧,表面光滑,边缘圆钝,有压痛。

75. 答案:A 解析:副作用是由于药物的选择性低,药理效应涉及多个器官,当某一效应用作治疗目的时,其他效应就会成为副作用,主要造成机体的生理性损害。副作用是在治疗剂量下发生的,是药物本身固有的作用,难以避免,但多数较轻微并可以预料。

76. 答案:C 解析:糖皮质激素具有拮抗胰岛素的作用。可以促进肝糖原异生,增加糖原贮存,同时又抑制外周组织对糖的利用,因此使血糖升高。

77. 答案:A 解析:氢氯噻嗪为利尿药、抗高血压药。主要适用于心源性水肿、肝源性水肿和肾性水肿:如肾病综合征、急性肾小球肾炎、慢性肾衰竭以及肾上腺皮质激素与雌激素过多引起的水肿;高血压;尿崩症。依那普利属于血管紧张素转换酶抑制剂适用于伴有慢性心力衰竭、心肌梗死后、非糖尿病肾病、糖尿病肾病、代谢综合征、蛋白尿或微量白蛋白尿的高血压患者;磺苄西林为广谱半合成的抗假单胞菌青霉素,通过干扰细菌细胞壁的合成而产生抗菌作用。阿司匹林是解热镇痛药,用于治感冒、发热、头痛、牙痛、关节痛、风湿病,还能抑制血小板聚集,用于预防和治疗缺血性心脏病、心绞痛、心肺梗死、脑血栓形成,应用于血管形成术及旁路移植术也有效。氨茶碱是茶碱与乙二胺复盐作用为:①松弛支气管平滑肌,也能松弛肠道、胆道等多种平滑肌,对支气管黏膜的充血、水肿也有缓解作用。②增加心排出量,扩张输出和输入肾小动脉,增加肾小球滤过率和肾血流量,抑制远端肾小管重吸收钠和氯离子。③增加离体骨骼肌的收缩力;在慢性阻塞性肺疾患情况下,改善肌收缩力。

78. 答案:C 解析:β受体阻滞药的应用:①心律失常,对过速型心律失常有效;②心绞痛和心肌梗死;③高血压,抑制肾素释放,对抗交感神经系统;④甲亢和甲状腺危象,用于治疗激动不安、心动过速和心律失常等;⑤青光眼,噻吗洛尔可降低眼内压。支气管哮喘、严重左室衰竭及重度房室传导阻滞者禁用。

79. 答案:B 解析:普萘洛尔能明显降低心肌氧耗量及降低后负荷而缓解心绞痛,还能改善缺血区的血流量,可使非缺血区血管阻力增高,促使血液向缺血区低阻力血管流动,常用于稳定型及不稳定型心绞痛的治疗,药物本身可引起心率减慢,故可加重变异性心绞痛。A、D为钙拮抗药,对冠状动脉痉挛及变异型心绞痛最为有效。C、E可用于心绞痛急性发作时,可预防及治疗心绞痛。

80. 答案:A 解析:胰岛素主要用于1型糖尿病、继发性糖尿病;糖尿病合并严重急、慢性并发症;合并重症感染、心脑血管意外;手术、妊娠和分娩;降糖药治疗无效。而A中的2型糖尿病患者没有降糖药物的治疗。

81. 答案:E 解析:二丙酸倍氯米松为强效外用肾上腺皮质激素类药物,可以防止或抑制细胞中介的免疫反应,延迟过敏反应,并减轻原发免疫反应的扩展,特别适用于治疗反复发作的顽固性哮喘。A主要用于预防支气管哮喘和某些过敏性疾病。B可用于控制哮喘急性发作,作用快而强。C用于防治支气管哮喘、哮喘型支气管炎和肺气肿患者的支气管痉挛。D临床用其盐酸盐治疗支气管哮喘和各种原因引起的低血压状态,尤其蛛网膜下麻醉及硬脊膜外麻醉引起的低血压。

82. 答案:E 解析:根据临床资料、流行病学资料和实验室检查结果综合判断病毒性肝炎,但以病原体检查为主要标准。

83. 答案:A 解析:$CD_4^+T$淋巴细胞在HIV直接和间接作用下,细胞功能受损和大量破坏,导致细胞免疫缺陷。

84. 答案:C 解析:流行性出血热的传染源主要是啮齿类动物,在我国黑线姬鼠和褐家鼠为主要宿主动物和传染源,林区则是大林姬鼠,人不是主要传染源。A带菌者和流脑病人是本病的传染源。B以患者和带菌者为主要传染源。D主要传播途径是通过污染的水、食物、日常生活接触以及苍蝇的媒介作用等不同途径进行传播和蔓延,其中水的作用最突出。E菌痢病人及带菌者为传染源。

85. 答案:E 解析:青霉素对脑膜炎球菌仍是一种高度敏感的杀菌药物,尚未出现明显的耐药,为治疗流行性脑脊髓膜炎首选的抗菌药物。A对败血症病人疗效欠佳,急性期病人因颅压高易呕吐而难以接受此药口服,且有较大的毒副作用,一般不做首选。B对骨髓造血功能有抑制作用,一般不首选。C、D一般不用做流行性脑脊髓膜炎的治疗。

86. 答案:B 解析:急性细菌性痢疾病情反复或迁延不愈,病程迁延超过2个月病情未愈者,为慢性细菌性痢疾。

87. 答案:D 解析:根据霍乱弧菌依其生物学性状可分为古典生物型和埃尔托生物型。据O抗原的A、B、C抗原成分不同,霍乱弧菌又可分为3个血清型:即稻叶型、小川型和彦岛型。目前我国流行的霍乱弧菌以埃尔托生物型、异型为主。

88. 答案:B 解析:生命价值论是生命神圣与生命质量统一的理论。判断生命价值高低或大小,主要有两个因素:一是生命的内在价值,即生命本身的质量(体力和智力)是生命价值判断的前提和基础;二是生命的外在价值,即指某一生命对他人、社会的贡献,是生命价值的目的和归宿。

89. 答案:D 解析:既界定了个人自由的界限,同时也界定了社会控制的界限。对个人来说,不能伤害他人或社会整体的利益;对社会来说,除非某一个体的行为在未经同意的情况下伤害了他人,就不得任意干涉;对政府来说,作为社会整体的代表,所以合法施用于个人的行政权力也必须符合"无伤"原则。所以不伤害原则要求对医学行为进行受益与伤害的权衡,把可伤害控制在最低限度之内。

90. 答案:B 解析:使用辅助检查手段时应看到,它在客观反应疾病方面存在着一定的局限性,所以不应该过分地依赖辅助检查,以便给患者带来不同程度的痛苦和损伤。

91. 答案:A 解析:行政处分的种类主要有警告、记过、记大过、降级、降职、撤职、留用察看、开除等形式。罚款属于行政处罚。

92. 答案:C 解析:卫生行政部门收到注册申请后,按有关规定审核,于申请之日三十日内应当作出准予注册或者依法不予注册的答复。

93. 答案:B 解析:2001年2月28日第九届全国人大常委会第20次会议修订的《药品管理法》第一章总则提出制定《药品管理法》的目的为加强药品监督管理,保证药品质量,保障人体用药安全,维护人民身体健康和用药的合法权益,特制定本法。制定《药品管理法》的目的不包括增进药品疗效。

94. 答案:C 解析:由于热结肠胃、痰食塞积、湿热内蕴、瘀血停蓄等,邪气大积大聚,以致经脉阻滞,气血不能畅达,因而表现出神情默默、倦怠乏力、身体羸瘦、脉象沉细等类似虚证的假象。但病变的本质属实,故虽神情默默却语时声高气粗,虽倦怠乏力却稍动觉舒,虽肢体羸瘦而腹部硬满拒按,脉虽沉细却按之有力。

95. 答案:E 解析:血瘀证的临床表现:①疼痛特点为刺痛、痛久拒按、固定不移、常在夜间痛甚。②肿块的性状是在体表者包块色青紫,腹内者触及质硬而推之不移。③出血的特征是出血反复不止,色紫暗或夹血块,或大便色黑如柏油状,或妇女血崩、漏血。④瘀血色脉征主要有面色黧黑,或唇甲青紫,或皮下紫斑,或肌肤甲错,或腹露青筋,或皮肤出现丝状红缕,或舌有紫色斑点、舌下络脉曲张,脉多细涩或结、代、无脉等。

96. 答案:A 解析:肺气亏虚,宣肃功能失职,气逆于上,故见咳、喘;肺气亏虚,津液不布,聚为痰浊,故吐痰清稀;肺气亏虚,宗气生成减少,故见少气懒言;肺气亏虚,气不摄津,故见自汗;舌淡脉弱为气虚之象,辨证为肺气虚证。

97. 答案:D 解析:郑声表现为神志昏沉,语言重复,低微无力,时断时续。多因心气大伤、神无所依而致。属虚证。

98. 答案:B 解析:肝阴虚证,是指肝脏阴液亏虚所表现的证候。多由情志不遂,气郁化火,或慢性疾病、温热病等耗伤肝阴引起。临床表现为头晕耳鸣,两目干涩,面部烘热,胁肋灼痛,五心烦热,潮热盗汗,口咽干燥,或见手足蠕动。舌红少津,脉弦细数。

99. 答案:C 解析:心气虚证,是指心脏功能减退所表现的证候。凡禀赋不足,年老体衰,久病或劳心过度均可引起此证。临床多有心悸怔忡,胸闷气短,活动后加重,面色淡白或白,或有自汗,舌淡苔白,脉虚等症状。

100. 答案:B 解析:上述症状为外感风寒、营卫不和所致。外感风邪,风性开泄,卫气因之失其固护之性,"阳强而不能密",不能固护营阴,致令营阴不能内守而外泄,故恶风发热,汗出头痛,脉浮缓等;邪气郁滞,肺胃失和,则鼻鸣干呕。风寒在表,应辛温发散以解表,但本方证属表虚,腠理不固,故当解肌发表,调合营卫,即祛邪调正兼顾为治。A发汗解表,宣肺平喘;B解肌发表,调和营卫;C辛凉透表,清热解毒;D疏风清热,宣肺止咳;E辛凉疏表,清肺平喘。

101. 答案:B 解析:上述症状由湿热壅滞肠中,气血失调所致。湿热下注大肠,搏结气血,酿为脓血,而为下痢赤白;肠道气机阻滞则脘腹痞满胀痛、里急后重;舌苔黄腻,脉象弦数等俱为湿热内蕴之象。此证属于中焦虚寒、肝脾不和证。治疗应该选择清热燥湿、调气和血的芍药汤。

102. 答案:B 解析:脾为太阴湿土,居中州而主运化,其性喜燥恶湿,湿邪滞于中焦,则脾运不健,且气机受阻,故见胸膈痞闷,脘腹胀痛;胃失和降,上逆而为呕吐恶心、嗳气吞酸;湿为阴邪,其性重着黏腻,故为肢体沉重、怠惰嗜卧。湿邪中阻,下注肠道,则为泄泻。治当燥湿运脾为主,兼以行气和胃,使气行则湿化。

103~104. 答案:A、B 解析:五脏中位于上焦者属阳,位于中下焦者属阴。肝位于中下焦,但其主要功能为疏泄,主升主动,有阳的特点,因此其为阴中之阳;肾脏居于中下焦,主封藏,因此属于阴中之阴;肺脏居于上焦,以肃降为主要功能,为于阳中之阴。

105~106. 答案:C、B 解析:气的防御作用,是指气具有保卫人体抵御外邪和驱邪外出的作用。

气的温煦作用,是指气可以通过气化产生热量,使人体温暖,消除寒冷。气的温煦作用对人体有重要的生理意义:①使人体维持相对恒定的体温;②有助于各脏腑、经络、形体、官窍进行正常的生理活动;③有助于精血津液的正常疏泄、循行和输布,即所谓"得温而行,得寒而凝"。

107～108. 答案:E、D 解析:气脱是指气失内守,大量散脱于外,从而导致全身性严重气虚,出现功能突然衰竭的病理状态。所以,气外出太过而不能内守,称之为气脱。气闭是指气郁太过,上壅心胸,闭塞清窍,以致突然昏厥,或浊邪外阻,闭塞气道,气的出入失常,以气的外出受阻为主的病理状态。气不能外达而郁结闭塞于内,称之为气闭。

109～110. 答案:A、E 解析:面色淡白且唇色淡,多属失血或血虚证。面色淡白而虚浮,多属阳虚水泛证。

111～112. 答案:B、C 解析:上热下寒是指患者在同一时间内,上部表现为热,下部表现为寒的证候。例如患者胸中有热,肠中有寒,既见胸中烦热、咽痛口干的上热证,又见腹痛喜暖、大便稀溏的下寒证,就属上热下寒证。所以,胸中烦热,腹痛喜暖,大便稀薄为上热下寒。表寒里热是指患者表里同病,寒在表、热在里的一种证候。常见于本有内热,又外感风寒,或外邪传里化热而表寒未解的病证。例如恶寒发热,无汗,头痛身痛,气喘,烦躁,口渴,脉浮紧即是寒在表而热在里的证候。患者先有食积内热,复感风寒之邪,此证候就是表寒里热。

113～114. 答案:B、D 解析:脾阳虚衰,机体失于温煦,运化功能失司,所以临床上多有畏寒怕冷,食少,腹胀腹痛,便溏,舌苔白滑,脉沉迟无力等虚寒证的表现。而脾气虚以食少、腹胀腹痛、便溏等为主要症状;脾虚气陷以脘腹重坠、内脏下陷及气虚症状为主要表现。寒湿困脾以纳呆、腹胀、便溏等为主要证候。湿热蕴脾以纳呆、腹胀、便溏、身重、发热等为主要症状。所以,白带清稀量多,食少腹胀,畏寒怕冷,舌质淡胖,舌苔白滑,脉沉迟无力之中医证候是脾阳虚。白带量多,脘腹胀闷,纳呆便溏,头身困重,舌淡苔白腻,脉濡缓之中医证候是寒湿困脾。

115～116. 答案:A、E 解析:白茅根凉血止血,清热利尿。用于血热出血证、水肿、热淋、黄疸、胃热呕吐、肺热咳喘等,生用可治疗产后子宫收缩不良出血。延胡索醋制可增强止痛作用。

117～118. 答案:A、E 解析:葶苈子性苦、辛,大寒。归肺、膀胱经。功能泻肺平喘,利水消肿。栀子性苦,寒。归心、肺、三焦经。功能泻火除烦,清热利湿,凉血解毒。白花蛇舌草功能清热解毒,利湿通淋。主治痈肿疮毒,咽喉肿痛,毒蛇咬伤;热淋涩痛。大黄性苦,寒。归脾、胃、大肠、肝、心包经。具有泻下攻积,清热泻火,凉血解毒,逐瘀通经的功效。白术性甘、苦,温。归脾、胃经。能健脾益气,燥湿利尿,止汗,安胎。

119～120. 答案:A、C 解析:麻黄汤组成:麻黄、桂枝、杏仁、炙甘草;功用:发汗解表,宣肺平喘;主治:外感风寒表实证。桂枝汤组成:桂枝、芍药、炙甘草、生姜、大枣;功用:解肌发表,调和营卫;主治:外感风寒表虚证。小青龙汤组成:麻黄、芍药、细辛、干姜、炙甘草、桂枝、五味子、半夏;功用:解表散寒,温肺化饮;主治:外寒里饮证。白虎汤组成:石膏、知母、炙甘草、粳米;功用:清热生津;主治:伤寒阳明热盛,或温病热在气分证。葳蕤汤组成:葳蕤(玉竹)、白薇、麻黄、独活、杏仁、川芎、甘草、青木香、石膏;功用:滋阴清热,宣肺解表;主治:阴虚外感风热。

121～122. 答案:D、A 解析:四君子汤益气健脾,适用于脾胃气虚证。四物汤补血和血,调经化瘀,适用于营血虚滞证。

123～124. 答案:A、C 解析:轻度有机磷农药中毒瞳孔可略缩小。中度中毒瞳孔明显缩小。重度中毒瞳孔小于针尖。

125～126. 答案:B、A 解析:支气管呼吸音正常人在喉部、胸骨上窝、背部第6颈椎至第2胸椎附近均可听到,如在肺部其他部位听到支气管呼吸音则为病理现象。支气管肺泡呼吸音正常人在胸骨角附近、肩胛间区的第3、4胸椎水平及右肺尖可以听到,如在肺部其他部位听到则为病理现象。

127～128. 答案:E、C 解析:脑膜刺激征为脑膜受激怒的体征,见于脑膜炎,同时并有颈强直、克尼格征和布鲁津斯基征。巴宾斯基征、贡达征、霍夫曼征见于椎体束损害。拉塞格征见于神经根受刺激,如坐骨神经痛等。

129～130. 答案:D、B 解析:厚壁空洞X线表现为空洞形状不规则的透光影,周围有密度高的实变区。内壁凹凸不平或光滑整齐,多为新形成的空洞,见于肺脓肿、肺结核及肺癌。结核性空洞多无或含少量液体,而肺脓肿的空洞多有明显液面。癌瘤内形成的空洞其内壁多不规则,呈结节状。浸润型肺结核长期迁延未愈,可形成慢性纤维空洞型肺结核,表现为轮廓不光整规则,周围有较广泛的纤维索条影和散在的新老病灶。

131~132. 答案:D、E 解析:淀粉酶是胰腺炎的实验室诊断依据,血清转氨酶、γ-谷氨酰转移酶用于肝功能的检测,血清碱性磷酸酶是骨质疏松的实验室诊断依据,肌酸磷酸激酶是心肌梗死的实验室诊断依据。

133~134. 答案:B、C 解析:巴宾斯基征阳性为锥体束病变,可见于内囊出血;颈强直可见于各种脑膜炎、蛛网膜下腔出血、颈椎病、颈部肌肉病变等。

135~136. 答案:A、D 解析:耐受性指药物连续多次应用于人体,其效应逐渐减弱,必须不断地增加用量才能达到原来的效应。成瘾性指某些药物连续多次服用后,身体逐渐对其产生精神上的依赖和病态的嗜好,此时一旦停药,即会出现主观上的严重不适症状。而这里因为停止服药而出现的不适症状就属于戒断症状。

137~138. 答案:B、A 解析:丙咪嗪主要用于各型抑郁症治疗,对内源性、反应性及更年期抑郁症疗效较好,但对精神分裂症患者的抑郁症疗效较差。氯丙嗪主要用于各型精神分裂症,尤其对急性发作患者较好。碳酸锂对躁狂症有显著疗效。D 有抗焦虑、镇静和催眠的作用。E 主要用于高血压的治疗,有精神抑郁性疾病或病史、溃疡病病史、急性局限性肠炎、溃疡性结肠炎、帕金森综合征者禁用。

139~140. 答案:A、D 解析:A 适用于各型高血压的治疗,长期应用可出现低血压、头痛、头晕、颜面潮红、乏力、血管神经性水肿、刺激性干咳、高血钾、皮疹、脱发等。B 长期应用可出现口干、嗜睡、头晕、便秘。C 的不良反应有眩晕、疲倦、口干、头痛、恶心。D 服后可出现耐药性及头痛、心悸等不良反应,长期大剂量使用可引起类风湿关节炎和红斑狼疮样反应。E 的不良反应有心动过速、多毛症、妇女月经次数增多、结膜充血及血小板计数减少等。

141~142. 答案:A、D 解析:第三代头孢菌素主要用于多种革兰阳、阴性菌所致的尿路感染及危及生命的败血症、脑膜炎、骨髓炎、肺炎等,均可获满意疗效;新生儿脑膜炎和肠杆菌科细菌所致的成人脑膜炎也可选用第三代头孢菌素。氟喹诺酮类药物为治疗细菌性痢疾的首选,但儿童、孕妇及哺乳期患者应慎用。常用的有环丙沙星、左氧氟沙星、加替沙星等,不能口服者也可静脉滴注。

143~144. 答案:D、A 解析:流行性脑脊髓膜炎的治疗首选青霉素 G,大剂量,20 万~40 万 U/(kg·d),5~7 天。伤寒的治疗以氟喹诺酮类药物为首选。

145~146. 答案:B、D 解析:霍乱典型表现为无痛性剧烈腹泻,无发热,不伴里急后重,黄色水样、米泔样水便或洗肉水样血便,无粪臭,大便量多次频,先泻后吐,呕吐呈喷射状,次数不多,少有恶心。急性菌痢典型表现为发热、腹痛、腹泻、里急后重及黏液脓血便,左下腹明显压痛。

147~148. 答案:A、E 解析:医学道德评价的标准:①疗效标准:是指医疗行为是否有利于病人疾病的缓解、痊愈和保障生命的安全。这是评价和衡量医务人员医疗行为是否符合道德及道德水平高低的重要标志。②社会标准:是指医疗行为是否有利于人类生存环境的保护和改善。③科学标准:是指医疗行为是否有利于促进医学科学的发展和社会的进步。

149~150. 答案:C、E 解析:《传染病防治法》第四条规定:对乙类传染病中传染性非典型肺炎、炭疽中的肺炭疽,采取本法所称甲类传染病的预防、控制措施。甲类传染病指鼠疫与霍乱。

# 第 二 单 元

1. 答案:C 解析:支气管哮喘缓解期肺虚证治宜补肺益气,方用玉屏风散加减。A 为脾虚证的治法。B 为肾虚证的治法。D 为寒哮的治法,E 为热哮的治法。

2. 答案:C 解析:治疗慢性肺源性心脏病阳虚水泛证,宜温肾健脾、化饮利水,方用真武汤合五苓散加减。A 多用于痰热郁肺证。B 用于痰蒙神窍证。D 多用于痰浊壅肺证。E 多用于肺肾气虚证。

3. 答案:D 解析:治疗急性心肌梗死心阳欲脱证宜益气固脱,回阳救逆,方用参附龙牡汤。A 用于治疗气虚血瘀证。B 用于治疗心绞痛痰浊内阻证。C 用于治疗心绞痛阴寒凝滞证。E 用于治疗寒凝心脉证。

4. 答案:A 解析:消化性溃疡脾胃虚寒证应治以温中散寒,健脾和胃,方用黄芪建中汤。B 多用于胃阴不足证。C 多用于肝胃郁热证。D 多用于瘀血停胃证。E 多用于肝胃不和证。

5. 答案:C 解析:慢性肾小球肾炎脾肾阳虚治宜温补脾肾。A 为脾肾气虚证的治法,B 为肺肾气虚证的治法,D 为肝肾阴虚证的治法,E 为气阴两虚证的治法。

6. 答案:A 解析:再生障碍性贫血肾阴虚证治宜滋阴补肾,益气养血。B 为肾阳虚证的治法。C 为肾阴阳两虚证的治法。D 为肾虚血瘀证的治法。E 为气血两虚证的治法。

7. 答案:A 解析:符合以下三条之一者即可诊断为糖尿病:随机(一天中任意时间)血糖≥11.1mmol/L;空腹血浆血糖≥7.0mmol/L;口服葡萄糖耐量试验(OGTT)2 小时血浆血糖≥11.1mmol/L。虽然尿糖阳性是诊断糖尿病的重要线索,但是如肾阈降低(妊娠),虽然血糖正常,尿糖亦可呈阳性。当血糖高于正常范围而未达到诊断糖尿病标准者,需进行糖耐量试验。

8. 答案:B 解析:手三阴经分布于上肢的内侧以及胸部,气血运行按"从胸走手"方向,下接手三阳经;手三阳经分布在上肢的外侧以及头部,气血运行按"从手走头"方向,下接足三阳经;足三阳经分布在头、身及下肢的外侧,气血运行按"从头走足"方向,下接足三阴经;足三阴经分布在下肢的内侧以及胸腹部,气血运行按"从足走腹"方向,下接手三阴,循环往复。

9. 答案:A 解析:通于冲脉的公孙和通于阴维脉的内关,通合于心、胸、胃,对于气机不利,气逆上冲的心、胃、胸膈的疾患,具有理气降逆,通肠和胃,宣通上下的功效,呕吐、呃逆、胃痛、反胃、噎口痢、干霍乱等,凡适用于上法者,均可取此二穴施治;通于督脉的后溪和通于阳跷脉的申脉,通合于目内眦、颈、项、耳、肩、小肠、膀胱,两穴相配,主治头项、耳、目、颈、肩、腰背疾患;通于阳维脉的外关穴和通于带脉的足临泣,通合于目锐眦、耳后、颈项、肩,二穴配伍,主治耳、目、颈项及肩部病;通于任脉的列缺和通于阴跷脉的照海,通合于肺系、咽喉和胸膈,二穴配伍,主治咳嗽、胸满、咽喉不利等病证;膻中利气,宽胸,催乳,主治哮喘、胸痹、产后乳汁不足等;中脘主治胃部疾患。

10. 答案:B 解析:大椎解表清热,为退热的要穴;天枢理气消滞,治疗腹胀;足三里调理脾胃,治疗胃脘疾病,也是保健要穴;太溪益肾,用来补肾;丰隆化痰湿,主要用来治疗痰证。

11. 答案:E 解析:A、B 都是捻转补泻法中的泻法;无论是捻转补泻,还是提插补泻,操作时间长者都为泻法;D 是提插补泻法中的泻法;E 是提插补泻法中的补法。

12. 答案:B 解析:颈痈为外感风热,炼液成痰结于颈下,应散风清热,化痰消肿,用牛蒡解肌汤。

13. 答案:B 解析:新九分法将体表面积分成 11 个 9% 与 1 个 1%。其中头颈部占 1 个 9%(发部 3%、面部 3%、颈部 3%);双上肢占 2 个 9%(双手 5%、双前臂 6%、双上臂 7%);躯干占 3 个 9%(腹侧 13%、背侧 13%、会阴部 1%);双下肢占 5 个 9% 及 1 个 1%(双臀 5%、双足 7%、双小腿 13%、双大腿 21%)。

14. 答案:C 解析:乳腺癌包块质地坚硬,表面不光滑,边界不清,活动度差,无压痛,局部皮肤可有酒窝征、橘皮样改变,乳头可内陷、溢液。

15. 答案:B 解析:孕激素的生理作用包括①子宫:使子宫内膜由增生期转变为分泌期;降低子宫平滑肌对缩宫素的敏感性,抑制子宫平滑肌收缩,以利于孕卵植入;子宫颈黏液变黏稠,阻止细菌与精子进入宫腔,分泌物涂片呈椭圆体。②输卵管:抑制输卵管的蠕动。③阴道:可使阴道上皮细胞脱落,角化现象消失。涂片可见细胞褶卷,呈舟状。④乳房:使乳腺腺泡增生发育。⑤垂体:通过对下丘脑的负反馈作用,影响垂体促性腺激素的分泌。⑥体温:具有兴奋下脑体温调节中枢,升高体温的作用,排卵后,可使基础体温升高 0.3~0.5℃。临床上测基础体温可用来判断卵巢有无排卵。⑦促进水、钠排出。

16. 答案:D 解析:复发性流产肾气亏损证治宜补肾益气固摄冲任,方用补肾固冲丸。A 用于先兆流产肾虚证。B 用于先兆流产气血虚弱证。C 用于先兆流产血瘀证。E 用于复发性流产气血虚弱证。

17. 答案：B　解析：无排卵性异常子宫出血肾阴虚证治宜滋肾益阴，固冲止血，方选左归丸合二至丸。A 用于血虚证。C 用于肾阳虚证。D、E 用于阴虚血瘀证。

18. 答案：D　解析：婴幼儿腹泻湿热泄泻证治以清肠解热，化湿止泻，方用葛根黄芩黄连汤。A 用于伤食泻。B 用于风寒泻。C 用于脾肾阳虚泻。E 用于脾虚泻。

19. 答案：A　解析：寒性哮喘治以温肺散寒、化痰定喘，方用小青龙汤和三子养亲汤加减。B 是外寒内热证的治法。C 是肺气虚证的治法。D 是脾虚痰盛证的治法。E 是热性哮喘的治法。

20. 答案：C　解析：麻疹早期表现为发热、眼结膜充血、畏光、流泪、流涕、喷嚏、咳嗽等卡他症状，两侧颊黏膜可见麻疹黏膜斑（最有意义的表现），同时伴精神萎靡、食欲不振、泄泻、呕吐等症状。

21. 答案：A　解析：患者以痰多色白质黏、胸闷、苔白腻、脉濡滑等为主要表现，因此辨证为痰湿蕴肺证。B 应表现为呼吸急促，喉间有哮鸣音，痰白而黏或稀薄多沫，胸膈满闷如窒，面色晦暗带青，苔白滑，脉浮紧等。C 以干咳少痰，痰黏难咯，口干咽燥，舌红少苔乏津，脉细数等为主要表现。D 以咳嗽吐黄痰，口干，恶心呕吐，腹胀纳呆或腹痛胀痛，小便短赤，舌红苔黄腻，脉滑数等为主要表现。E 主要与情志有密切关系。

22. 答案：A　解析：患者已可确诊为肺癌。根据气短自汗、纳呆便溏，此患者可辨为脾肺气虚证。B 多表现为短气喘息。C 表现为咳嗽痰少或痰中带血，口燥咽干，或声音嘶哑，腰膝酸软，或见骨蒸潮热，盗汗颧红。D 多表现为泄泻或水肿。E 表现为黏膜皮肤苍白、四肢倦怠、食欲减退、头昏眼花等。

23. 答案：C　解析：咳吐泡沫痰、夜间不能平卧为心力衰竭的表现。心气虚不能养心，故见心悸气短。肾与膀胱相表里，肾虚可见尿少、浮肿。辨证为心肾阳虚证，方用真武汤。

24. 答案：A　解析：患者以眩晕为主症，伴有面赤耳红、烦躁易怒、口苦咽干等症。血压 170/100mmHg，诊断为原发性高血压之肝阳上亢证。治以平肝潜阳，方用天麻钩藤饮。B 多用于阴阳两虚、虚火上扰证。C 多用于肝肾阴虚，肝郁气滞证。D 多用于痰湿内盛证。E 多用于中风痰迷心窍证。

25. 答案：A　解析：患者心电图提示心肌缺血，无心肌梗死之症。心气亏虚，致心气鼓动无力，见胸部振作隐痛。劳则气耗，故见疾走则发、动则尤甚。气虚不能推动营血，而见神疲懒言、倦怠无力。气虚固摄无力而见汗出。舌脉均为血瘀之证。辨证为气虚血瘀证。

26. 答案：B　解析：患者有急性心肌梗死病史，且以剧烈胸痛为主症，中医诊断为真心痛。阳虚之体，胸阳不振，阴寒之邪乘虚侵袭，胸阳被遏，导致心脉闭阻而见胸痛剧烈。阳气不能转行于背，故见心痛彻背、背痛彻心。阳虚故见形寒肢冷、神疲气怯。胸阳被遏而见心悸气促。寒主收引，故见手足青紫厥冷，舌脉亦为阳虚寒凝之证。辨证为心阳气虚，阴寒凝滞。治以益气温阳，散寒开痹。

27. 答案：B　解析：40 岁以后出现中上腹不适或疼痛，无明显节律性并伴明显食欲不振和消瘦者，粪便隐血试验持续阳性，应考虑胃癌。胃镜结合黏膜活检是诊断胃癌最可靠的手段。

28. 答案：D　解析：原发免疫性血小板减少症急性型常见于儿童。有上呼吸道感染史，特别是病毒感染史。起病急骤，部分患者可有畏寒、寒战、发热，全身皮肤出现瘀点、瘀斑，可有血疱及血肿形成。鼻出血、牙龈出血、口腔黏膜及舌出血常见。血小板多在 $20 \times 10^9/L$ 以下，骨髓巨核细胞数量轻度增加或正常。慢性型主要见于青年和中年女性。起病隐匿，一般无前驱症状，多为皮肤、黏膜出血，外伤后出血不止等，鼻出血、牙龈出血亦常见。血小板常在 $50 \times 10^9/L$ 左右，骨髓巨核细胞数量显著增加。急性白血病表现为贫血、发热、出血、淋巴结和肝脾肿大、骨骼和关节疼痛、眼球突出等，骨髓原始细胞≥20%。再生障碍性贫血主要表现为贫血、感染和出血。贫血多呈进行性；出血以皮肤黏膜多见，严重者有内脏出血；容易感染，引起发热。体检时均有贫血面容，眼结膜、甲床及黏膜苍白，皮肤可见出血点及紫癜。贫血重者，可有心率加快，心尖部收缩期吹风样杂音，一般无肝脾肿大。过敏性紫癜起病前 1～3 周常有上呼吸道感染史，紫癜多见于下肢、臀部，为出血性斑丘疹，呈对称分布，血小板不减少。常伴有荨麻疹及不同程度的关节痛和腹痛。

29. 答案:C 解析:患者有有高血压病史,卧位呼吸困难,心界向两侧扩大,心率加快,两下肺湿啰音,肝-颈静脉回流征阳性,踝部凹陷性水肿,故诊断为慢性心力衰竭。心阳亏虚,不能温养于肾,致肾阳失助,主水无权,饮邪内停,外溢肌肤,故见心悸,喘息不能平卧,形寒肢冷,尿少便溏,舌淡胖,苔白滑,脉沉细等饮邪内停之象。因此可辨证为阳虚饮停证。心绞痛表现为劳累或情绪激动后胸骨中段或上段之后出现压榨性、闷胀性或窒息性的阵发性胸痛等。病毒性心肌炎表现为发病前1~3周内有呼吸道或消化道感染病史,见发热、咳嗽等感冒样症状,或恶心、呕吐等胃肠道症状。缓慢性心律失常表现为头晕、乏力、胸闷、气短等。

30. 答案:A 解析:女性患者,发热,对称性关节疼痛、肿胀,口腔溃疡,有肾脏病变,蛋白尿(-),ANA阳性,抗Sm抗体阳性,诊断为系统性红斑狼疮。类风湿关节炎以青中年女性多见,好发于小关节和腕、踝、膝关节,伴明显晨僵。血尿酸不高,但有高滴度的类风湿因子。X线检查示关节面粗糙,间隙狭窄,甚至关节面融合。原发免疫性血小板减少症表现为广泛出血累及皮肤、黏膜及内脏,多次检查血小板计数减少,脾不肿大或轻度肿大,骨髓巨核细胞数增多或正常,有成熟障碍,泼尼松治疗有效等。骨关节炎发病年龄多在50岁以上,主要累及膝、髋等负重关节和手指远端指间关节,关节活动后疼痛加重,经休息后明显减轻,血沉轻度增快,X线显示关节边缘呈唇样骨质增生或骨疣形成。高尿酸血症与痛风表现为急性关节炎,单侧第一跖趾关节疼痛最常见,出现痛风石、痛风性肾病及尿酸性肾石病、睑缘炎等,血尿酸超过420μmol/L。

31. 答案:D 解析:患者气虚无以固摄敛汗,而见自汗气短;血虚无以濡养四肢、脏腑,见形体消瘦、面色白、神疲乏力、头晕心悸。舌脉均为气血两虚证的表现,辨证为气血两虚,治以补益气血,方用八珍汤。A用于治疗肝胃不和证。B用于治疗痰气交阻证。C用于治疗瘀毒内阻证。E用于治疗脾胃虚寒证。

32. 答案:E 解析:脘腹痞闷是痞证的主要表现。进食尤甚、嗳腐吞酸、大便臭如败卵是典型的饮食停滞之象。舌红苔厚腻,脉滑亦支持此诊断。治疗当以消食和胃,行气消痞,方用保和丸。

33. 答案:A 解析:气机运行不畅则见胁下胀满不适。湿阻中焦脾胃,脾失健运,而见纳食减少、食后腹胀。气滞中焦而见嗳气。脾虚运化失常,而见倦怠。湿邪黏滞,阻于四肢而见肢重。舌脉均为湿阻之证。故辨证为气滞湿阻。

34. 答案:C 解析:急性左心衰竭时,常可出现夜间阵发性呼吸困难,患者常在熟睡后突然憋醒,可伴阵咳,呼吸急促,咳泡沫样痰或呈哮喘状态,又称为"心源性哮喘"(轻者坐起数分钟即缓解,重者发生急性肺水肿)。支气管哮喘发作时可见伴有哮鸣音的呼气性呼吸困难或发作性胸闷和咳嗽,严重者被迫采取坐位或呈端坐呼吸,甚至出现发绀、汗出、干咳等,缓解前常咳大量白色泡沫痰。哮喘症状可在数分钟内发作,经数小时至数天,经用支气管舒张剂治疗或自行缓解,某些患者在缓解数小时后可再次发作。右心衰竭可见腹胀、食欲不振、恶心、呕吐、肝区胀痛、少尿等。肺气肿早期可无症状或仅在劳动、运动时感到气短。随着肺气肿进展,呼吸困难程度随之加重,以至稍一活动甚或完全休息时仍感气短。患者感到乏力、体重下降、食欲减退、上腹胀满。自发性气胸可见呼吸困难、胸痛、刺激性咳嗽。

35. 答案:B 解析:根据患者临床表现辨证为热毒壅盛证,治法为清热解毒,佐以扶正祛邪,首选清营汤合犀角地黄汤加减。

36. 答案:D 解析:脾肾阳虚,运化吸收水谷精微功能减弱,无以濡养四肢,故见面色及唇甲苍白、精神萎靡。阳虚肢体温煦不足,故见形寒肢冷。肾阳虚无以腰部滋养而见腰膝酸软。舌脉均为阳虚之证。

37. 答案:B 解析:患者气虚,对血液的固摄力不足故致血溢于肌肤,而见紫斑反复、月经量多。气虚营血推动无力,无以滋养,故见神疲乏力、面色白。舌脉均为气虚之象,故辨证为气不摄血证。

38. 答案:B 解析:病毒性心肌炎表现为发病前1~3周内有呼吸道或消化道感染病史,见发热、咳嗽等感冒样症状,或恶心、呕吐等胃肠道症状;病毒感染1~3周后,出现心悸、气短、心前区不适或隐痛,重者有呼吸困难、浮肿等。急性心包炎表现为有较剧烈而持久的心前区疼痛。扩张型心肌病主要表现为充血性心力衰竭。初时活动或活动后出现气促,以后休息时也有气促,或有端坐呼吸及阵发性夜间呼吸困难,继之水肿等。可有各种心律失常,部分病人可发生栓塞或猝死。风湿性心肌炎表现为病前1~3周有链球菌感染史,常有心脏杂音、关节疼痛、环形红斑、皮下结节、舞蹈病等。风湿性心脏病简称风心病,是风湿性炎症过程所致的瓣膜损害,可表现为心慌、气短、乏力等。

39. 答案:E  解析:根据患者临床表现诊断为急性上呼吸道感染之风寒束表证,治法为辛温解表,首选方为荆防败毒散。三拗汤合止嗽散为急性支气管炎风寒袭肺证首选,二陈汤合三子养亲汤为慢性支气管炎痰浊阻肺证首选,新加香薷饮为急性上呼吸道感染暑湿伤表证首选,银翘散为急性上呼吸道感染风热犯表证首选。

40. 答案:E  解析:该患者症状以瘀为特点。瘀血内积,气血运行受阻,不通则痛,而见胸中闷痛、肢体麻木、刺痛。夜间阳气不足,推动血行无力,故见夜间加重。血行瘀滞,而见面色晦暗。舌脉亦为血瘀之象。故辨证为脉络瘀阻,治以活血化瘀,方用血府逐瘀汤。A用于治疗气阴两虚证。B用于治疗阴虚燥热证。C用于治疗瘀热互结证。D用于治疗痰热证。

41. 答案:C  解析:根据患者临床表现诊断为溃疡性结肠炎。溃疡性结肠炎表现为腹泻和黏液脓血便、腹痛,中、重型患者活动期常有低度至中度发热,高热多提示有合并症或为急性暴发型,重症或病情持续活动可出现衰弱、消瘦、贫血、低蛋白血症、水与电解质平衡紊乱等表现。克罗恩病临床主要表现为腹痛、腹泻、漏管、肛门病变和不同程度的全身症状。血吸虫病有疫水接触史,常有肝脾大,粪便检查可发现血吸虫卵,孵化毛蚴阳性。直肠镜检查在急性期可见黏膜黄褐色颗粒,活检黏膜压片或组织病理检查发现血吸虫卵。结肠癌典型症状为腹泻、便秘交替,黏液便、血便等,粪便隐血试验持续阳性,腹部可扪及包块。慢性细菌性痢疾有急性菌痢病史,粪便分离出痢疾杆菌,结肠镜检查取黏液脓性分泌物培养的阳性率较高,抗菌药物治疗有效。

42. 答案:C  解析:患者年轻男性,出现了头痛,以前头部为主,疼痛阵作,痛如锥刺,每当受风或劳累时疼痛加重,治疗应调和气血,通络止痛,在穴位选取上,可选择如百会、太阳、风池、阿是穴来治疗头痛,合谷穴为人体手阳明大肠经上的重要穴位之一,可治头痛等症。

43. 答案:A  解析:A膈俞,八会穴之血会,可理气宽胸,活血通脉;次髎近部取穴可补益下焦,强腰利湿。B命门,C腰阳关,寒湿腰痛加之;养老,清头明目,舒筋活络。D太溪,肾虚腰痛常用。E后溪,督脉病证用之。本题为腰痛,症见痛处固定不移,舌紫暗,表现为瘀血之象,治疗应以活血通经为主。

44. 答案:E  解析:患者男性,出现了面瘫症状,应选择主要循行于面部的经脉进行针刺治疗。首选手足阳明经。

45. 答案:E  解析:根据患者临床表现可诊断为落枕(病在督脉与太阳经),主穴为外劳宫、天柱、阿是穴、后溪、悬钟。病在督脉、太阳经者配大椎、束骨,病在少阳经配风池、肩井,风寒袭络配风池、合谷,气滞血瘀配内关、合谷,肩痛配肩髃,背痛配天宗。

46. 答案:C  解析:患者月经不调,常提前7天以上,甚至10余日一行,诊断为月经先期,治法为调理冲任,清热调经,取任脉、足太阴经穴为主,主穴为关元、三阴交、血海。气海、三阴交、归来为月经后期的主穴,关元、三阴交、肝俞为月经先后无定期的主穴。

47. 答案:E  解析:根据患者临床表现可诊断为头痛之风湿头痛。主穴为百会、太阳、风池、阿是穴、合谷。风湿头痛配头维、阴陵泉。风寒头痛配风门、列缺,风热头痛配曲池、大椎,痰浊头痛配丰隆、中脘,少阳头痛配足临泣、率谷。

48. 答案:A  解析:关元益肾气,利下焦,回阳救逆,主治真阳不足,下焦虚寒,休克早期等;命门利腰脊,温肾阳,理血,清热,主治腰脊痛,带下,消渴等;大椎升阳益气,退热补虚,主治外感发热,虚汗,盗汗等;肾俞益肾气,利腰脊,聪耳目,主治虚劳腰痛,小便不利,耳鸣等;足三里调理脾胃,降逆利气,扶正培元,主治脾胃疾病。患者胃痛,呕吐,腹胀,腹泻,表现为脾胃疾患,故治疗应首选足三里。

49. 答案:D  解析:患者主诉头晕目眩,甚则昏眩欲仆,故可诊断为眩晕。耳鸣,腰膝酸软,遗精,舌淡,脉沉细为肾精不足之象。故应治以益气养血定眩。取穴时除风池、百会、肝俞、肾俞、足三里外,还应配以太溪、悬钟、三阴交。

50. 答案:E 解析:隐痛,时作时止是虚证的表现。年老,牙齿浮动,脉细为肾阴不足。口不臭说明不是胃热,因此辨证为肾阴虚衰之牙痛。辨证配穴选择太溪滋补肾阴。

51. 答案:A 解析:根据题干的表现可诊断为急性阑尾炎之湿热证,治法为通腑泄热,利湿解毒,首选大黄牡丹汤合红藤煎剂加败酱草、白花蛇舌草、蒲公英。

52. 答案:B 解析:热邪聚于肠胃,阻滞气机运行,不通则痛,而见上腹胀满,疼痛拒按。热邪积于内,故见身热口渴;肠道蕴热,故大见便秘结;热灼津液,故见小便短赤;舌红,苔黄腻,脉滑数为热象。辨证为肠胃实热证。

53. 答案:C 解析:根据题干描述该患者在输血过程中出现了循环超负荷,导致充血性心力衰竭和肺水肿。循环超负荷的症状:突发心率加快、咳嗽,甚至呼吸困难,肺部大量湿性啰音,咳大量血性泡沫样痰,皮肤发绀,X线摄片显示肺水肿影响。非溶血性发热反应多发生在1~2小时内。患者先出现发冷或寒战,继而出现高热,体温可达到39~41℃,常伴有恶心、呕吐、头痛、皮肤潮红及周身不适,但血压无明显变化,症状可于1~2小时内完全消退,伴随大汗,体温逐渐降至正常。细菌污染反应症状:轻者常被误认为发热反应。在输入少量血液后即可突然出现寒战、高热、头痛、烦躁不安、大汗、呼吸困难、发绀、恶心、呕吐、腹痛、腹泻、脉搏细数、血压下降等类似感染性休克的表现,白细胞计数明显升高。过敏反应症状:面色潮红、局部红斑、皮肤瘙痒,出现局限性或广泛性的荨麻疹,严重者可出现哮喘、喉头水肿、呼吸困难、神志不清、血压降低,甚至过敏性休克而危及生命。溶血反应症状:患者突感头痛、呼吸急促、心前区压迫感、全身麻木或剧烈腰背部疼痛(有时可反射到小腿);严重时可出现寒战高热、呼吸困难、脉搏细弱、血压下降、休克,继而出现黄疸、血红蛋白尿,并相继出现少尿、无尿等肾衰竭的症状。

54. 答案:C 解析:根据患者临床表现诊断为甲状腺功能亢进症之肝郁痰结证,治法为疏肝理气,软坚散结,代表方为柴胡疏肝散合海藻玉壶汤加减。清胃泻火,生津止渴为胃火炽盛证的治法;清胃泻火,解郁散结为肝火旺盛证的治法;滋阴清热,化痰软坚为阴虚火旺证的治法;益气养阴,泻火化痰为气阴两虚证的治法。

55. 答案:A 解析:根据患者的临床表现可诊断为脓肿余毒流注证,治法为清热解毒,凉血通络,首选黄连解毒汤合犀角地黄汤加减。五味消毒饮合透脓散为火毒结聚证首选,清暑汤为暑疖首选,托里消毒散为蝼蛄疖首选,五神汤为足发背首选。

56. 答案:B 解析:阴损及阳证表现为面色苍白、呼吸气微,表情淡漠,自汗肢冷,体温不升反降,脉细缓。气阴两伤证表现为精神疲倦,气短懒言,口干喜饮,自汗、盗汗,舌淡苔少,脉细弱。胃阴伤败证表现为面色萎黄,纳呆食少,腹胀便溏,口干少津或口舌生糜,舌干红,苔花剥或无苔,脉细数。气血两亏证表现为神疲倦卧,气短懒言,形体消瘦,面色无华,创面愈合迟缓,舌淡,苔薄白或薄黄,脉细弱。热入营血证表现为壮热躁动,口干唇燥,大便秘结,小便短赤,舌红绛而干,苔黄或黄糙或焦干起刺,脉洪数。

57. 答案:B 解析:急性胰腺炎腹痛剧烈,起始于中上腹,也可偏重于右上腹或左上腹,放射至背部,累及全胰则呈腰带状向腰背部放射痛,伴恶心、呕吐、腹胀,可有发热、腹膜炎体征、黄疸等。A表现为右上腹阵发性绞痛。C伴腹泻。D腹部无压痛,查心电图及心肌酶谱等可鉴别。E为中上腹持续性剧痛,与酗酒无关。

58. 答案:C 解析:此为前列腺增生症阴虚火旺证,治宜滋阴降火,选用知柏地黄汤。八正散用于湿热下注证,济生肾气丸用于肾阳虚衰证。

59. 答案:E 解析:此属Ⅱ期内痔风伤肠络证,治应清热凉血祛风,选用凉血地黄汤或槐花散加减。

60. 答案:C 解析:患者为生育年龄妇女,已婚,平素月经规律,停经50天,应考虑早期妊娠。黄体酮试验,停药后未出现阴道流血,则早孕可能性大。胎萎不长表现为子宫底高度和孕期不符,明显小于妊娠月份,胎动、胎心较弱。异位妊娠表现为停经、腹痛、阴道流血、晕厥与休克。中、晚期妊娠表现为子宫增大、胎动,用听诊器即可在孕妇腹壁上听到胎心音,妊娠20周后经腹壁可触及胎体。前置胎盘表现为妊娠晚期或临产时,发生无诱因、无痛性反复阴道流血。

61. 答案:D  解析:患者行经期间小腹冷痛,诊断为痛经。症见小腹冷痛拒按,得热则舒,月经量少,色暗有块,畏寒身痛,舌淡暗,苔白腻,脉沉紧,辨证为寒湿凝滞证。治法为温经散寒祛湿,化瘀止痛,首选少腹逐瘀汤加苍术、茯苓、乌药。

62. 答案:D  解析:患者妊娠29周,面目及下肢浮肿,诊断为子肿。肾阳亏虚,温煦失职,故下肢逆冷,腰膝酸软;脾肾阳虚,不能温化水液,泛溢肌肤,故面目及下肢浮肿,按之凹陷,肤色浅,皮薄而光亮;脾虚运化失常,气虚机能减退,故见倦怠无力、气短懒言;舌淡胖边有齿痕,苔白滑,脉沉滑无力为水停于内的表现。故辨证为脾肾两虚证。

63. 答案:B  解析:患者小腹有包块,月经后期,带下量多,诊断为子宫肌瘤。根据临床表现辨证为痰湿瘀阻证。治法为化痰除湿,活血消癥,首选开郁二陈汤加丹参、水蛭。清热利湿,活血消癥为湿热瘀阻证的治法;温经散寒,活血消癥为寒湿凝滞证的治法;行气活血,化痰消癥为气滞血瘀证的治法;补肾活血,消癥散结为肾虚血瘀证的治法。

64. 答案:A  解析:先兆流产的临床表现主要表现为停经后虽然妊娠反应呈阳性,但仍出现少量阴道出血,并可伴有下腹痛和下坠感等流产先兆。B病史与先兆流产相似,但子宫大于正常妊娠相应孕周,HCG水平持续高值,B超检查可明确诊断。C表现为腹部剧烈疼痛,压痛、反跳痛,肛门坠胀感,子宫正常大小。D妊娠物已部分排出体外,阴道流血持续不止,宫口扩张,子宫小于停经月份。E为先兆流产发展而来,阴道流血增多,宫口扩张,可见胚胎组织或胎囊堵塞于宫颈口内。

65. 答案:B  解析:患者产后肢体、关节疼痛,诊断为产后关节痛。由恶寒、发热、头痛、舌淡、苔薄白、脉浮紧辨证为外感证。治宜养血祛风,散寒除湿,首选独活寄生汤。

66. 答案:A  解析:该患者诊断为萎缩性阴道炎肝经湿热证。中医治以龙胆泻肝汤清热利湿,杀虫止痒。西医治疗选用雌激素。

67. 答案:B  解析:肝郁证主症:经来先后无定,经量或多或少,色暗红或紫红,或有血块,或经行不畅,胸胁、乳房、少腹胀痛,脘闷不舒,时叹息,嗳气食少,苔薄白或薄黄,脉弦。治宜疏肝理气调经。方用逍遥散。肾虚证主症:经行或先或后,量少,色淡暗,质清,或腰骶酸痛,或头晕耳鸣,舌淡苔白,脉沉细弱。脾虚证见月经先期,量多,色淡,质稀,面色无华,精神倦怠,气短懒言,舌淡,脉细弱无力。患者舌苔薄白,未见肝郁化热之象。

68. 答案:C  解析:患者2年来经乱无期,量多如注,或少而淋漓不净,诊断为崩漏。肾阳虚弱,损及冲任胞络,则经乱无期,量多如注,或少而淋漓不净;肾阳虚衰,不能温养筋骨,腰膝故腰膝酸软;元阳不足,失于温煦,则畏寒肢冷;肾阳衰惫,阴寒内盛,则面色晦暗;肾阳虚弱,固摄失司,则小便清长;舌淡,苔薄白,脉沉细为肾阳虚衰之象,故辨证为肾阳虚证。治法为温肾固冲,止血调经,首选右归丸去肉桂,加艾叶炭、补骨脂、黄芪。左归丸用于崩漏肾阴虚证,寿胎丸用于胎漏、胎动不安肾虚证,固本止崩汤合举元煎用于崩漏脾虚证,举元煎用于经期延长气虚证。

69. 答案:B  解析:本患者可诊断为不孕症痰湿内阻证。治宜燥湿化痰,调理冲任。方用启宫丸。A主要治疗肝气郁结证。C、E治疗肾阳虚证。D治疗肾阴虚证。

70. 答案:B  解析:根据患儿临床表现诊断为注意力缺陷多动障碍之肾虚肝亢证,治法为滋水涵木,平肝潜阳,首选杞菊地黄丸加减。千金龙胆汤为肝亢风动首选,大定风珠为阴虚风动证首选,黄连温胆汤为痰火内扰证首选,甘麦大枣汤为心脾两虚证首选。

71. 答案:D  解析:根据患儿临床表现可诊断为病毒性脑炎之痰热壅盛证。治法为泻火涤痰,首选清瘟败毒饮加减。涤痰汤为痰蒙清窍证首选,指迷茯苓丸为痰阻经络证首选,犀角地黄汤为热入血分证首选,羚角钩藤汤为热盛动风证首选。

72. 答案:B  解析:外感风温时邪,侵于足少阳胆经。邪毒循经上攻腮颊,与气血相搏结,则致耳下腮部漫肿疼痛,边缘不清,触之痛甚,咀嚼不便;邪毒在表,则见发热、咽红、舌质红、苔薄黄、脉浮数等风热表证,辨证为温毒在表证。

73. 答案:D  解析:根据患儿午后低热、盗汗、乏力及消瘦2月的临床症状,首先怀疑结核病,因此针对该病询问有无结核病接触史以进一步明确或排除结核病。

74. 答案:B 解析:本患儿在足月顺产后28天出现黄疸,属于病理性黄疸。因新生儿生理性黄疸出现时间多在出生后2~3天,10~14天消退。而新生儿湿热胎黄,由于湿热郁蒸,可见面目皮肤发黄,色泽鲜明如橘,哭声响亮,不欲吮乳,口渴唇干,或有发热,大便秘结,小便深黄,舌质红,苔黄腻。故辨证为湿热熏蒸,治以清热利湿退黄,方用茵陈蒿汤加味。

75. 答案:C 解析:患儿1周前有外感疾病,继而出现浮肿。考虑为急性肾小球肾炎,由于外感风邪,水湿内停所致。辨证为风水相搏证,治以疏风宣肺,利水消肿,方用麻黄连翘赤小豆汤合五苓散。A用于溢饮有热者。B用于外感表实证。D用于水病肿满,上气喘急。E用于蓄水证。

76. 答案:A 解析:该患儿经常挤眉眨眼,耸肩摇头,口出秽语,注意力不集中,可诊断为注意力缺陷多动障碍,并且急躁易怒,大便干结,五心烦热,腰酸乏力,舌红苔薄,脉弦细,可辨证为肾虚肝亢证,首选杞菊地黄丸。

77. 答案:A 解析:患儿已有哮喘病史5年,且无急性发作,故诊断为哮喘缓解期。脾气虚见面色白、四肢不温、倦怠乏力,肺气虚可见气短懒言、语声低微、自汗,脉细无力为肺脾气虚证的表现,故辨证为肺脾气虚证。

78. 答案:C 解析:患儿以睡眠不安、易惊为主要表现,首先考虑为佝偻病。A以低热、盗汗等阴虚症状为主。B以消瘦为主要表现。

79. 答案:E 解析:猩红热骤起发热,咽及扁桃体显著充血,皮疹于发热第2天迅速出现,在全身皮肤弥漫性充血潮红上出现均匀、密集、针尖大小的猩红色小丘疹。疹间皮肤潮红,面颊部潮红无疹,而口鼻周围皮肤苍白,形成环口苍白圈。皮肤皱折处有深红色横纹(帕氏线)。起病4~5天时可见红草莓舌。根据患儿症状可诊断为猩红热。

80. 答案:E 解析:患者咳嗽、咯痰、发热,右下肺叩诊浊音,听诊呼吸音减低,可闻及湿啰音,血常规示白细胞总数、中性粒细胞升高,胸部X线片右下肺片状浸润阴影,符合肺炎链球菌肺炎的诊断。胸膜炎主要表现为胸痛、咳嗽、胸闷、气急,甚则呼吸困难,感染性胸膜炎或胸腔积液继发感染时,可有恶寒、发热,病情轻者可无症状。白细胞计数正常或早期略增高,血沉增快,痰菌阳性。胸部X线检查示中、下肺野大片密度增深阴影,少量积液时仅表现肋膈角变钝。肺癌多见于中老年嗜烟男性,常无明显毒性症状,多有刺激性咳嗽、痰中带血、胸痛及进行性消瘦。X线胸片示癌肿呈分叶状,病灶边缘常有切迹、毛刺。肺脓肿起病较急,高热,大量脓痰,痰中无结核菌,但有多种其他细菌,血白细胞总数及嗜中性粒细胞增多,抗生素治疗有效。空洞多见于肺下叶,洞内常有液平面,周围有炎性浸润。肺结核有潮热、盗汗、消瘦、乏力等结核中毒症状,痰中可找到结核杆菌。X线见病灶多在肺尖或锁骨上下,密度不均匀,久不消散,可形成空洞和肺内播散。一般抗炎治疗无效。

81. 答案:D 解析:治疗肺炎链球菌肺炎首选青霉素G。对青霉素过敏者,可用大环内酯类,如红霉素或罗红霉素,亦可用喹诺酮类药物口服或静脉滴注。红霉素主要用于军团菌肺炎、肺炎衣原体肺炎。耐酶青霉素用于治疗葡萄球菌肺炎。克林霉素主要用于厌氧菌,包括脆弱类杆菌、产气荚膜梭菌、放线菌等引起的口腔、腹腔和妇科感染,治疗需氧革兰阳性球菌引起的呼吸道、骨及软组织、胆道感染及败血症、心内膜炎等,对金黄色葡萄球菌引起的骨髓炎为首选药。

82. 答案:D 解析:根据患者症状辨证为邪犯肺卫证,治宜疏风清热,宣肺止咳,首选三拗汤或桑菊饮加减。生脉散合四逆汤为阴竭阳脱证首选,竹叶石膏汤为正虚邪恋证首选,麻杏甘石汤合千金苇茎汤为痰热壅肺证首选,清营汤为热闭心神证首选。

83. 答案:B 解析:患者有高血压病史,劳累后感觉心悸、气短,夜间卧位则心悸加重,颈静脉怒张,两下肺闻及细湿啰音,心尖搏动弥散,心浊音界向两侧扩大,以左下为主,心率加快,闻及早搏,肝肋下8cm,下肢凹陷性水肿,心电图示窦性心动过速,频发房性早搏,T波低平。胸部X线片心影普遍增大,两肺明显淤血征象,肺动脉圆锥突出。由此可知为全心衰竭,故诊断为慢性心力衰竭。

84. 答案:D 解析:气虚导致血虚,心失所养,则心悸;血虚不能上荣头面,则面色苍白;气虚脏腑机能减退,则气短、倦怠乏力;气虚卫外不固,肌表不密,腠理疏松,则动辄汗出;气虚推动无力,清阳不升,头目失养,则头晕;阴液亏少,机体失于滋润濡养,则口干;阴不制阳,虚热内生,则面颧暗红,夜寐不安;舌质红,少苔,脉细数为气阴两虚之象,故辨证为气阴两虚证。

85. 答案:C 解析:慢性心力衰竭气阴两虚证的治法为益气养阴,活血化瘀,首选生脉散合血府逐瘀汤。养心汤合补肺汤加减为急性心力衰竭心肺气虚证首选,保元汤合桃红饮为气虚血瘀证首选,真武汤为急性心力衰竭心脾阳虚证首选。

86. 答案:E 解析:甲状腺功能亢进症临床表现为怕热、多汗、易激动、易饥多食、消瘦、手颤、腹泻、心动过速及眼征、甲状腺肿大等。患者的表现符合甲状腺功能亢进症的诊断。糖尿病表现:①代谢紊乱症状群:"三多一少",即多尿、多饮、多食和体重减轻。可有皮肤瘙痒,尤其外阴瘙痒。血糖升高较快时可致视力模糊。②反应性低血糖及昏迷。③急、慢性并发症或伴发病。溃疡性结肠炎具有持续或反复发作腹泻和黏液血便、腹痛,伴有(或不伴)不同程度全身症状。更年期综合征主要症状是月经紊乱、易怒、焦虑不安。

87. 答案:E 解析:血清甲状腺激素的测定:血清游离甲状腺素($FT_4$)和游离三碘甲状腺原氨酸($FT_3$)直接且准确地反映甲状腺功能状态。

88. 答案:B 解析:患者应采用抗甲状腺药物治疗。药物分为硫脲类和咪唑类,有丙硫氧嘧啶(PTU)、甲硫氧嘧啶(MTU)、甲巯咪唑(他巴唑)、卡比马唑(甲亢平)。

89. 答案:A 解析:热盛伤津,故见口渴多饮、大便干燥;胃火炽盛,受纳、腐熟太过,故见多食易饥,形体消瘦;舌红苔黄,脉滑实有力为火热内盛之象。故辨证为胃热炽盛证。

90. 答案:C 解析:糖尿病胃热炽盛证的治法为清胃泻火,养阴增液。清热润肺,生津止渴为肺热津伤证的治法;益气健脾,生津止渴为气阴两虚证的治法;滋阴温阳,补肾固摄为阴阳两虚证的治法;活血通络为脉络瘀阻证的治法。

91. 答案:E 解析:治疗糖尿病胃热炽盛证,首选玉女煎加减。七味白术散为气阴两虚证首选,金匮肾气丸为阴阳两虚证首选,消渴方为肺热伤津证首选,血府逐瘀汤为脉络瘀阻证首选。

92. 答案:D 解析:患者出现转移性右下腹疼痛,无发热,腹部柔软,右下腹压痛,无包块,血白细胞正常,可诊断为急性单纯性阑尾炎。单纯性阑尾炎常呈阵发性或持续性胀痛和钝痛,持续性剧痛往往提示为化脓性或坏疽性阑尾炎。持续剧痛波及中下腹或两侧下腹,常为阑尾坏疽穿孔的征象。溃疡病穿孔多有上消化道溃疡病史,突然出现上腹部剧烈疼痛并迅速波及全腹。腹膜刺激征明显,多有肝浊音界消失,可出现休克,X线检查常可发现膈下游离气体。阑尾周围脓肿有急性阑尾炎相关表现;间歇性右下腹痛,右下腹局限性固定压痛点,可伴有局限性或弥漫性腹膜刺激征;全身感染中毒症状;麻痹性肠梗阻导致的腹胀等症状;持续性高热、脉率增加。

93. 答案:D 解析:患者转移性右下腹疼痛,伴恶心纳差,苔白腻,脉弦滑,辨证为瘀滞证,治宜行气活血,通腑泄热。水结湿阻证须理气通下,攻逐水饮;肝郁气滞证须疏肝理气,清热燥湿;虫积阻滞证须消导积滞,驱蛔杀虫;急性阑尾炎热毒证须通腑排毒,养阴清热。

94. 答案:E 解析:治疗急性阑尾炎瘀滞证,首选大黄牡丹汤合红藤煎剂。甘遂通结汤是水结湿阻证首选,驱蛔承气汤是虫积阻滞证首选,柴胡清肝饮是肝郁气滞证首选,大黄牡丹汤合透脓散是热毒证首选。

95. 答案:B 解析:根据患者的临床表现诊断为乳腺纤维腺瘤。乳腺纤维腺瘤表现为乳房肿块,乳房轻微疼痛,乳房内可扪及单个或多个圆形或卵圆形肿块,质地坚韧,表面光滑,边缘清楚,无粘连,极易推动。患乳外观无异常,腋窝淋巴结不肿大。乳腺增生病表现为乳房内肿块,肿块常为多发性,呈结节状,形态不规则,大小不等,质韧而不硬,与皮肤和深部组织之间无粘连,推之能移,但与周围组织分界并不清楚,乳房胀痛,乳头溢液等。乳腺癌表现为乳房内包块,局部皮肤改变,包块表面皮肤出现明显的凹陷性酒窝征,癌块继续增大,如皮下淋巴管被癌细胞堵塞,引起淋巴回流障碍,出现真皮水肿,皮肤呈橘皮样改变,乳头部抬高或内陷。乳腺结核表现为乳房内出现结节,无疼痛或触痛、乳头内陷等。急性乳腺炎表现为乳房肿胀疼痛,发热,初起时患部压痛,结块或有或无,皮色微红或不红,化脓时患部肿块逐渐增大,结块明显,皮肤红热水肿,触痛显著,拒按,脓已成时肿块变软,按之有波动感。

96. 答案:D 解析:肝气郁结,疏泄失常,气机不畅,则见乳房内肿块,胸闷叹息,弦脉主肝病,辨证为肝气郁结证。

97. 答案:A 解析:乳腺纤维腺瘤肝气郁结证的治法为疏肝解郁,化痰散结,首选逍遥散加减。逍遥散合桃红四物汤为乳腺纤维腺瘤血瘀痰凝证首选,瓜蒌牛蒡汤为急性乳腺炎肝胃郁热证首选,二仙汤为乳腺增生病冲任失调证首选,人参养荣汤为乳腺癌气血两虚证首选。

98. 答案:B 解析:根据患者的临床表现诊断为动脉硬化性闭塞症。下肢深静脉血栓形成表现:①中央型:患肢沉重、胀痛或酸痛,股三角区疼痛。下肢肿胀明显,患侧髂窝股三角区有疼痛和压痛;胫前可有压陷痕,患侧浅静脉怒张。②周围型:大腿或小腿肿痛、沉重酸胀,皮温一般升高不明显,皮肤颜色正常或稍红。③混合型:下肢沉重酸胀、疼痛,股三角及腘窝和小腿肌肉疼痛,压痛明显。单纯性下肢静脉曲张表现为下肢浅静脉扩张、迂曲,状如蚯蚓,下肢沉重、酸胀感,下肢皮肤色素沉着,溃疡形成。血栓闭塞性脉管炎疼痛为最突出的症状,患肢发凉,感觉异常,皮肤颜色改变,游走性血栓性浅静脉炎,动脉搏动减弱或消失,雷诺现象等。气性坏疽表现为病情突然恶化,烦躁不安,有恐惧感或欣快感;皮肤、口唇变白,大量出汗,脉搏快速,体温逐步上升等。

99. 答案:E 解析:动脉硬化性闭塞症寒凝血脉证的治法为温经散寒,活血化瘀。活血化瘀,通络止痛为动脉硬化性闭塞症血瘀脉络证的治法;补气养血,益气通络为血栓闭塞性脉管炎气血两虚证的治法;行气活血,祛瘀除滞为单纯性下肢静脉曲张气血瘀滞证的治法;益气活血,通阳利水为下肢深静脉血栓形成气虚血瘀,寒湿凝滞证的治法。

100. 答案:E 解析:治疗动脉硬化性闭塞症寒凝血脉证,首选阳和汤。桃红四物汤为动脉硬化性闭塞症血瘀脉络证首选,柴胡疏肝散为单纯性下肢静脉曲张气血瘀滞证首选,十全大补丸为血栓闭塞性脉管炎气血两虚证首选,补阳还五汤合和汤为下肢深静脉血栓形成气虚血瘀,寒湿凝滞证首选。

101. 答案:C 解析:凡堕胎或小产连续发生3次以上者称为滑胎。异位妊娠表现为停经、腹痛、阴道流血、晕厥休克。妊娠期间出现腰酸、腹痛、小腹下坠,或伴有少量阴道出血者,称为胎动不安。胎儿生长受限指足月胎儿出生体重小于2500g,或低于同孕龄同性别胎儿平均体重的两个标准差或第10百分位数。前置胎盘指妊娠28周后,胎盘附着于子宫下段,甚至胎盘下缘达到或覆盖宫颈内口,其位置低于胎先露部。

102. 答案:A 解析:根据患者临床表现辨证为肾虚证,治法为补肾益气,固冲安胎。益气养血,固肾安胎为气血虚弱证的治法;活血消癥,补肾安胎为血瘀证的治法;活血祛瘀,杀胚消癥为胎阻胞络证的治法;健脾温肾,行水消肿为脾肾两虚证的治法。

103. 答案:C 解析:治疗胎动不安肾虚证,首选寿胎丸加党参、白术。保阴煎为血热证首选,桂枝茯苓丸为血瘀证首选,泰山磐石散为气血虚弱证首选,宫外孕Ⅱ号方瘀阻胞络证首选。

104. 答案:B 解析:根据患者临床表现可诊断为萎缩性阴道炎。萎缩性阴道炎表现为阴道分泌物增多及外阴瘙痒、灼热感,阴道分泌物pH值增高,血雌激素水平明显低下。子宫颈炎症表现为阴道分泌物增多,呈黏液脓性或乳白色黏液状,甚至有血性白带或性交后出血,可伴有外阴瘙痒或腰酸、下腹坠痛。妇科检查可见宫颈充血、水肿、黏膜外翻,有脓性白带从宫颈口流出,量多;宫颈有不同程度的糜烂、肥大、息肉、裂伤或宫颈腺囊肿。滴虫阴道炎表现为白带多,呈灰黄色稀薄泡沫状,阴道分泌物中可找到滴虫。细菌性阴道病的诊断:灰白色、均质、稀薄、腥臭味白带;阴道pH>4.5(pH多为5.0~5.5);胺臭味试验阳性;或分泌物加生理盐水见到线索细胞。上述4项中3项阳性即可诊断。外阴阴道假丝酵母菌病表现为白带多,呈乳状或豆渣样,阴道分泌物镜检找到芽孢或假菌丝。

105. 答案:A 解析:萎缩性阴道炎的病因为卵巢功能减退,阴道上皮糖原减少,抵抗力下降,致病菌过度繁殖。滴虫感染为滴虫阴道炎的病因,假丝酵母菌为外阴阴道假丝酵母菌病的病因,加德纳菌为细菌性阴道炎的病因,淋病奈瑟菌为子宫颈炎症的病因。

106. 答案:D 解析:萎缩性阴道炎的治疗:①阴道冲洗:用1%乳酸或0.5%醋酸液冲洗阴道。②局部用药:已烯雌酚片或甲硝唑放入阴道。③全身用药:口服已烯雌酚或尼尔雌醇。

107. 答案:C 解析:患者月经周期紊乱,经量时多时少,经期长短不一,基础体温呈单相型,中度贫血。B超示子宫及双侧附件未见明显异常,诊刮病理提示子宫内膜简单型增生过长,尿妊娠试验阴性,可诊断为排卵障碍性异常子宫出血(无排卵性异常子宫出血)。异位妊娠表现为下腹一侧疼痛、阴道不规则流血、晕厥和休克;患侧下腹压痛及反跳痛,叩诊有移动性浊音,后穹隆饱满,宫颈举痛或摇摆痛,子宫有漂浮感等;B超若能在宫旁低回声区内探及胚芽及原始心管搏动,即可确诊。闭经有原发性闭经和继发性闭经两类。前者指年逾16岁,第二性征已发育、月经尚未来潮,或年龄超过14岁,第二性征未发育者;后者指已建立月经周期后,停经时间超过6个月,或按自身原有月经周期计算停止3个周期以上者。先兆流产指妊娠28周前出现少量阴道流血,下腹痛或腰背痛。妇科检查:子宫颈口未开,胎膜未破,子宫大小与停经周数相符。经治疗及休息后症状消失,可继续妊娠。多囊卵巢综合征表现为月经不调、闭经、不孕、多毛、痤疮、黑棘皮症,腹部肥胖。

108. 答案:D 解析:脾虚运化失职,气血生化不足,则经色淡,质清稀;气虚推动乏力,则神疲乏力;气血生化不足,则倦怠懒言,面色㿠白;脾虚失于运化水液,水湿不运,充斥形体,泛溢肌肤,则肢体面目浮肿;脾气虚弱,运化无力,水谷不化,则不思饮食;舌质淡,边有齿痕,脉细弱均为脾虚之象,辨证为脾虚证。

109. 答案:A 解析:治疗无排卵性异常子宫出血脾虚证,首选固本止崩汤合举元煎。健固汤合四神丸为脾肾阳虚证首选,苍附导痰丸是痰湿阻滞证首选,右归丸是肾阳虚证首选,温经汤是寒凝血瘀证首选。

110. 答案:E 解析:脾阳虚弱,运化失常,则腹泻次数多;命门火衰,阴寒凝滞,则大便清稀,完谷不化;脾虚清阳不升,胞脸失养,启闭失常,则睡时

露睛;阳虚不能温煦全身,则畏寒,四肢欠温;脾肾阳虚,不能温化水液,泛溢肌肤,则小便稍减少;阳虚水气上泛,则面色㿠白;舌淡,苔白,脉缓弱为虚证之象,辨证为脾肾阳虚证。

111. 答案:A 解析:小儿腹泻脾肾阳虚泻的治法为温补脾肾,固涩止泻。运脾和胃,消食化滞为伤食泻的治法;疏风散寒,化湿和中为风寒泻的治法;疏肠清热,化湿止泻为湿热泻的治法;健脾益气,助运止泻为脾气虚证的治法。

112. 答案:A 解析:小儿腹泻脾肾阳虚证的治法是温补脾肾,固涩止泻,首选附子理中丸合四神丸。葛根黄芩黄连汤为湿热证首选,藿香正气散为风寒泻首选,保和丸为伤食泻首选,参苓白术散为脾虚泻首选。

113. 答案:D 解析:患儿哮喘反复发作,发病时咳喘哮鸣,声高息涌,诊断为支气管哮喘。感受风热,夹痰内阻,痰热蕴肺,则见上述症状,辨证为热性哮喘。

114. 答案:A 解析:支气管哮喘之热性哮喘的治法为清热化痰,止咳定喘。降气化痰,补肾纳气为虚实夹杂证的治法;辛凉宣肺,清热化痰为风热闭肺证的治法;养阴清肺,润肺止咳为阴虚肺热证的治法;清热解毒,泻肺开闭为毒热闭肺证的治法。

115. 答案:C 解析:治疗支气管哮喘之热性哮喘,首选麻杏甘石汤。射干麻黄汤合都气丸为虚实夹杂证首选,沙参麦冬汤为阴虚肺热证首选,黄连解毒汤合麻杏甘石汤为毒热闭肺证首选,银翘散合麻杏甘石汤为风热闭肺证首选。

116. 答案:E 解析:根据患儿的临床表现诊断为水痘。风疹表现为全身症状轻,出疹迅速,消退亦快,临床以耳后、枕后和颈部淋巴结肿大、有触痛为特点。麻疹表现为发热、咳嗽、流涕、流泪、咽部充血、畏光,伴全身不适,发热2~3天后出现麻疹黏膜斑等。幼儿急疹表现为起病急骤,突然高热,持续3~4天后热退,全身症状轻,身热始退,或热退稍后,即出现玫瑰红色皮疹。猩红热表现为起病急,高热,头痛,咽痛,全身不适。咽及扁桃体显著充血,扁桃体上出现点状或片状白色脓性分泌物,软腭处有细小红疹或出血点。

117. 答案:C 解析:根据患儿的临床表现可辨证为邪郁肺卫证。治法为疏风清热,解毒利湿。辛

凉透表,清宣肺卫为麻疹邪犯肺卫证的治法。疏风清热,解表透疹为风疹邪郁肺卫证的治法。疏风透疹,清热解毒为幼儿急疹邪蕴肌肤证的治法。清气凉营,泻火解毒为猩红热毒在气营证的治法。

118. 答案:A 解析:治疗水痘邪郁肺卫证,首选银翘散。透疹凉解汤为风疹邪入气营证的首选。化斑解毒汤为幼儿急疹邪蕴肌肤证的首选。宣毒发表汤为麻疹邪犯肺卫证的首选。解肌透痧汤为猩红热邪侵肺卫证的首选。

119~120. 答案:A、C 解析:慢性支气管炎痰浊阻肺证表现为咳声重浊,痰多,痰黏腻,痰出咳平,胸闷脘恶等。肺气虚证表现为咳嗽气短,倦怠懒言,自汗畏风等。

121~122. 答案:C、B 解析:类风湿关节炎肝肾亏损,邪痹筋骨证的治法为益肝肾,补气血,祛风湿,通经络,首选独活寄生汤加减。类风湿关节炎湿热痹阻证的治法为清热利湿,祛风通络,首选四妙丸加减。

123~124. 答案:C、D 解析:再生障碍性贫血属于中医"虚劳""髓劳""髓枯"范畴。病变部位在骨髓,与肾脏的关系密切。其病机主要为热入营血、脾虚失摄、脾肾阳虚和肝肾阴虚。

125~126. 答案:C、B 解析:糖尿病气阴两虚证治以益气养阴,方用七味白术散。糖尿病合并白内障、雀盲、耳聋者,因其主要病机为肝肾精血不足,不能上承耳目所致,宜滋补肝肾、益精补血,方用杞菊地黄丸、磁朱丸、羊肝丸加减。

127~128. 答案:E、D 解析:肝硬化时,肝脏对雌激素的灭活能力下降,故男性可见性功能减退、男性乳房发育,女性可发生闭经、不孕,皮肤可见蜘蛛痣、肝掌等。肝硬化时,肝脏对氨的代谢能力明显减退,血氨浓度升高,氨能干扰脑细胞的代谢,而易发展为肝性脑病,表现为肝性脑病。A多是出血后引起的。B多与肝脏合成凝血因子减少及脾功能亢进有关。C多由于门静脉高压引起。

129~130. 答案:D、D 解析:糖尿病酮症酸中毒和高渗高血糖综合征时糖尿病常见的急性并发症,糖尿病酮症酸中毒以补液为主,应用胰岛素、纠酸、补钾、处理诱发病和防治并发症。②高渗性非酮症糖尿病昏迷以补液为主,应用胰岛素、补钾、积极治疗诱发病和防治并发症。因此治疗糖尿病急性并发症的关键是补液。

131~132. 答案:D、E 解析:A起于目内眦,至耳上角,入络脑。B起于鼻,入上齿,环口夹唇,循喉咙。C至目锐眦,下耳后,入耳中,出耳前。D从耳后,出耳上角,入耳中,至目锐眦。E循咽,至目内外眦,入耳中,抵鼻。

133~134. 答案:E、C 解析:足太阴脾经另有一条支脉分布于胸腹部第三侧线。即腹部前正中线旁开4寸和胸部前正中线旁开6寸。足少阴肾经另有分支向上行于腹部前正中线旁开0.5寸,胸部前正中线旁开2寸。

135~136. 答案:D、C 解析:腧穴的远治作用,主要指分布在十四正经四肢部的穴位通过经脉的联系,对头面躯干和内脏疾病起治疗作用。如合谷位于手部,它不仅能够治疗手部病证,还可以治疗本经手阳明大肠经循行路过的颈部和头面部的病证。A、B、E都是近治作用。有些腧穴有特殊的双向调节作用,对机体的不同状态有着双向的良性调节作用,如内关既治疗心动过速又可治疗心动过缓,针刺天枢既止泻又可通便。C是腧穴的双向调节作用。

137~138. 答案:A、D 解析:血压下降常发生于麻醉范围过广或高部位阻滞。呼吸抑制多见于高位硬膜外阻滞。恶心呕吐常由于血压骤降或手术牵拉内脏引起。头痛与脑脊液由针眼不断外渗到硬膜外腔有关,是椎管内麻醉的常见术后并发症。尿潴留是因支配膀胱排尿功能的神经恢复最慢或伤口致膀胱括约肌反射性痉挛。

139~140. 答案:A、B 解析:丹毒的风热毒蕴证发生于头面部。胎火蕴毒证见于初生儿。湿热毒蕴证发生于下肢。肝经郁热证发生于腰胯胁下。

141~142. 答案:A、A 解析:腹股沟斜疝的肿块常在站立、行走、咳嗽或劳动时出现,多呈带蒂的梨形,并可降至阴囊或大阴唇,平卧时肿块可向腹腔回纳而消失。腹股沟直疝为当病人直立时,在腹股沟内侧端、耻骨结节外上方出现一半球形肿物,平卧时可消失。嵌顿性疝通常发生在斜疝,强劳力或排便等腹内压骤增是其主要原因,临床上表现为疝块突然增大,并伴有明显疼痛,平卧或用手推送不能使肿物回纳,肿物紧张发硬,且明显触痛。

143~144. 答案:D、E 解析:月经先后无定期以月经周期紊乱为特征,一般经期正常,经量不多。月经先期的诊断:①多发于青春期及更年期妇女。②月经周期缩短,一般少于21天(提前7天以上,甚至半月余一行)而有规律性。③连续2个周期以上。④无生殖器官器质性病变。崩漏是以月经周期、经期、经量均发生严重紊乱为特征的病证,除周期紊乱,同时出现阴道出血或量多如注,或淋漓不断。经期延长是指月经周期本正常,行经时间超过7天以上,甚至淋漓半月方净。月经后期是指月经周期延后7天以上,甚至3~5个月一行,连续2个周期以上。月经先后无定期指月经时或提前时或延后7天以上,连续3个周期以上。

145~146. 答案:B、E　解析:难免流产一般多由先兆流产发展而来。此时阴道流血增多,阵发性腹痛逐渐加剧,或出现阴道流水(胎膜破裂)。检查示宫颈口已扩张,有组织物堵塞或有水流出,或见胎膜囊膨出,子宫与停经周数符合或较小。中医称为胎动欲堕。复发性流产中医称为屡孕屡堕或滑胎。A 中医称为胎漏、胎动不安。C 中医称为堕胎、小产。D 中医称堕胎、小产。

147~148. 答案:C、B　解析:小儿的生理特点是生机蓬勃,发育迅速;脏腑娇嫩,形气未充。小儿的病理特点是发病容易,传变迅速;脏腑清灵,易趋康复。

149~150. 答案:D、C　解析:鹅口疮心脾积热证治以清心泻脾,方用清热泻脾散。虚火上浮证治以滋阴降火,方用知柏地黄丸。A 用于脾胃伏火证。B 用于脾虚湿胜证。E 用于脾虚泄泻。

# 考前自测卷(二)

## 第一单元

1. 答案:B 解析:明亮、运动、上升、温热者为阳,黑暗、静止、下降、寒凉为阴。因此备选答案中只有降属阴,其余均属阳。

2. 答案:E 解析:阴阳转化,指事物的总体属性在一定条件下可以向其相反的方向转化,即属阳的事物可以转化为属阴的事物,属阴的事物可以转化为属阳的事物。阴阳在重、极、甚的条件下可以相互转化。所以,《内经》中的"重阴必阳,重阳必阴"、"寒极生热,热极生寒"即是阴阳的转化。

3. 答案:A 解析:滋水涵木法是滋肾阴以养肝阴的治法,又称滋肾养肝法、滋补肝肾法。适用于肾阴亏损而肝阴不足,甚或肝阳上亢之证。所以,根据五行生克规律,治疗肝肾阴亏,肝阳上亢之证,应选用的治疗方法是滋水涵木法。

4. 答案:B 解析:津液代谢涉及多个脏腑的生理功能。就肺脾而言,肺气宣降以行水,使水液正常地输布与排泄;脾气运化,散精于肺,使水液正常地生成与输布。人体的水液,由脾气上输于肺,通过肺的宣发肃降而布散周身及下输肾或膀胱。肺脾两脏协调配合,相互为用,是保证津液正常输布与排泄的重要环节。若脾失健运,水液不化,聚湿生痰,为饮为肿,影响及肺则失其宣降而痰嗽喘咳。是病其标在肺,而其本在脾,故有"脾为生痰之源,肺为贮痰之器"之说。

5. 答案:D 解析:人体的呼吸功能由肺所主,其中呼气主要依赖肺气的宣发作用,吸气主要依赖肺气的肃降作用。但吸入的清气,由肺气的肃降作用下达于肾,必须再经肾气的摄纳潜藏,使其维持一定的深度,以利于气体的交换。因此,与维持正常呼吸关系最密切的两脏是肺与肾。

6. 答案:C 解析:小肠被称为"受盛之官"。小肠的受盛化物功能表现为以下两个方面:一是指小肠接受由胃腑下传的食糜而盛纳之,即受盛作用;二是指食糜在小肠内必须停留一定的时间,由脾气与小肠的共同作用对其进一步消化,化为精微和糟粕两部分,即化物作用。

7. 答案:D 解析:人体之气主要来源于先天之精所化生的先天之气、水谷之精所化生的水谷之气和自然界的清气,三者结合而成为一身之气。元气又名真气、原气,属先天之气。它来源于父母,为先天之精所化生,藏于肾,依靠后天之气的滋养和补充。宗气为后天之气,是由肺吸入之自然界清气和脾运化之水谷精气结合而成,积于胸中,主要功能有二:一是出喉咙而行呼吸;二是贯注心脉而行气血。营气,营有营运和营养两种含义。营气主要由脾胃运化的水谷精气所化生,是水谷精微中富有营养的物质。它分布于脉管之中,主要功能是化生血液,营养人体。卫气,卫有保卫、卫护之义。卫气亦由脾胃运化的水谷精微所化生,是水谷精微的慓悍部分。行于脉外,其运行迅速而滑利。

8. 答案:B 解析:阳明经分布在面额部,少阳经分布在面部两侧,太阳经分布在项背、面颊部。厥阴经、少阴经不循行在面额部。

9. 答案:A 解析:冲脉的主要功能为调节十二经气血,与女子月经及孕育功能有关。而女子月经来潮及孕育功能,皆以血为基础。所以常常把冲脉称为"十二经脉之海",又称为"血海"。

10. 答案:A 解析:六淫的致病具有共同特点:①外感性。六淫致病,多从肌表、口鼻而入,或两者同时受邪。②季节性。六淫致病常具有明显的季节性。如春季多风病,夏季多暑病,长夏多湿病,秋季多燥病,冬季多寒病等。③地域性:六淫致病与生活、工作的区域环境密切相关。④相兼性:六淫邪气既可单独伤人致病,又可两种以上同时侵犯人体而为病。如风热感冒、暑湿感冒、湿热泄泻、风寒湿痹等。同时,六淫邪气侵入人体在特定情况下可以相互转化,如寒邪入里化热等。

11. 答案:D 解析:恐则气下是指过度恐惧伤肾,致使肾气失固,气陷于下。临床可见二便失禁,甚则遗精等症。

12. 答案：E　解析：阳盛格阴，又称格阴、真热假寒，系阳热偏盛至极，深伏于里，阳气被遏，郁闭于内，不能外达于肢体而将阴气排斥于外的一种病理状态。阳盛于内是疾病的本质，但由于格阴于外，可在原有壮热、面红、气粗、烦躁、舌红、脉数大有力等邪热内盛表现的基础上，又出现四肢厥冷、脉象沉伏等假寒之象。

13. 答案：A　解析：寒者热之，寒指证候的属性，热指治法或方药的性质。寒证表现为寒象，用温热性质的方药治疗，即为寒者热之。

14. 答案：A　解析：舌尖所候的脏腑是心、肺，舌边所候的脏腑是肝、胆，舌中所候的脏腑是脾胃，舌根所候的脏腑是肾。

15. 答案：D　解析：望苔质包括望苔质的厚薄、润燥、腐腻、剥落。

16. 答案：B　解析：哮，是以呼吸急促，喉中痰鸣有声为特征。多反复发作，不易痊愈。往往在季节转换、气候突然变化时复发。

17. 答案：D　解析：A 多因湿邪侵袭肌肉关节，气血运行不畅所致。B 多因阳气精血亏虚，脏腑经脉失养所致。C 多因气血亏虚，阴精不足，脏腑经脉失养所致。D 多因有形实邪阻闭气机，或寒邪凝滞气机所致。E 是气滞作痛的特点。

18. 答案：A　解析：胆郁痰扰证是指胆失疏泄，痰热内扰所表现的证候。临床表现为惊悸不宁，烦躁不寐，头目眩晕耳鸣，口苦呕恶，胸闷太息，舌苔黄腻，脉弦滑等。

19. 答案：C　解析：弦脉脉象，端直而长，如按琴弦。主肝胆病、痰饮、痛证、疟疾。

20. 答案：B　解析：细脉主病是气血两虚，诸虚劳损，湿证。数脉主热证。有力为实热，无力为虚热。沉脉主里证。选项中只有肝火夹痰证符合。

21. 答案：B　解析：小腹冷痛喜按辨证为寒证、虚证。

22. 答案：C　解析：阳虚患者的小便异常多表现为尿清而长。

23. 答案：E　解析：津液不足，是指由于津液亏少，失去其濡润滋养作用所出现的以燥化为特征的证候。多由燥热灼伤津液，或因汗、吐、下及失血等

所致。临床表现为口渴咽干，渴欲饮水，唇燥而裂，皮肤干枯无泽，小便短少，大便干结，舌红少津，脉细数等。

24. 答案：E　解析：痰火扰心证，是指痰火扰乱心神所出现的证候。多因五志化火，灼液成痰，痰火内盛或外感邪热，夹痰内陷心包所致。临床表现为发热气粗，面红目赤，痰黄稠，喉间痰鸣，躁狂谵语，舌红苔黄腻，脉滑数，或见失眠心烦，痰多胸闷，头晕目眩，或见语言错乱，哭笑无常，不避亲疏，狂躁妄动，打人毁物，力逾常人。而神识痴呆不是痰火扰心证的临床表现。

25. 答案：C　解析：肝火上炎证是肝经火盛，气火上逆，内扰于肝所表现的证候。临床表现为：头晕胀痛，面红目赤，耳鸣如潮，或耳内肿痛流脓，口苦咽干；急躁易怒，胁肋灼痛，不寐或噩梦纷纭，尿黄便结；或吐血、衄血，舌红苔黄，脉弦数。肝阳上亢证是水不涵木，肝阳亢于上，肾阴亏于下所表现的证候。主要临床表现为：眩晕耳鸣，头目胀痛，面红目赤，失眠多梦，急躁易怒；腰膝酸软，头重脚轻，舌红少津，脉弦有力或弦细数。头重足飘为肝阳上亢证的临床表现。

26. 答案：D　解析：相使，即在性能功效方面有某些共性的药物配伍合用，以一药为主，另一药为辅，辅药能增强主药的疗效。

27. 答案：A　解析：蔓荆子具有疏散风热，清利头目的功效。葛根功能解肌退热，透疹，生津止渴，升阳止泻。柴胡功能解表退热，疏肝解郁，升举阳气。升麻功能解表透疹，清热解毒，升举阳气。白芷功能解表散寒，祛风止痛，通鼻窍，燥湿止带，消肿排脓。

28. 答案：A　解析：黄芩入肺经，功能清热燥湿，泻火解毒，止血，安胎。主治湿温、暑温胸闷呕恶，湿热痞满，泻痢，黄疸，肺热咳嗽，高热烦渴，血热吐衄，痈肿疮毒，胎动不安。

29. 答案：A　解析：连翘性苦，微寒。归肺、心、小肠经。功效为清热解毒，消肿散结，疏散风热。应用为：①痈肿疮毒，瘰疬痰核。本品有"疮家圣药"之称。②风热外感，温病初起。本品长于清心火，散上焦风热，常与金银花等相须为用，如银翘散。③热淋涩痛。兼有清心利尿之功。

30. 答案:C 解析:赤芍的功效为清热凉血,散瘀止痛。板蓝根的功效为清热解毒,凉血利咽。玄参的功效为清热凉血,泻火解毒,滋阴。丹皮的功效为清热凉血,活血行瘀。紫草的功效为凉血活血,解毒透疹。

31. 答案:B 解析:A 清热凉血,利尿通淋,解毒疗疮。B 清透虚热,凉血除蒸,解暑,截疟。主治①温邪伤阴,夜热早凉;②阴虚发热,劳热骨蒸;③暑热外感,发热口渴;④疟疾寒热。C 清热凉血,活血祛瘀。D 清热泻火,生津润燥。E 清热燥湿,泻火解毒,止血,安胎。

32. 答案:D 解析:木通泻火行水,通利血脉。可用于治疗小便赤涩,淋浊,水肿,胸中烦热,喉痹咽痛,遍身拘痛,妇女经闭,乳汁不通。

33. 答案:A 解析:厚朴性苦、辛,温。归脾、胃、肺、大肠经。功能燥湿消痰,下气除满。苍术性辛、苦,温。归脾、胃、肝经。功能燥湿健脾,祛风散寒。砂仁的功效为化湿行气,温中止泻,安胎。白豆蔻功效为化湿行气,温中止呕。主治湿阻中焦及脾胃气滞证。草果功能燥湿温中,除痰截疟。

34. 答案:C 解析:肉桂辛热纯阳,能温补命门之火,益阳消阴,为治疗下元虚冷之药物。对于下元虚冷,虚阳上浮,见上热下寒者,可用于引火归原。

35. 答案:C 解析:佛手的功效是疏肝和胃,燥湿化痰。

36. 答案:C 解析:竹茹的功效是清热化痰,除烦止呕。主治:①痰热、肺热咳嗽,痰热心烦不寐;②胃热呕吐、妊娠恶阻。

37. 答案:E 解析:远志功能宁心安神,祛痰开窍,消散痈肿。朱砂功能清心镇惊,安神解毒。酸枣仁功能养心益肝,安神,敛汗,生津。丹参功能活血调经,祛瘀止痛,凉血消痈,除烦安神。淡豆豉功能解表,除烦,宣发郁热。由此可见,诸选项均有安神功效,但兼顾除烦的仅丹参一味。

38. 答案:D 解析:升麻解表透疹,清热解毒,升举阳气。柴胡解表退热,疏肝解郁,升举阳气。白术健脾益气,燥湿利尿,止汗,安胎。黄芪健脾补中,升阳举陷,益卫固表,利尿,托毒生肌。当归补血调经,活血止痛,润肠通便。

39. 答案:E 解析:杜仲补肝肾,强筋骨,安胎。巴戟天补肾助阳,祛风除湿。狗脊祛风湿,补肝肾,强腰膝。桑寄生祛风湿,补肝肾,强筋骨,安胎。菟丝子功能补肾益精,养肝明目,止泻,安胎。主治肝肾不足,目暗不明,又治胎动不安。

40. 答案:E 解析:桑螵蛸固精缩尿,补肾助阳。五味子收敛固涩,益气生津,补肾宁心。蛇床子杀虫止痒,燥湿,温肾壮阳。侧柏叶凉血止血,化痰止咳,生发乌发。乌贼骨收敛止血,固精止带,制酸止痛,收湿敛疮。

41. 答案:C 解析:杜仲补肝肾,强筋骨,安胎。乌梅敛肺止咳,涩肠止泻,安蛔止痛,生津止渴。莲子补脾止泻,益肾固精,养心安神。续断补益肝肾,强筋健骨,止血安胎,疗伤续折。狗脊祛风湿,补肝肾,强腰膝。

42. 答案:B 解析:药物的用量直接决定药力的大小。某些方剂中用量比例的变化还会改变方剂的配伍关系,从而可能改变该方功效和主治证候的主要方面。小承气汤与厚朴三物汤,两方都由大黄、枳实、厚朴三味组成。但小承气汤主治阳明腑实轻证,病机是热实互结在胃肠,当轻下热结,所以用大黄四两为君,枳实三枚为臣,厚朴二两为佐;厚朴三物汤主治大便秘结,腹满而痛,病机侧重于气闭不通,治当下气通便,所以用厚朴八两为君,枳实五枚为臣,大黄四两为佐。两方相比,厚朴用量之比为 1:4。大黄用量虽同,但小承气汤煎分 2 次服,厚朴三物汤分 3 次服,每次实际服量也有差别。由上可知,两方药均组成相同,药量不同,同为汤剂。

43. 答案:E 解析:A 疏风清热,养血活血。B 发汗解表,利肺平喘。C 解肌发表,调和营卫。D 解表散寒,温肺化饮。E 发汗祛湿兼清里热,主治外感风寒湿邪内有蕴热之证。

44. 答案:B 解析:大承气汤的主治为:①阳明腑实证。大便不通,频转矢气,脘腹痞满,腹痛拒按,按之则硬,甚或潮热谵语,手足濈然汗出,舌苔黄燥起刺,或焦黑燥裂,脉沉实。②热结旁流证。下利清水,色纯青,其气臭秽,脐腹疼痛,按之坚硬有块,口舌干燥,脉滑实。③里热实证之热厥、痉病或发狂等。

45. 答案:E 解析:半夏泻心汤的组成:半夏、黄芩、干姜、人参、黄连、大枣、炙甘草。小柴胡汤的组成:柴胡、黄芩、人参、炙甘草、半夏、生姜、大枣。

46. 答案:B 解析:伤寒化热内传阳明之经,或温邪由卫及气,皆能出现本证。里热炽盛,故壮热面赤;胃热津伤,乃见烦渴引饮;里热蒸腾,逼津外泄,则汗出;脉洪大有力为热盛于经所致。气分热盛,但未致阳明腑实,故不宜攻下;热盛津伤,又不能苦寒直折。唯以清热生津法最宜。属于气分热盛证。治疗选择清热生津的白虎汤。

47. 答案:E 解析:清胃散的功效是清胃凉血。

48. 答案:D 解析:吴茱萸汤的组成有吴茱萸、人参、生姜、大枣;小建中汤的组成有芍药、桂枝、炙甘草、生姜、大枣、红糖。

49. 答案:B 解析:A 清暑益气,养阴生津。B 益气生津,敛阴止汗。适用于温热、暑热、耗伤气阴证以及久咳伤肺,气阴两虚证。C 清暑利湿。D 清胃热,滋肾阴。E 滋阴泻火,固表止汗。

50. 答案:C 解析:地黄饮子主治下元虚衰,痰浊上泛之喑痱证。临床表现为舌强不能言,足废不能用,口干不欲饮,足冷面赤,脉沉细弱。

51. 答案:E 解析:越鞠丸的药物组成有香附、川芎、苍术、栀子、神曲。

52. 答案:D 解析:生化汤的功效为养血祛瘀,温经止痛。

53. 答案:D 解析:小蓟饮子的组成有生地、小蓟、滑石、木通、蒲黄、藕节、淡竹叶、当归、栀子、甘草。

54. 答案:D 解析:镇肝熄风汤主治肝肾阴虚,肝阳上亢,气血逆乱所致的类中风,临床表现为头目眩晕,目胀耳鸣,脑部热痛,面色如醉,心中烦热,或时常噫气,或肢体渐觉不利,口眼渐形㖞斜;甚或眩晕颠仆,昏不知人,移时始醒,或醒后不能复元,脉弦长有力。A、B、C、E 均为类中风的表现;而 D 为喑痱症状,为地黄饮子主治。

55. 答案:B 解析:藿香正气散主治外感风寒,内伤湿滞证。A 燥湿和胃。C、D 可行气化湿,畅中除满。E 调和诸药。方中无枳壳,有桔梗宣肺理膈,既有益于解表,又有助于化湿。

56. 答案:C 解析:我国最常见的咯血原因是肺结核。

57. 答案:E 解析:肝细胞性黄疸是指引起肝细胞广泛损害而出现的黄疸,如病毒性肝炎、中毒性肝炎、肝癌、钩端螺旋体病。疟疾可引起溶血性黄疸。

58. 答案:C 解析:治疗经过属于现病史的内容,而主诉是指促使病人来就诊的最主要、明显的症状与体征的性质和持续时间。

59. 答案:A 解析:一般正常人颈静脉搏动只在剧烈运动后可见,但很微弱。颈静脉搏动柔和,范围弥散,触诊时无搏动感,见于三尖瓣关闭不全。颈静脉压升高可引起颈静脉充盈、怒张和搏动,不一定只出现颈静脉搏动。

60. 答案:C 解析:干啰音是支气管有病变的表现。两肺都出现干啰音,见于急慢性支气管炎、支气管哮喘、支气管肺炎、心源性哮喘等。局限性干啰音是由局部支气管狭窄所致,常见于支气管局部结核、肿瘤、异物或黏稠分泌物附着。局部而持久的干啰音见于肺癌早期或支气管内膜结核。

61. 答案:B 解析:类风湿关节炎引起四肢关节变形,呈梭形。

62. 答案:C 解析:血清壁细胞抗体阳性多提示慢性萎缩性胃体胃炎。萎缩性胃炎分为两型:A 型病变主要见于胃体部,多弥漫性分布,胃窦黏膜一般正常,血清壁细胞抗体阳性,血清胃泌素增高,胃酸和内因子分泌减少或缺少,易发生恶性贫血,又称为自身免疫性胃炎。B 型萎缩性胃炎病变多见于胃窦部,呈多灶性分布,血清壁细胞抗体阴性,血清胃泌素多正常,胃酸分泌正常或轻度减低,无恶性贫血,较易并发胃癌,这是一种单纯性萎缩性胃炎。另外,病变同时累及胃窦、胃体的萎缩性胃炎称为 AB 型。

63. 答案:A 解析:血沉加快见于:①各种炎症,如细菌性急性炎症、风湿热和结核病活动期等。②损伤及坏死,如手术创伤,心肌梗死。③恶性肿瘤。④各种原因引起的高球蛋白血症,如多发性骨髓瘤、感染性心内膜炎、系统性红斑狼疮、肾炎、肝硬化等。⑤贫血。

64. 答案:D 解析:血尿素氮不是反映肾功能损害的早期指标,对早期敏感性差。A、B、C 三项均表现为血尿素氮减少。

65. 答案：C  解析：左室肥大的心电图表现：①QRS波群电压增高：$R_{V5}$或$R_{V6}$>2.5mV，$R_{V5}$或$R_{V6}$+$S_{V1}$>4.0mV（男）或>3.5mV（女）。②心电轴左偏。③QRS波群时间延长到0.10~0.11s。④ST-T改变，以R波为主的导联中，ST段下移≥0.05mV，T波低平、双向或倒置。上述左室肥大的指标中，以QRS波群高电压最为重要，是诊断左室肥大的主要依据。若仅有QRS波群电压增高表现而无其他阳性指标者，称为左室高电压，可见于左心室肥大或经常进行体力锻炼者，是诊断左室肥大的基本条件。

66. 答案：A  解析：左心衰竭表现为程度不同的呼吸困难（劳力性呼吸困难、端坐呼吸、夜间阵发性呼吸困难）、急性肺水肿、咳嗽、咳痰、咯血、少尿及肾功能损害的症状。B、C、D、E多为右心衰竭的表现。

67. 答案：D  解析：中心性发绀特点表现为全身性，除四肢及颜面外，也累及躯干和黏膜的皮肤，但受累部位的皮肤是温暖的。发绀多由心、肺疾病引起呼吸功能衰竭、通气与换气功能障碍、肺氧合作用不足导致$SaO_2$降低所致。

68. 答案：C  解析：尿$\beta_2$-MG测定可反映近端肾小管的重吸收功能。

69. 答案：D  解析：粪便隐血试验阳性见于消化性溃疡活动期、胃癌、钩虫病、消化道炎症、出血性疾病等。消化道癌呈持续阳性，消化性溃疡呈间断阳性。

70. 答案：B  解析：漏出液的细胞计数常<100×$10^6$/L，渗出液的细胞计数常>500×$10^6$/L。

71. 答案：C  解析：网织红细胞减少表示骨髓造血功能减低，见于再生障碍性贫血、骨髓病性贫血（如急性白血病）。网织红细胞增多表示骨髓红细胞系增生旺盛。溶血性贫血和急性失血性贫血时明显增多；缺铁性贫血和巨幼细胞贫血时可轻度增多。

72. 答案：B  解析：肝细胞性黄疸的实验室检查特点：血清结合及非结合胆红素均增多。尿中尿胆原通常增多，尿胆红素阳性。大便颜色通常改变不明显。有转氨酶升高等肝功能受损的表现。

73. 答案：C  解析：酒味见于酒后或醉酒；烂苹果味见于糖尿病酮症酸中毒；刺激性蒜味见于急性有机磷杀虫药中毒；氨味见于尿毒症；肝臭味见于肝性脑病。

74. 答案：C  解析：心尖部舒张早期奔马律提示心脏有严重的器质性病变，见于各种原因的心力衰竭。

75. 答案：B  解析：血尿见于泌尿系结石、炎症、结核及血小板减少性紫癜等；血红蛋白尿见于恶性疟疾、蚕豆病等；胆红素尿见于阻塞性黄疸及肝细胞性黄疸；脓尿和菌尿见于泌尿系统疾病，如肾盂肾炎、膀胱炎等。

76. 答案：A  解析：心脏常见震颤的临床意义：①收缩期：胸骨右缘第2肋间震颤，提示主动脉瓣狭窄；胸骨左缘第2肋间震颤，提示肺动脉瓣狭窄；胸骨左缘第3、4肋间震颤，提示室间隔缺损。②舒张期心尖部震颤，提示二尖瓣狭窄。③连续性：胸骨左缘第2肋间及其附近震颤，提示动脉导管未闭。

77. 答案：B  解析：绝大多数药物都按一级动力学消除，这些药物在体内经过4~6个半衰期后，体内药物可基本消除。

78. 答案：E  解析：丙戊酸钠对各型癫痫都有一定疗效，不良反应轻。A对除失神小发作以外的各型癫痫及癫痫持续状态都有效。B为治疗失神小发作常用药物，对其他癫痫无效。C可作为大发作和部分性发作的首选药。D为治疗癫痫大发作和部分性发作首选药，对小发作无效。

79. 答案：D  解析：非甾体抗炎药是一类不含有甾体结构的抗炎药，这类药物包括阿司匹林、对乙酰氨基酚、吲哚美辛、萘普生、萘丁美酮、双氯芬酸、布洛芬、尼美舒利、罗非昔布、塞来昔布等。

80. 答案：A  解析：氢氯噻嗪为利尿剂，利尿过多，会引起水、电解质紊乱，出现下述不良反应：①血容量过少；②低钾、低钠血症等电解质紊乱；③高尿酸血症；④高血糖；⑤恶心、呕吐、皮疹、白细胞减少。痛风患者本身就是高尿酸血症，故慎用氢氯噻嗪。

81. 答案：A  解析：可乐定较少单独使用，常用于其他降压药无效的中度高血压，对兼有溃疡病的高血压及肾性高血压尤为适宜，与利尿剂合用有协同作用。还可作为吗啡类镇痛药成瘾者的戒毒药。

82. 答案:B 解析:硝酸甘油是治疗心绞痛急性发作的首选药物。硝苯地平为钙通道阻滞剂,主要作用是降压。依姆多即单硝酸异山梨酯缓释片,属于硝酸酯类药物,但主要作用于预防心绞痛的发生。美托洛尔,是$\beta_1$肾上腺素能受体阻滞剂,主要用于降压和治疗心绞痛、心肌梗死。丹参滴丸为中成药,主要是缓解心肌缺血的症状。

83. 答案:B 解析:在军团菌病、白喉带菌者、支原体肺炎、沙眼衣原体所致婴儿肺炎及结肠炎、弯曲杆菌所致败血症或肠炎中,红霉素列为首选。A、B同属大环内酯类,A主要用于革兰阳性菌感染,如金葡菌、链球菌及肺炎球菌等引起的上呼吸道感染、肺炎、扁桃体炎、急性咽喉炎、中耳炎、尿路感染及皮肤软组织感染等,对多种红霉素耐药菌有效。C、D、E均为四环素类抗生素。C对多数革兰阳性菌、阴性菌、立克次体、沙眼衣原体、放线菌及螺旋体等都有效,对伤寒杆菌几乎无效。用于痢疾、斑疹伤寒、沙眼、结膜炎、肺炎、中耳炎、疖疮及皮肤化脓感染等。D、E主要用于治疗立克次体感染、斑疹伤寒、恙虫病、支原体引起的肺炎。

84. 答案:B 解析:《中华人民共和国传染病防治法》把传染病分为甲类、乙类和丙类,实行分类管理。甲类为强制管理传染病,包括鼠疫和霍乱两种;乙类为严格管理传染病,包括传染性非典型肺炎、艾滋病、病毒性肝炎、脊髓灰质炎、人感染高致病性禽流感、人感染H7N9禽流感、麻疹、流行性出血热、狂犬病、流行性乙型脑炎、登革热、炭疽、细菌性和阿米巴性痢疾、伤寒和副伤寒、流行性脑脊髓膜炎、百日咳、白喉、猩红热、布氏菌病、淋病、梅毒、钩端螺旋体病、疟疾、肺结核、新生儿破伤风、血吸虫病,共26种;丙类属监测管理传染病,包括流行性感冒(甲型H1N1流感)、流行性腮腺炎、风疹、急性出血性结膜炎、麻风病、流行性和地方性斑疹伤寒、黑热病、包虫病、丝虫病、除霍乱、细菌性和阿米巴性痢疾、伤寒和副伤寒以外的感染性腹泻病、手足口病,共11种。

85. 答案:D 解析:艾滋病患者艾滋病期可出现发热,全身不适,头痛,恶心,肌痛,关节痛,淋巴结肿大,慢性腹泻,机会性感染如口咽念珠菌感染,神经系统症状如癫痫、进行性痴呆、下肢瘫痪等,卡波西肉瘤等。皮肤黏膜出血为流行性出血热的典型表现。

86. 答案:A 解析:流行性出血热发热期,患者可出现全身酸痛、头痛和腰痛,少数患者出现眼眶痛。头痛、腰痛和眼眶痛一般称为"三痛"。B可出现低血压或休克。C可出现尿毒症、酸中毒和水、电解质紊乱。D可出现多尿、继发性休克、低钾、低钠症状。E尿量逐渐恢复,症状、体征基本消失。

87. 答案:E 解析:脑膜炎球菌属于脑膜炎奈瑟菌,革兰阴性双球菌,内毒素是致病重要因素,仅存于人体,细胞内寄生,抵抗力弱,产生自溶酶,需要巧克力色血琼脂培养基培养。目前美国流行菌株以C群为主,B群则在欧洲流行,我国和非洲以A群为流行菌株,但已有B、C群的出现及增多的趋势。

88. 答案:B 解析:中毒型菌痢的特点为:①儿童多见,以严重毒血症状,休克和(或)中毒性脑病为主要表现;②胃肠道症状轻微甚至无腹痛、腹泻;③粪便培养痢疾杆菌阳性。

89. 答案:A 解析:霍乱以补液治疗为主。补液原则:①早期、迅速、足量;②先盐后糖,先快后慢;③纠酸补钙,见尿补钾。

90. 答案:B 解析:陈实功在《外科正宗·医家五成十要》中就医家的专业学习、思想修养、言行举止、服务态度以及如何处理同行、同事之间的相互关系等,均做了具体的论述,被认为是世界上较早成文的医德法典。

91. 答案:D 解析:1976年美国学者提出的医患关系基本模式是主动-被动型、指导-合作型、共同参与型。

92. 答案:E 解析:人体试验包括天然试验、自我试验、志愿试验、强迫试验。由于试验途径不同,所付出的道德代价也不同。而天然试验则不同,它是由于战争、饥荒、瘟疫流行等灾害导致大面积人群的疾病流行,形成试验所需要的研究样本群。

93. 答案:B 解析:卫生行政法规由国务院机构制定和颁布。

94. 答案:E 解析:《执业医师法》第二十三条规定:医师实施医疗、预防、保健措施,签署有关医学证明文件,必须亲自诊查、调查,并按照规定及时填写医学文书,不得隐匿、伪造或者销毁医学文书及有关资料。

95. 答案:B 解析:《处方管理办法》第二十三条规定:第一类精神药品注射剂,每张处方为1次常用量;控缓释制剂,每张处方不得超过7日常用量;其他剂型每张处方不得超过3日常用量。

96. 答案:A 解析:气虚证表现为气短声低,少气懒言,精神疲惫,体倦乏力,脉虚,舌质淡嫩,或有头晕目眩,自汗,动则诸症加重。气脱证表现为呼吸微弱而不规则,汗出不止,口开目合,全身瘫软,神志朦胧,二便失禁,面色苍白,口唇青紫,脉微,舌淡,舌苔白润。气逆证表现为咳嗽频作,呼吸喘促;呃逆、嗳气不止,或呕吐、呕血,头痛、眩晕,甚至昏厥,咯血等。由于气逆证有肺气上逆、胃气上逆、肝气上逆的不同,故可表现出不同的证候。肺气上逆以咳喘为主症;胃气上逆以呃逆、呕恶、嗳气等为主症;肝气上逆以头痛眩晕、昏厥、呕血或咯血等为主症。血瘀证的临床表现:①疼痛特点为刺痛、痛久拒按、固定不移、常在夜间痛甚。②肿块的性状是在体表者包块色青紫,腹内者触及质硬而推之不移。③出血的特征是出血反复不止,色紫暗或夹血块,或大便色黑如柏油状,或妇女血崩、漏血。④瘀血色脉征主要有面色黧黑,或唇甲青紫,或皮下紫斑,或肌肤甲错,或腹露青筋,或皮肤出现丝状红缕,或舌有紫色斑点,舌下络脉曲张,脉多细涩或结、代、无脉等。

97. 答案:B 解析:患者初为关节红肿灼痛,病程日久,过服寒凉药物,肢体冷痛、重着、麻木,属于热证转寒。热证转寒指原为热证,后出现寒证,而热证随之消失。常见于邪热毒气严重的情况之下,或因失治、误治,以致邪气过盛,耗伤正气,正不胜邪,机能衰败,阳气耗散,故而转为虚寒证,甚至出现亡阳的证候。

98. 答案:E 解析:心肾阳虚证心悸怔忡、腰膝酸冷、肢体浮肿与虚寒症状共见。心阳虚证心悸怔忡,或心胸疼痛与阳虚症状共见。肾阳虚证腰膝冷痛、性欲减退、夜尿多与虚寒症状共见。心脉痹阻证心悸怔忡,心胸憋闷疼痛与血瘀、痰阻、寒凝或气滞症状共见。心肾不交证心烦、失眠、腰膝酸软、耳鸣、梦遗与虚热或虚寒症状共见。

99. 答案:B 解析:气虚证,是指脏腑组织功能减退所表现的证候。常由久病体虚,劳累过度,年老体弱等因素引起。临床多表现为少气懒言,神疲乏力,头晕目眩,自汗,活动时诸症加剧,舌淡苔白,脉虚无力等症状。而本题中患者月经漏下1月余,经血质稀、色淡红,劳累则出血加重,舌质淡白,脉细弱。其出血原因是气虚,是由于气的固涩作用减退引起的。

100. 答案:C 解析:心血虚,则见心悸、多梦、头晕、健忘。脾气虚则见食欲不振,脾不统血则见皮下紫斑。故A、B、D均不全面。E通常表现为心悸,气短(活动时加剧),自汗,胸闷不舒或痛等。

101. 答案:E 解析:桃仁擅活血祛瘀通经,适用于瘀血证、肺痈、肠痈。红花活血通经,祛瘀止痛。川芎活血行气,祛风止痛。延胡索活血,行气,止痛。牛膝活血通经,补肝肾,强筋骨,利水通淋,引火下行。主治①瘀血阻滞之经闭、痛经、经行腹痛、胞衣不下及跌仆伤痛;②腰膝酸痛、下肢痿软;③淋证、水肿、小便不利;④火热上炎,阴虚火旺之头痛、眩晕、齿痛、口舌生疮、吐血、衄血。

102. 答案:D 解析:骨碎补活血续伤,补肾强骨。补骨脂补肾壮阳,固精缩尿,温脾止泻,纳气平喘。枸杞子滋补肝肾,益精明目。熟地补血养阴,填精益髓,适用于血虚诸证及肝肾阴虚诸证。黄精补气养阴,健脾,润肺,益肾。

103. 答案:C 解析:上述证型为外感风寒,寒饮内停之证。风寒束表,皮毛闭塞,卫阳被遏,营阴郁滞,故见恶寒发热,无汗,身体疼重。素有水饮之人,一旦感受外邪,每致表寒引动内饮。水寒相搏,内外相引,饮动不居,水寒射肺,肺失宣降,故咳喘痰多而稀;饮动则胃气上逆,故干呕;舌苔白滑,脉浮为外寒里饮之佐证。治疗应该解表散寒,温肺化饮。

104. 答案:D 解析:肝为风木之脏,体阴而用阳,肝肾阴虚,肝阳偏亢,阳亢化风,风阳上扰,故见头目眩晕,目胀耳鸣,脑部热痛,面红如醉;肾水不能上济心火,心肝火盛,则心中烦热。治法应以镇肝息风,滋阴潜阳。

105~106. 答案:D、C 解析:《素问·至真要大论》的"谨候气宜,无失病机,谨守病机,各司其属",指出病机的重要性。而从临床常见的病证中,总结归纳出的"病机十九条",奠定了脏腑病机和六气病机的基础,如诸湿肿满,皆属于脾;诸风掉眩,皆属于肝等。

107～108. 答案:A、D 解析:患者晨起后突然呕血不止,面色苍白,四肢厥冷,脉微欲绝。其证候是气随血脱。所谓气随血脱是指大失血的病人,气亦随之发生大量地丧失,往往导致气的涣散不收,漂浮无根。患者正值经期,跌仆后经漏不止,是由于跌仆后,瘀血阻滞了经络,所以出现了经漏不止、血色紫暗、有血块、小腹痛、脉涩的临床表现。

109～110. 答案:B、E 解析:胃之气阴大伤可见镜面舌。表现为舌苔全部剥脱,不生新苔,光洁如镜。湿热内蕴可见黄腻苔。腻苔,多因脾失健运,湿浊内盛,阳气被阴邪所抑制而造成。而黄苔一般主里证、热证。

111～112. 答案:B、D 解析:患者感受邪毒严重时,神志昏糊,高热谵语,唇干口渴,四肢逆冷,尿赤便秘,舌质红绛,苔黄,脉细数无力。其诊断应是热厥证。患者大量失血失液后,神志恍惚,头晕欲厥,面色苍白,汗出肢冷,心悸气微,舌淡,脉微细或芤。其诊断是气脱。是由于气随血脱引起的。

113～114. 答案:A、C 解析:肾虚水泛的临床表现是畏寒身肿,小便短少。因肾阳亏虚,气化无权,水液泛溢,以下肢水肿为甚、尿少、畏寒身肿等为主要表现。腰酸耳鸣、小便失禁是肾气不固的临床表现;眩晕咽干、腰膝酸软为肾阴虚的临床表现;发脱齿摇、健忘恍惚为肾精不足的临床表现。

115～116. 答案:E、C 解析:鱼腥草清热解毒,排脓消痈,利尿通淋。主治肺痈吐脓,痰热喘咳,喉蛾,热痢,痈肿疮毒,热淋。白头翁适用于温病初起及热毒泻痢。

117～118. 答案:C、B 解析:A 化瘀止血,活血定痛。B 止血,化瘀,利尿。C 凉血化瘀止血,通经。D 收敛止血,消肿生肌。E 凉血止血,清热利尿,清肺胃热。

119～120. 答案:C、B 解析:旋覆花降气行水化痰,降逆止呕,适用于痰饮蓄结,胸膈痞满,噫气,呕吐等症。白芥子温肺化痰,利气,散结消肿。

121～122. 答案:D、A 解析:蒿芩清胆汤治少阳胆热偏重,兼有湿热痰浊中阻之证。全方具有清胆热、化痰湿、畅气机、和胃气的功效。大柴胡汤是小柴胡汤与小承气汤两方加减合成,具有和解和泻下双重功效。

123～124. 答案:E、B 解析:四神丸的组成有:肉豆蔻、补骨脂、五味子、吴茱萸。咳血方的组成有:青黛、瓜蒌仁、海蛤粉、山栀子、诃子。

125～126. 答案:A、E 解析:吹风样杂音常见于二尖瓣区和肺动脉瓣区,一般是高调。柔和的吹风样杂音常为功能性杂音;典型的粗糙的吹风样收缩期杂音,常提示二尖瓣关闭不全。隆隆样杂音为低调,心尖区舒张期隆隆样杂音是二尖瓣狭窄的特征。叹气样杂音见于主动脉瓣区,为主动脉瓣关闭不全的特点。机器样杂音主要见于动脉导管未闭,杂音如机器转动声样粗糙。杂音在心尖部最响,提示二尖瓣病变;杂音在主动脉瓣区最响,提示主动脉瓣病变;在肺动脉瓣区最响,提示肺动脉瓣病变;在胸骨下端最响,提示三尖瓣病变。如胸骨左缘第 3、4 肋间听到响亮而粗糙的收缩期杂音,首先应想到室间隔缺损;胸骨左缘第 2、3 肋间有连续性机器样粗糙杂音,应想到动脉导管未闭。

127～128. 答案:A、B 解析:A 叩诊多呈过清音。B 叩诊呈实音或浊音。C 叩诊多呈鼓音。D 叩诊多见于浊音。E 鼓音、破壶音、空瓮音等。

129～130. 答案:C、E 解析:红细胞在血管内被大量破坏时(即血管内溶血),原本红细胞内的血红蛋白就会游离出来,使血浆内出现大量游离血红蛋白,并从肾脏排出,称为血红蛋白尿,其颜色呈红葡萄酒色或酱油色。这是急性溶血的证据之一。乳糜尿是丝虫病的主要症状之一,尿色白如牛奶。由于肠道吸收的乳糜液(脂肪皂化后的液体),不能从正常的淋巴管引流到血循环中去,只能逆流至泌尿系统的淋巴管中,造成泌尿系统中淋巴管内压增高,曲张而破裂使乳糜液溢入尿液中,而出现乳糜尿。

131～132. 答案:B、B 解析:吗啡禁用于慢性阻塞性肺疾患、支气管哮喘、肺源性心脏病;急性左心衰竭晚期并出现呼吸衰竭时忌用。美托洛尔禁用于支气管哮喘、心源性休克、心传导阻滞(二至三度房室传导阻滞)、重度心力衰竭、窦性心动过缓。

133～134. 答案：A、C 解析：抗血小板抗体增加常见于原发免疫性血小板减少症、系统性红斑狼疮、类风湿关节炎、败血症、高γ球蛋白血症、肝病、母婴血小板不合等。造血原料缺乏常见于缺铁性贫血。

135～136. 答案：A、B 解析：脑CT显示基底节区低密度影及周围有水肿带,视神经乳头水肿提示脑梗死,并有颅内压增高的表现。故治以降低颅内压,选用甘露醇。脑血栓形成急性期的血液稀释法,选用低分子右旋糖酐,可以扩充血容量,降低血液黏滞性,改善微循环。C有抗血小板聚集作用,可用于脑血栓形成,但不属于血液稀释疗法。D对血小板聚集有抑制作用,阻止血栓形成,临床常用于预防暂时性脑缺血发作。E有较强抗凝血作用,对无出血倾向者,可采用此法。

137～138. 答案：D、C 解析：去甲肾上腺素可用于上消化道出血如肝硬化门静脉高压致呕血,口服,收缩黏膜血管以止血。肾上腺素为治疗过敏性休克(心脏抑制、血压下降、呼吸困难)的首选药,激动α受体,收缩小动脉和毛细血管,降低通透性;激动β₁受体,改善心功能;激动β₂受体,缓解支气管痉挛和减少过敏介质释放。A、B主要用于治疗各种休克。E用于治疗支气管哮喘、房室传导阻滞、心脏骤停、休克。

139～140. 答案：B、D 解析：氯丙嗪为中枢多巴胺受体的阻断剂,精神病人服用后,在不过分抑制情况下,迅速控制精神分裂症病人的躁狂症状,减少或消除幻觉、妄想,使思维活动及行为趋于正常。丙咪嗪为三环类抗抑郁药,通过阻断脑内神经元突触前膜,抑制中枢对去甲肾上腺素或5-羟色胺的再摄取,增强了去甲肾上腺素和(或)5-羟色胺的能神经作用,从而改善或消除抑郁状态。

141～142. 答案：D、A 解析：治疗支原体肺炎首选大环内酯类药物,如红霉素、罗红霉素和阿奇霉素等。治疗肺炎球菌肺炎首选青霉素类、第一代头孢菌素等。

143～144. 答案：E、B 解析：抗-HBs是一种保护性抗体,在疾病恢复期出现,临床上作为判断急性乙型肝炎病人预后的指标。HBeAg在血清中出现与HBV-DNA密切相关,是HBV活动性复制的标志。A最早于HBV感染后1～2周,最迟11～12周出现于周围血中,在慢性感染和无症状携带者中可持续存在多年。C出现提示病毒复制减少或终止。D出现于HBsAg出现后3～5周,说明病毒感染处于窗口期,在"大三阳"组合中,它是HBV活动性复制的标志之一。

145～146. 答案：C、B 解析：霍乱典型表现为无痛性剧烈腹泻,无发热,不伴里急后重,黄色水样、米泔样水便或洗肉水样血便,无粪臭,大便量多次频,先泻后吐,呕吐呈喷射状,次数不多,少有恶心。急性菌痢典型表现为发热、腹痛、腹泻、里急后重及黏液脓血便,左下腹明显压痛。

147～148. 答案：C、E 解析：医学道德的基本范畴有权利与义务、情感与良心、审慎与保密、荣誉与幸福。A为权利,B为义务,D为荣誉与幸福。

149～150. 答案：D、B 解析：各级各类卫生防疫机构应承担责任范围内的传染病监测管理工作。各级各类医疗保健机构设立的预防保健组织或人员应承担本单位及负责地段的传染病预防、控制和疫情管理工作。

# 第二单元

1. 答案：C 解析：肺炎球菌肺炎热闭心神证的主要表现为咳嗽气促,痰声辘辘,烦躁,神昏谵语,高热不退,甚则四肢厥冷,舌红绛,苔黄而干,脉细滑数。C多是阴虚火旺证。

2. 答案：D 解析：慢性心力衰竭气虚血瘀证的治法为养心补肺,益气活血,首选保元汤合桃红饮加减。养心汤合补肺汤为急性心力衰竭心肺气虚证首选。生脉饮合血府逐瘀汤为气阴两虚证首选。真武汤为急性心力衰竭心脾阳虚证首选。独参汤为急性心力衰竭心阳欲脱证首选。

3. 答案：E 解析：缺铁性贫血脾肾阳虚证,治宜温补脾肾,首选八珍汤合无比山药丸加减。香砂六君子汤合当归补血汤为脾胃虚弱证首选,归脾汤合人参养荣汤为气血两虚证首选,六味地黄丸为肾阴虚证首选,化虫丸合八珍汤为虫积证首选,八珍汤合无比山药丸为脾肾阳虚证首选。

4. 答案:C 解析:原发免疫性血小板减少症的诊断依据:多次化验检查血小板减少;脾不增大或仅轻度增大;骨髓检查巨核细胞正常增多,有成熟障碍;或者具备泼尼松治疗有效、脾切除有效、PAIg增高、PAC$_3$增高、血小板寿命缩短其中任何一项者,可以诊断为原发免疫性血小板减少症。故排除APTT延长。

5. 答案:A 解析:中医学认为,甲状腺功能亢进的病因主要是情志内伤、饮食及水土失宜,但也与体质因素等有密切关系。

6. 答案:A 解析:消化性溃疡主要表现为周期性、节律性慢性上腹疼痛,常因精神刺激、过度疲劳、饮食不慎、药物影响、气候变化等因素诱发或加重;可因休息、进食、服用酸药、以手按压疼痛部位、呕吐等方法而减轻或缓解。

7. 答案:E 解析:按骨度分寸定位法,5寸为脐中至耻骨联合上方距离;6寸为两肩胛骨脊柱之间距离;7寸为两颧之间距离;8寸为两乳头或两锁骨中点之间距离;9寸为前额两发角之间距离。

8. 答案:A 解析:丰隆和胃气,化痰湿,为化痰要穴;足三里调理脾胃,扶正培元,为保健要穴;阴陵泉运中焦,化湿滞,利水道,主治小便不利,水肿,腹寒胀气等;内关宁心安神,和胃宽胸,降逆止呕,主治失眠健忘、胸闷、胸痛、恶心呕吐等;百会平肝息风,安神醒脑,开窍明目,升提阳气,主治眩晕、失眠健忘、中风、脱肛等。

9. 答案:D 解析:阴陵泉是脾经的合穴,在胫骨内侧髁下缘与胫骨内侧缘之间凹陷处。

10. 答案:B 解析:列缺为手太阴肺经穴,合谷为手阳明大肠经穴。肺与大肠相表里。

11. 答案:B 解析:局部麻醉包括黏膜表面麻醉、局部浸润麻醉、区域阻滞麻醉、神经阻滞麻醉。静脉麻醉属全身麻醉中的非吸入性麻醉。

12. 答案:B 解析:输血溶血反应的症状为头痛、腰背痛、心前区紧迫感、呼吸急促、酱油色尿。发热反应的症状为畏寒、高热、出汗,伴有恶心、呕吐、皮肤潮红、心悸、心动过速、头痛。过敏反应的症状为轻者皮肤瘙痒、红斑、荨麻疹;重者支气管痉挛、血管神经性水肿、会厌水肿、咳嗽、呼吸困难以及腹痛腹泻、喉头水肿,甚至窒息、过敏性休克、昏迷、死亡。

13. 答案:B 解析:急性阑尾炎湿热证系因饮食不节,脾胃受损,传导失司,糟粕积滞,生湿生热所致,治宜通腑泻热,利湿解毒。选用阑尾清化汤。

14. 答案:E 解析:妊娠剧吐肝胃不和证主要呕吐酸水或苦水。B、C、D为脾虚痰滞证的表现。A不见于妊娠剧吐。

15. 答案:D 解析:妊娠期高血压疾病脾虚肝旺证的治法为健脾利湿,平肝潜阳,首选半夏白术天麻汤。白术散合五苓散为脾肾两虚证首选。牛黄清心丸为痰火上扰证首选。羚角钩藤汤为肝风内动证首选。杞菊地黄丸加天麻、钩藤、石决明为阴虚肝旺证首选。

16. 答案:B 解析:黄体功能不足阴虚血热证的治疗宜养阴清热,固冲调经。方选两地汤。

17. 答案:A 解析:闭经的中医治疗原则是虚者补而通之;实者泻而通之;虚实夹杂者当补中有通,攻中有养。

18. 答案:A 解析:子宫肌瘤中医常见证型包括气滞血瘀、湿热瘀阻、痰湿瘀阻、寒湿凝滞、肾虚血瘀、气虚血瘀。

19. 答案:D 解析:病毒性心肌炎临床可见心功能不全、心源性休克或心脑综合征;心脏扩大;肌酸磷酸激酶同工酶升高;心电图改变:Ⅰ、Ⅱ、AVF、V$_5$导联中两个或两个以上出现ST-T段改变,T波高耸。

20. 答案:B 解析:婴幼儿腹泻伤食证治以运脾和胃,消食化滞,方用保和丸。A用于脾虚证。C用于湿热泻。D用于风寒泻。E用于脾肾阳虚证。

21. 答案:A 解析:血热伤络证,又叫瘀热入络证,以邪热与瘀血阻结于脉络,以低热,患处灼热疼痛、色赤,舌绛或紫,脉细涩数等为常见证候。血热伤络证会使皮肤出现青紫斑块或斑点,牙龈红肿、溃烂、疼痛、出血,或有发热、口渴、便秘、舌红苔黄、脉弦数。特发性血小板紫癜血热伤络证的治法是清热解毒,凉血止血。

22. 答案:C 解析:水痘的皮疹多在发病1~2天出现,开始为斑丘疹,很快变成疱疹,大小不一,呈椭圆形,内含水液,周围红晕,常伴有瘙痒,结痂后不留瘢痕。皮疹分批出现,以躯干较多,四肢分布少。

23. 答案:B 解析:本患者痰多胸闷、纳差便溏为痰湿表现;身热尿黄为痰湿毒内蕴化热;痰湿内停影响气血运行故可见舌质暗,而苔厚腻为痰湿化热的表现。

24. 答案:A 解析:本患者的支气管哮喘属于发作期。中医辨证属于寒哮证,治宜温肺散寒、化痰平喘,方用射干麻黄汤;而西医治疗应先解除支气管痉挛,故用β受体激动剂。B用于治疗缓解期哮喘的肺虚证。C用于哮喘之脾虚证。D用于哮喘之肾阳虚证。E用于治疗热哮证。

25. 答案:A 解析:根据患者临床表现辨证为气阴两虚证,治法为益气养阴,宁心复脉。益气养心,活血通脉为气虚血瘀证首选;温补心肾,化气行水为心肾阳虚证首选;温肾助阳,泻肺行水为阳虚水泛证首选;补虚固脱为心阳虚脱证首选。

26. 答案:A 解析:本患者因劳累使心肌张力增加、心肌收缩力增加、心率增快,致心肌耗氧量增加,心肌对血液的需求增加,冠状动脉血流量进一步减少,引起心绞痛。心绞痛疼痛可波及大部分心前区,持续时间为1~5分钟,含服硝酸甘油疼痛可缓解。由于患者平素体乏少力,气短懒言,辨证为气虚型;舌淡暗有齿痕为血瘀之象。故可辨证为气虚血瘀证。

27. 答案:B 解析:痰热郁肺,肺失清肃,气逆于上,故见咳喘大作;痰热交结,随气而逆,故见咯吐黄痰;舌暗,苔黄腻,脉滑数为痰热内蕴之象。故辨证为痰热郁肺证。

28. 答案:C 解析:脾阳虚失运,寒从内生,故见胃脘隐痛,喜温喜按。脾胃虚衰,水湿不化,上泛于口,见泛吐清水。脾阳虚,温煦失职,故见形寒肢冷;运化失权,而见便溏。舌脉亦为脾胃虚寒的表现。故辨证为脾胃虚寒。

29. 答案:B 解析:患者无规律上腹隐痛,食后胀满痞闷,纳呆,胃镜下可见黏膜呈灰白色,血管暴露,诊断为慢性萎缩性胃炎。脾阳不足,中焦虚寒,则上腹隐痛,喜温喜按;脾虚运化失职,胃虚受纳、腐熟功能减退,则食后胀满痞闷,纳呆,便溏;气血推动无力,则神疲乏力;舌质淡红,苔薄白,脉沉细为脾胃虚弱之象,故辨证为脾胃虚弱证。

30. 答案:A 解析:患者反复浮肿、尿血3年,且蛋白尿阳性、血压轻度偏高、血尿,故考虑为慢性肾小球肾炎。气虚无以推动营血,故见面色无华。气虚卫外不固,故见易感冒,少气乏力亦为气虚之证。午后低热、口干咽燥、舌脉均为阴虚之证。故辨证为气阴两虚证。

31. 答案:A 解析:湿热内生,脾失健运,水湿不化,而见面部肢体水肿。阴虚热生,上扰心神,而见心悸失眠。五心烦热、小溲短赤、恶热汗出均为阴虚生热的表现。舌脉亦为湿热之证,故辨证为阴虚湿热证。

32. 答案:C 解析:患者血虚濡养不足,而见面色无华、头晕。气虚可见气短、乏力,动则加剧。舌脉均为气血两虚之证,故辨证属于气血两虚型,方用八珍汤补益气血。A多用于肾阳亏虚证。B多用于肾阴阳两虚证。D多用于肾血瘀证。E用于肾阴虚证。

33. 答案:C 解析:根据症状辨证分型属于阴虚内热型,治宜滋阴清热,解毒祛瘀,方用青蒿鳖甲汤。A用于治疗热毒壅盛证。B用于治疗气血两虚证。D用于治疗瘀血内阻证。E用于治疗肝肾阴虚证。

34. 答案:A 解析:A用于肝火旺盛型甲亢。B用于气滞痰凝型甲亢。C用于阴虚火旺型甲亢。D、E均不是甲亢的适用方。根据患者烦躁易怒、手指颤抖、头晕目眩,可诊断为肝火旺盛型甲亢。

35. 答案:A 解析:根据患者的症状,可诊断为紫斑气不摄血证,治以补气摄血,方用归脾汤。B用于治疗血虚证。C用于治疗鼻衄邪犯肺证。D用于治疗邪火内盛证。E用于治疗热入血分证。

36. 答案:B 解析:胃热炽盛,脾失健运,不能化生精微而见多食易饥、形体消瘦。热盛灼津见口渴。下元不固见多尿。大便干结、舌脉均为热象。故辨证为胃热炽盛证,治以清胃泻火,养阴增液,方用玉女煎。A用于阴阳两虚证。C用于疔疮初起。E用于肺热伤津证。

37. 答案:C 解析:患者痹证日久耗气伤血,损阴伤津致血停为瘀,湿凝为痰,阻闭经络,不通则痛而出现关节肿痛、涩硬变形、屈伸不利、疼痛固定、痛如锥刺。夜间阳气不足,阴气更无力推动血行,血阻更甚而见昼轻夜重。湿邪内聚而见口干不欲饮。舌脉亦为瘀、湿之象。辨证为痰瘀互结，经脉痹阻证，治以活血化瘀，祛痰通络，方用身痛逐瘀汤合指迷茯苓丸加减。

38. 答案：D 解析：本患者未出现头痛症状，因此排除脑出血疾患；而右侧偏瘫，口眼歪斜，言语不利，头晕，手足麻木，肌肤不仁为脑梗死（中风）的表现。由于患者未出现眩晕的症状，故不属于风痰上扰证；且未出现热证，故不属于风火上扰证。

39. 答案：C 解析：根据患者临床表现诊断为心肌梗死之心阳欲脱证。治法为回阳救逆，益气固脱，首选参附龙牡汤加减。

40. 答案：C 解析：根据患者临床表现诊断为有机磷杀虫药中毒。有机磷杀虫药中毒的诊断要点：有机磷农药接触史、呼出气体或呕吐物或皮肤等部位有特异性的大蒜味，有胆碱能亢奋或危象的临床表现，特别是流涎、多汗、瞳孔缩小、肌纤维颤动和意识障碍等。

41. 答案：A 解析：急性肾损伤的诊断标准：①急剧地发生少尿（<400mL/24h），个别严重病例（肾皮质坏死）可无尿（<100mL/24h），但在非少尿型者可无少尿表现。②急骤发生和与日俱增的氮质血症，血肌酐每日上升88.4~176.8μmol/L，尿素氮上升3.6~10.7mmol/L。③经数日至数周后，如处理恰当，会出现多尿期。④尿常规检查，尿呈等张（比重1.010~1.016），蛋白尿（常为+~++），尿沉渣常有颗粒管型、上皮细胞碎片、红细胞和白细胞。

42. 答案：E 解析：根据患者临床表现诊断为球后溃疡。球后溃疡表现为上腹部痛，饥饿痛，夜间痛向背部放射，易并发出血，内科治疗效果差，X线及胃镜检查易漏诊。

43. 答案：D 解析：原发性肝癌表现为肝区疼痛、肝大、黄疸、发热、消瘦，根据患者临床表现考虑为原发性肝癌。肝穿刺活检是在超声或CT引导下用细针穿刺病变部位，吸取病变组织进行病理学检查，阳性者即可确诊。

44. 答案：D 解析：患者胃脘胀痛，痛窜两胁，因情志不舒而加重，嗳气嘈杂，舌淡，脉弦缓，辨证为肝胃不和证。治法为疏肝理气，和胃止痛，首选柴胡舒肝散加减。四君子汤为脾胃气虚证首选；益胃汤为胃阴不足证首选；失笑散合丹参饮为胃络瘀阻证首选；三仁汤为脾胃湿热证首选。

45. 答案：B 解析：患者头晕头痛，目眩，血压170/100mmHg，诊断为原发性高血压。肝阳亢逆，气血上冲，故头晕头痛，目眩，面红目赤，口苦；肝肾亏虚，肝阳亢盛，肝失柔和，故烦躁；虚火灼津，故大便秘结，小便短赤；舌质红，苔薄黄，脉弦细有力为肝阳上亢之象。故辨证为肝阳上亢证。治法为平肝潜阳，首选天麻钩藤饮加减。

46. 答案：C 解析：因患者疼痛2小时，含服硝酸甘油不能缓解，故排除心绞痛可能。又由于心电图$V_1$、$V_2$、$V_3$导联出现病理性Q波，ST段抬高，可诊断为急性前间壁心肌梗死。急性下壁心肌梗死时，在Ⅱ、Ⅲ、aVF上出现病理性Q波；急性广泛前壁心肌梗死时，病理性Q波出现在$V_1$~$V_6$上。急性心包炎时，心电图除aVR外，其余各导联均有ST段弓背向下的抬高，T波倒置，无异常Q波出现。

47. 答案：A 解析：患者争吵后发病考虑和肝阳上亢、肝火上炎等相关。头痛、口苦面赤为肝火上炎的表现，舌红苔黄为热象，脉弦为肝证。应治以平肝降火，选用肝经太冲平肝潜阳，侠溪清肝胆热，太溪滋肾阴以达到滋水涵木之功。

48. 答案：C 解析：本病诊断为痛经，A、B、D、E的穴位配伍与痛经无关。三阴交养血活血调经；中极为任脉经穴，可通调冲任；次髎为治疗痛经的要穴。

49. 答案：C 解析：患者诊断为落枕，证型为风寒袭络。治疗除选主穴外，还应加用风池、合谷；气滞血瘀加内关；肩痛加外关、肩髃；背痛加天宗。

50. 答案：A 解析：患者两膝关节红肿热痛，尤以右膝部为重，痛不可触，关节活动不利，诊断为痹证。同时，全身症状可见身热，口渴，舌苔黄燥，脉滑数，可以确定是热痹。选穴时除了主穴外，还应加祛火的穴，如大椎和曲池。

51. 答案：C 解析：患者诊断为中风中脏腑闭证，治疗应以督脉、手厥阴经穴为主。

52. 答案：C 解析：根据患者临床表现辨证为寒湿腰痛。主穴是大肠俞、阿是穴、委中。督脉病证配后溪，足太阳经证配申脉，腰椎病变配腰夹脊，寒湿腰痛配命门、腰阳关,瘀血腰痛配膈俞、次髎,肾虚腰痛配肾俞、太溪。

53. 答案:C 解析:患者中年男性,出现了耳鸣症状,轰鸣且按之不减,为实证耳鸣。同时又兼见烦躁易怒、咽干、便秘等胆火上扰的表现,应选取耳部主要经脉结合手足少阳经穴进行治疗。

54. 答案:D 解析:根据患者临床表现诊断为不寐之心脾两虚证。主穴为百会、安眠、神门、三阴交、照海、申脉。心脾两虚配心俞、脾俞,心肾不交配太溪、肾俞,心胆气虚配心俞、胆俞,肝火扰神配行间、侠溪,脾胃不和配足三里、内关。

55. 答案:A 解析:根据患者临床表现,可诊断为热结便秘。主穴选用天枢、上巨虚、支沟、大肠俞,配以合谷、曲池。

56. 答案:C 解析:由患者症状可诊断为绝经前后诸证肾阴虚证。选穴以任脉、足太阴经穴及相应背俞穴为主。照海、阴谷可滋补肾阴。肾阳虚配关元、命门;肝阳上亢配风池、太冲;痰气郁结配中脘、丰隆;烦躁失眠配心俞、神门。

57. 答案:A 解析:脑震荡受伤后立即出现短暂的昏迷,清醒后不能回忆受伤时或受伤前后的情况,可有头痛、头晕、恶心、呕吐等症状,神经系统检查无阳性体征。

58. 答案:A 解析:丹毒风热化火证发于头面部,发热恶寒,口干舌燥,舌红,苔薄黄,脉洪数。

59. 答案:C 解析:皮脂腺囊肿圆形、界清,与皮肤粘连,与基底不粘连。皮样囊肿圆形,界清,与基底粘连。表皮囊肿圆形,与基底不粘连,可与皮肤粘连。腱鞘囊肿界限不清,有肿胀和疼痛、压痛。纤维腺瘤圆形,界清,无粘连,活动性大。

60. 答案:A 解析:肠梗阻的症状主要为腹痛、呕吐、腹胀、停止排便排气,其中瘀结证表现为腹痛、腹胀、呕吐、无排气排便,舌红绛苔黄腻,脉沉细数。

61. 答案:C 解析:腹内压突然增高时,疝内容物可强行进入疝囊,囊颈将内容物卡住,使其不能回纳,称为嵌顿性疝,如内容物为肠管,可使肠壁淤血和水肿,出现消化道症状。难复性疝其内容物反复突出,致囊颈损伤并产生粘连,内容物不能完全回纳。滑动性疝属难复性疝,其内容物不能完全回纳。可复性疝在站立、行走、劳动或腹内压骤增时突出,在平卧、休息或用手推送时可回纳。肠壁管疝嵌顿的内容物仅为部分肠壁。

62. 答案:C 解析:此属前列腺增生症滞血瘀证,法应行气活血,通窍利尿,选用沉香散加减。

63. 答案:D 解析:患者临床表现为腹痛,腹胀,停止排便排气,X线检查见孤立胀大的肠袢,位置固定,诊断为绞窄性肠梗阻,首选治疗为手术治疗。

64. 答案:C 解析:根据患者临床表现诊断为急性阑尾炎之热毒证,治法为通腑排毒,养阴清热,首选大黄牡丹汤合透脓散加减。

65. 答案:A 解析:银屑病风热血燥证表现为皮损鲜红,皮疹不断出现,红斑增多,刮去鳞屑可见发亮薄膜、点状出血,有同形反应,伴瘙痒;心烦,口渴,大便干,尿黄;舌红,苔黄或腻,脉弦滑或数。治法为清热凉血,祛风润燥,首选凉血地黄汤加减。

66. 答案:C 解析:早期妊娠的诊断首先根据停经史。生育年龄妇女,平时月经周期规则,一旦月经过期10日或以上,应疑为妊娠。停经是已婚妇女可能妊娠最早与最重要的症状。哺乳期妇女虽未恢复月经,仍可能再次妊娠。且此患者黄体酮试验无阴道出血也进一步支持了早期妊娠的诊断。

67. 答案:E 解析:产褥感染即中医的产后发热,感染邪毒证症见:产后高热寒战,热势不退,小腹疼痛拒按,恶露量或多或少,色紫暗如败酱,气臭秽;心烦口渴,尿少色黄,大便燥结;舌红苔黄,脉数有力。治宜清热解毒,凉血化瘀。

68. 答案:A 解析:产后缺乳的中医分型:①气血虚弱证:产后乳汁少甚或全无,乳汁稀薄,乳房柔软无胀感,面色少华,倦怠乏力,舌淡,苔薄白,脉细弱。治以补气养血,佐以通乳。方选通乳丹去木通,加通草。②肝郁气滞证:产后乳汁分泌少,甚或全无,乳房胀硬、疼痛,乳汁稠,伴胸胁胀满,情志抑郁,食欲不振,舌质正常,苔薄黄,脉弦或弦滑。治以疏肝解郁,通络下乳。方选下乳涌泉散。

69. 答案:C 解析:患者产后小便频繁,夜尿增多,诊断为产后排尿异常(产后小便频数与失禁)。肾气亏虚,骨髓、耳窍失养,故腰膝酸软,头晕耳鸣;

肾气亏虚,固摄无权,膀胱失约,则小便频繁,夜尿增多;舌淡,苔白滑,脉沉细无力为肾气虚衰之象。故辨证为肾虚证。

70. 答案:B 解析:据患者临床表现可诊断为子宫肌瘤气滞血瘀证。治疗宜行气活血,化瘀消癥。方选膈下逐瘀汤。

71. 答案:E 解析:据患者临床表现可诊断为不孕症肝气郁结型,西医属于排卵障碍性不孕,所以治疗宜用雌激素加开郁种玉汤。

72. 答案:A 解析:患者外阴干燥瘙痒,妇科检查见局部皮肤黏膜萎缩,色素减退,诊断为外阴硬化性苔藓。根据临床表现辨证为肝肾阴虚证。治法为补益肝肾,养荣润燥,首选归肾丸合二至丸。疏肝解郁,养血通络为外阴慢性单纯性苔藓肝郁气滞证的治法;益气养血,润燥止痒为外阴硬化性苔藓血虚化燥证的治法;温肾健脾,养血润燥为外阴硬化性苔藓脾肾阳虚证的治法;清热利湿,通络止痒为外阴慢性单纯性苔藓湿热下注证的治法。

73. 答案:A 解析:患者月经不规律,月经淋漓不断近1个月,血常规检查未见明显异常,基础体温呈单相型,诊断为无排卵性异常子宫出血(崩漏)。经色淡质稀,伴面唇淡白,神倦懒言,舌淡胖,脉缓无力,辨证为脾虚证。治法为补气摄血,固冲调经,首选固本止崩汤合举元煎。归脾汤为经间期出血脾气虚证首选,安冲汤为月经过多气虚证首选,清热固经汤为崩漏血热(实热)证的首选,补中益气汤为月经先期脾气虚弱证首选。

74. 答案:D 解析:子宫内膜不规则脱落(经期延长):月经周期正常,但经期延长,可长达9~10日,或伴经量增多。基础体温测定单相型提示无排卵;黄体功能不足时虽呈双相型,但升高时间缩短9~11天;子宫内膜不规则脱落呈双相型,但下降缓慢。排卵性月经过多(月经过多):月经量多,周期正常。黄体功能不足(月经先期):黄体期缩短,常伴不孕或孕早期流产。无排卵性异常子宫出血(崩漏)常表现为月经周期紊乱,经期长短不一,经量时多时少,甚至大量出血。可继发贫血,伴有乏力、头晕等症状,甚至出现失血性休克。排卵期出血(经间期出血):月经中期或在基础体温开始上升时出现少量阴道流血。

75. 答案:A 解析:足月儿,25天出现黄疸,可诊断为病理性黄疸。寒湿蕴阻脾胃,肝胆疏泄失常而出现面目皮肤发黄,其色晦暗,持续不退。湿阻脾胃,脾失健运而见呕吐腹胀、不思乳食。舌苔及指纹亦为湿阻脾胃之证,故辨证为寒湿阻滞,治以温中化湿退黄,方用茵陈理中汤加味。B用于湿热熏蒸证。C用于气滞血瘀证。D、E均不是新生儿黄疸适用方。

76. 答案:B 解析:患儿臀部及双下肢皮肤出现紫癜,且伴随消化道症状,可诊断为过敏性紫癜。胃肠积热,迫血妄行,则出现紫癜、便血;胃肠积热影响气机运行,则腹痛阵作,口臭纳呆,腹胀便秘;舌红,苔黄,脉滑数均为热象。故辨证为胃肠积热证。

77. 答案:A 解析:患儿体内水邪泛滥,则肢体浮肿,尿少;水邪上凌心肺,损及心阳,闭阻肺气,心失所养,肺失肃降,则咳嗽气急,喘息不得平卧,心悸,胸闷,口唇青紫,脉细无力。故辨证为水凌心肺证。

78. 答案:C 解析:根据患儿临床表现可诊断为蛔虫病之蛔虫证,治法为驱蛔杀虫,调理脾胃,首选使君子散加减。

79. 答案:E 解析:根据患儿临床表现可诊断为中毒型细菌性痢疾之毒邪内闭证,治法为清肠解毒,泄热开窍,首选黄连解毒汤加味。

80. 答案:D 解析:根据患儿临床表现诊断为支气管哮喘之肺气虚弱证,治法为补肺固表,代表方为玉屏风散加减。麻杏甘石汤或定喘汤为热性哮喘首选,射干麻黄汤为虚实夹杂证首选,三子养亲汤为寒性哮喘首选,六君子汤为肾虚不纳证首选。

81. 答案:A 解析:患儿以浮肿、小便黄赤、下肢疮毒为主要表现,实验室检查提示蛋白尿、血尿及补体的下降,不难诊断为急性肾小球肾炎。疮毒等湿热之邪,内犯脏腑,肺脾受害,而影响于肾。水饮内停可见颜面浮肿,湿热伤及下焦血络而见小便短赤、血尿等。故辨证为湿热内侵,治以清热利湿、凉血止血,方用五味消毒饮合小蓟饮子加减。B用于风水相搏证。C用于蓄水证。D用于阳虚水泛证。E用于湿热淋证。

82. 答案:B 解析:胃肠积热,迫血妄行,外溢皮肤孔窍而见紫癜及便血,胃肠积热影响气机运行可见腹痛阵作,口臭纳呆,腹胀便秘。舌红,苔黄,脉滑数均为热象。

83. 答案:D 解析:流行性腮腺炎起病大多较急,无前驱症状。有发热、畏寒、头痛、咽痛、食欲不佳、恶心呕吐、全身疼痛等表现,数小时腮腺肿痛,逐渐明显,体温可达39℃以上,成人患者一般较严重。腮腺肿胀最具特征性,一般以耳垂为中心,向前、后、下发展,状如梨形,边缘不清;局部皮肤紧张,发亮但不发红,触之坚韧有弹性,有轻触痛。患儿白细胞及中性粒细胞数不高,淋巴细胞数升高,可排除化脓性腮腺炎。另根据患儿两侧腮腺肿大及向耳垂两边蔓延的表现,可明确诊断为流行性腮腺炎。

84. 答案:E 解析:水痘起病较急,可有发热、头痛、全身倦怠等前驱症状。在发病24小时内出现皮疹,迅即变为米粒至豌豆大的圆型紧张水疱,周围明显红晕,有水疱的中央呈脐窝状,水痘皮疹先发于躯干,逐渐波及头面部及四肢,呈向心性分布。根据患儿椭圆形疱疹,四周绕以红晕伴痒感的表现,可诊断为水痘,舌脉为邪郁肺卫的表现。

85. 答案:A 解析:患儿以不思饮食为主要表现,可诊断为厌食。脾胃气虚,运化不利,故见进食后脘腹胀满;气血生化无源,无以濡养四肢而见面色少华,形体偏瘦。故辨证为脾胃气虚。舌脉均为脾胃气虚证之表现。蛋白质-能量营养不良以身材矮小、发育不良为主要表现。

86. 答案:C 解析:室上性心动过速的心电图表现:①心率快而规则,阵发性多在160~220次/分,非阵发性70~130次/分。②P波形态与窦性不同,出现在QRS波群之后则为房室交界性心动过速;当心率过快时,P波往往与前面的T波重叠,无法辨认,故统称为室上性心动过速。③QRS波群形态通常为室上性,亦可增宽、畸形(室内差异性传导、束支阻滞或预激综合征)。④ST-T波无变化,发作中也可以倒置(频率过快而引起的相对性心肌供血不足)。根据患者心悸,胸闷,血压降低,心电图表现等,可诊断为阵发性室上性心动过速。心房扑动的心电图表现:①P波消失,代之以连续性锯齿样F波(各波大小、形态相同,频率规则,为250~350次/分)。②QRS波群及T波均呈正常形态,但偶尔可因室内差异性传导、合并预激症候群,或伴束支传导阻滞,使其增宽或畸形。③未经治疗的心房扑动常呈2:1房室传导。快速房颤的心电图表现:①P波消失,代之以大小不等、形态不同、间隔不等的f波,频率为350~600次/分。②QRS波、T波形态为室上性,但QRS可增宽畸形(室内差异传导)。③大多数病例,房颤心室率快而不规则,多在每分钟160~180次。④当心室率极快而无法辨别f波时,主要根据心室率完全不规则及QRS与T波形状变异诊断。室性心动过速的心电图表现:①3个或以上的室早连发。②常没有P波或P波与QRS无固定关系,且P波频率比QRS波频率缓慢。③频率多数为每分钟140~220次,室律略有不齐。④偶有心室夺获或室性融合波。窦性心动过速的心电图表现:①窦性P波,即P波在Ⅰ、Ⅱ、aVF、$V_3$~$V_6$导联直立,aVR导联倒置。②P-R间期0.12~0.20s。③心率100~160次/分。

87. 答案:A 解析:患者心悸,胸闷烦躁,失眠多梦,口干口苦,大便秘结,舌质红,舌苔黄腻,脉弦滑,辨证为痰火扰心证,治宜清热化痰,宁心安神。心脉瘀阻证须活血化瘀,理气通络;心阳不振证须温补心阳,安神定悸;阴虚火旺证须滋阴清火,养心安神;气血不足证须补血养心,益气安神。

88. 答案:C 解析:治疗室上性心动过速痰火扰心证,首选黄连温胆汤加减。参附汤合桂枝甘草龙骨牡蛎汤为心阳不振证首选,桃仁红花煎为心脉瘀阻证首选,归脾汤为气血不足证首选,天王补心丹为阴虚火旺证首选。

89. 答案:C 解析:消化性溃疡以上腹痛为主要症状,性质可为钝痛、灼痛、胀痛、剧痛或饥饿样不适感。十二指肠溃疡为疼痛在两餐间发生(饥饿痛),胃溃疡为餐后痛。上腹痛通常在服用抗酸药后缓解。胃癌1/3患者可扪及上腹部肿块,质坚而不规则,可有压痛。进展期胃癌最早出现的症状是上腹痛,可伴早饱、纳差、腹胀、体重下降等。早期胃癌可无任何体征,中晚期癌的体征中以上腹压痛最为常见。胃癌晚期或转移可有肝脏肿大、质坚、表面不规则、黄疸,腹水,左锁骨上淋巴结肿大。胰腺癌表现为腹痛、黄疸、消化道症状、消瘦、乏力、腹部包块、症状性糖尿病、血栓性静脉炎、精神症状等。慢性胆囊炎急性发作时与急性胆囊炎一致,隐痛性胆囊炎长期出现右上腹隐痛,餐后上腹饱胀、嗳气等。慢性胰腺炎表现为腹痛,起始于中上腹,也可偏重于右上腹或左上腹,放射至背部,累及全胰则呈腰带状向腰背部放射痛;恶心、呕吐常与腹痛伴发;腹胀,腹膜炎体征等。

90. 答案:A 解析:内镜检查是消化性溃疡最直接的诊断方法。观察溃疡部位、大小、数目与形态,还可取材做病理学和幽门螺杆菌检查,对良性与恶性溃疡的鉴别诊断有很高价值。

91. 答案:A 解析:根据患者表现辨证为肝胃不和证,治宜疏肝理气,健脾和胃,首选柴胡疏肝散合五磨饮子加减。益胃汤为胃阴不足证首选,化肝煎合左金丸为肝胃郁热证首选,失笑散合丹参饮为瘀血停胃证首选,黄芪建中汤为脾胃虚寒证首选。

92. 答案:C 解析:患者出现全身症状(寒战、发热)、泌尿系统症状(尿频、尿急、尿痛、腰痛),左侧肾区有叩击痛,肋脊角压痛,尿沉渣镜检白细胞6个/高倍视野,可见白细胞管型,诊断为急性肾盂肾炎。急性肾小球肾炎急性起病,1~3周前有链球菌感染史(上呼吸道或皮肤感染),典型表现为浮肿、高血压和血尿,不同程度蛋白尿,急性期血清ASO滴度升高,总补体及$C_3$暂时性下降。急性膀胱炎表现为尿频、尿急、尿痛、排尿困难、下腹部疼痛等,部分患者迅速出现排尿困难。一般无全身症状,少数患者可有腰痛、发热,体温多在38℃以下。慢性肾盂肾炎泌尿系统及全身表现均不太典型,半数以上患者有急性肾盂肾炎病史,可间断出现尿频、排尿不适、腰酸痛等,部分患者有不同程度的低热以及肾小管功能受损表现(夜尿增多、低比重尿等)。肾结核多并发生殖道结核或有其他器官结核病史,血尿多与尿路刺激征同时发生,而膀胱炎时,血尿常为终末血尿且抗菌药物治疗有效。尿结核菌阳性,或结核菌素试验和静脉肾盂造影等有助于诊断。

93. 答案:B 解析:清洁中段尿沉渣涂片,用高倍镜检查,若每个视野下可见1个或更多细菌,提示尿路感染。检出率达80%~90%。

94. 答案:E 解析:尿细菌培养可采用清洁中段尿、导尿及膀胱穿刺尿作细菌培养,其中膀胱穿刺尿培养结果最可靠。中段尿细菌定量培养≥$10^5$/mL,称为真性菌尿,可确诊尿路感染。尿细菌定量培养$10^4$~$10^5$/mL,为可疑阳性,需复查;如<$10^4$/mL,可能为污染。耻骨上膀胱穿刺尿细菌定性培养有细菌生长,即为真性菌尿。

95. 答案:C 解析:慢性支气管炎表现为慢性咳嗽咳痰、喘息。X线检查:早期可无异常,随着病情发展,可见肺纹理增多、变粗、扭曲,呈网状或条索状阴影,向肺野周围延伸,以两肺中下野明显。急性支气管炎表现为初为干咳或有少量黏液痰,随后痰量增多,咳嗽加剧,偶伴血痰。慢性阻塞性肺疾病表现为慢性咳嗽、咳痰、气短、呼吸困难等。桶状胸,双侧语颤减弱或消失,叩诊肺部过清音,心浊音界缩小,肺下界和肝浊音界下降,听诊两肺呼吸音减弱,呼气延长,部分患者可闻及湿性啰音和/或干性啰音。肺炎链球菌肺炎表现为寒战、高热、咳嗽、咳黏液血性或铁锈色痰,伴胸痛,呼吸困难,患侧呼吸运动减弱、触觉语颤增强、叩诊呈浊音或实音、听诊呼吸音减低或消失,并可出现支气管呼吸音。支气管哮喘多在儿童或青少年期起病,常有家族或个人过敏史,以发作性喘息为特征,突发突止,发作时两肺满布哮鸣音。

96. 答案:E 解析:根据患者的临床表现可诊断为痰热郁肺证。慢性阻塞性肺疾病痰浊壅肺证可见咳喘痰多,色白黏腻,脘痞腹胀,倦怠乏力,舌淡苔薄腻,脉滑。支气管哮喘热哮证可见呼吸急促,声高气粗,喉间哮鸣,痰稠色黄,面赤口苦,舌红苔黄腻,脉数滑。肺炎链球菌肺炎热闭心神证可见咳嗽气促,痰声辘辘,烦躁,神昏谵语,高热不退,舌红绛苔黄而干,脉细滑数。急性支气管炎风热犯肺证可见咳嗽新起,咳声粗亢,痰黏稠,咳时汗出,头痛口渴,苔薄黄,脉浮数。

97. 答案:C 解析:慢性支气管炎痰热郁肺证的治法是清热化痰,宣肺止咳,首选清金化痰汤加减。三子养亲汤合二陈汤为慢性阻塞性肺疾病痰浊壅肺证首选,定喘汤为支气管哮喘热哮证首选,桑菊饮为急性支气管炎风热犯肺证首选,清营汤为肺炎链球菌肺炎热闭心神证首选。

98. 答案:C 解析:根据患者临床表现诊断为

甲状腺癌。甲状腺癌表现为甲状腺肿块,质地硬而固定,表面不平,腺体在吞咽时上下移动小,晚期可产生声音嘶哑、呼吸、吞咽困难等。甲状腺瘤多以颈前无痛性肿块为首发症状,常偶然发现。颈部出现圆形或椭圆形结节,质韧有弹性,表面光滑,边界清楚,无压痛,多为单发,随吞咽上下移动,有时可压迫气管移位。慢性淋巴性甲状腺炎呈无痛性弥漫性甲状腺肿,初期甲状腺多呈轻中度弥漫性肿大,以峡部为显著;肿大两侧多对称,一侧肿大明显者少见;肿块质硬,表面光滑,病程较长者可扪及结节;多伴甲状腺功能减退,早期可有甲亢表现,但不久便会减轻或消失;较大的甲状腺肿可有压迫症状。单纯性甲状腺肿表现为甲状腺肿大,压迫症状,单纯性甲状腺肿体积较大时可压迫气管、食管和喉返神经。甲状腺功能亢进症表现为体重减轻,怕热出汗,个别患者出现低热,心悸,失眠,情绪易激动,甚至焦虑。$T_3$、$T_4$、$FT_3$、$FT_4$升高,同时伴 TSH 下降,可提示甲状腺功能亢进症。

99. 答案:B 解析:根据患者临床表现辨证为瘀热伤阴证,治法为养阴和营,化痰散结。疏肝解郁,软坚化痰为肝郁气滞证的治法;理气开郁,化痰消坚为气郁痰凝证的治法;理气化痰,活血散结为气血凝滞证的治法;活血化瘀,软坚化痰为痰凝血瘀证的治法。

100. 答案:C 解析:根据患者临床表现辨证为瘀热伤阴证,治宜养阴和营,化痰散结,方选通窍活血汤合养阴清肺汤加减。海藻玉壶汤合逍遥散为肝郁气滞证首选,桃红四物汤合海藻玉壶汤为气血瘀滞证首选,海藻玉壶汤合神效瓜蒌散为痰凝血瘀证首选,龙胆泻肝汤合藻药散为肝火旺盛证首选。

101. 答案:B 解析:根据患者临床表现可诊断为食管癌。食管癌早期吞咽食物梗噎感,胸骨后疼痛,食管内异物感,咽喉部干燥与紧缩感,食物吞咽缓慢并有滞留感;中晚期吞咽困难、梗阻、疼痛、出血、声音嘶哑、体重减轻和厌食。胃食管反流表现为胃灼热和反酸,吞咽疼痛和吞咽困难,内镜检查有食管黏膜破损表现,食管 pH 监测证实存在反流。食管平滑肌瘤常见较轻的吞咽梗阻或胸骨后钝痛,症状多呈间歇性发作,伴上腹部不适、反酸、嗳气及食欲不振等。胃癌表现为胃部痛,食欲减退、消瘦、乏力、恶心、呕吐、出血和黑便,早期常无明显的体征,晚期可出现上腹部肿块、直肠前触及肿物、脐部肿块、锁骨上淋巴结肿大等体征。原发性肝癌早期无明显症状,常见症状为肝区疼痛、腹胀、消瘦乏力、纳差、上腹肿块。

102. 答案:D 解析:食管镜检查可以在直视下观察肿瘤大小、形态和部位。

103. 答案:A 解析:手术是治疗食管癌的首选方法。

104. 答案:C 解析:患者无乳头溢液史,左乳中央区可触及肿块,乳头略有内陷,腋窝淋巴结未触及,符合乳腺癌的临床表现。乳房纤维腺瘤表现为乳房肿块,乳房轻微疼痛,乳房内可扪及单个或多个圆形或卵圆形肿块,质地坚韧,表面光滑,边缘清楚,无粘连,极易推动。患乳外观无异常,腋窝淋巴结不肿大。乳管内乳头状瘤表现为乳头经常有血性溢液,或在内衣、乳罩上发现血性溢液污迹;在乳晕处可触及 1cm 以下肿块,质软,按压肿块可引出溢液。乳腺增生病表现为乳房内肿块,乳房胀痛,乳头溢液,乳房内可扪及多个形态不规则的肿块,多呈片块状、条索状或颗粒状结节,也可各种形态混合存在。各种形态的肿块边界都不甚清楚,与皮肤及深部组织无粘连,推之能活动,多有压痛。急性乳腺炎表现为乳房肿胀疼痛,发热,初起时患部压痛,结块或有或无,皮色微红或不红。化脓时患部肿块逐渐增大,结块明显,皮肤红热水肿,触痛显著,拒按。脓已成时肿块变软,按之有波动感。

105. 答案:B 解析:患者两胁胀痛,易怒易躁,舌苔薄白,舌红有瘀点,脉弦有力,辨证为肝郁气滞证,治宜疏肝解郁,理气化痰。冲任失调证须调摄冲任,理气散结;毒热蕴结证须清热解毒,活血化瘀;气血两虚证须调肝理脾,益气养血;气滞血瘀证须行气活血,散瘀止痛。

106. 答案:A 解析:治疗乳腺癌肝郁气滞证,首选逍遥散。桃红四物汤合失笑散为气滞血瘀证首选,二仙汤为是冲任失调证首选,清瘟败毒饮合桃红四物汤为毒热蕴结证首选,人参养荣汤为气血两虚证首选。

107. 答案:A 解析:先兆流产指妊娠28周前出现少量阴道流血,下腹痛或腰背痛。妇科检查:

子宫颈口未开,胎膜未破,子宫大小与停经周数相符。难免流产一般由先兆流产发展而来,阴道流血增多,阵发性腹痛加重,或胎膜破裂出现阴道流水。妇科检查:子宫颈口已扩张,有时宫颈口可见胚胎组织或羊膜囊堵塞,子宫与妊娠周数相符或略小。不全流产由难免流产发展而来,部分妊娠物已排出体外,尚有部分残留在宫腔内或嵌顿于宫颈口处,影响子宫收缩,出血量多,甚至发生失血性休克。妇科检查:宫颈口已扩张,子宫颈口妊娠组织堵塞及持续性血液流出,一般子宫小于停经周数。稽留流产指胚胎或胎儿已死亡,滞留在宫腔内未及时自然排出,又称过期流产。胚胎或胎儿死亡后子宫不再增大反而缩小,早孕反应消失,如至妊娠中期,孕妇腹部不见增大,胎动消失。妇科检查:子宫颈口闭,子宫明显小于停经周数,质地不软,未闻及胎心音。复发性流产指连续3次或3次以上自然流产者,每次流产往往发生于同一妊娠月份,其流产过程与一般流产相同。本例患者符合先兆流产的表现。

108. 答案:B 解析:难免流产一般由先兆流产发展而来,阴道流血增多,阵发性腹痛加重,或胎膜破裂出现阴道流水。妇科检查:子宫颈口已扩张,有时宫颈口可见胚胎组织或羊膜囊堵塞,子宫与妊娠周数相符或略小。患者符合难免流产的表现。

109. 答案:E 解析:最有效的止血紧急措施是刮宫术。

110. 答案:C 解析:根据患者临床表现诊断为无排卵性异常子宫出血(崩漏)。无排卵性异常子宫出血(崩漏)常表现为月经周期紊乱,经期长短不一,经量时多时少,甚至大量出血。可继发贫血,伴有乏力、头晕等症状,甚至出现失血性休克。排卵期出血(经间期出血):月经中期或在基础体温开始上升时出现少量阴道流血。黄体功能不足(月经先期):黄体期缩短,常伴不孕或孕早期流产。排卵性月经过多(月经过多):月经量多,周期正常。子宫内膜不规则脱落(经期延长):月经周期正常,但经期延长,可长达9~10日,或伴经量增多。

111. 答案:A 解析:根据患者临床表现辨证为脾虚证,治法为补气摄血,固冲调经。补气升提,固冲止血为排卵性月经过多(月经过多)气虚证的治法;健脾益气,固冲调经为黄体功能不足(月经先期)脾气虚弱证的治法;养阴清热,凉血调经为子宫内膜不规则脱落(经期延长)虚热证的治法;滋肾养阴,固冲止血为排卵期出血(经间期出血)肾阴虚证的治法。

112. 答案:A 解析:治疗无排卵性异常子宫出血(崩漏)脾虚证,首选固本止崩汤合举元煎。加减一阴煎为排卵期出血(经间期出血)肾阴虚证首选,两地汤合二至丸为子宫内膜不规则脱落(经期延长)虚热证首选,补中益气汤为黄体功能不足(月经先期)脾气虚弱证首选,安冲汤为排卵性月经过多(月经过多)气虚证首选。

113. 答案:A 解析:根据患者的临床表现诊断为产褥感染。晚期产后出血是指分娩24小时后,在产褥期内发生的子宫大量出血。以阴道流血、腹痛和发热、全身症状为主要表现。产褥中暑表现为高热、恶心、口渴、胸闷、呼吸急促、昏迷等。产后关节痛可见产褥期内关节或肢体酸楚、疼痛、麻木、重着。产后排尿异常包括产后尿潴留及小便频数与失禁。产后膀胱充盈而不能自行排尿或排尿困难者称为产后尿潴留;产后排尿失去控制,不能自主排出者称为尿失禁。

114. 答案:E 解析:根据患者临床表现辨证为感染邪毒证,治法为清热解毒,凉血化瘀。清热解暑,益气生津为产褥中暑暑伤气津证的治法。养血活血,祛瘀利尿为产后排尿异常(产后尿潴留)血瘀证的治法。养血活络,行瘀止痛为产后关节痛血瘀证的治法。清热凉血,安冲止血为晚期产后出血血热证的治法。

115. 答案:E 解析:治疗产褥感染之感染邪毒证,首选五味消毒饮合失笑散加牡丹皮、赤芍、鱼腥草、益母草。清暑益气汤为产褥中暑暑伤气津证首选。加味四物汤为产后排尿异常(产后尿潴留)血瘀证首选。生化汤为产后关节痛血瘀证首选。保阴煎为晚期产后出血血热证首选。

116. 答案:A 解析:根据患儿临床表现诊断为免疫性血小板减少症。免疫性血小板减少症急性型起病前1~3周或同时有急性病毒感染史。病急骤,出血症状较重,以自发性皮肤和/或黏膜出血为突出表现,瘀点、瘀斑呈针尖至米粒大,遍布全身,而以四肢多见。常见鼻衄、牙龈出血、呕血、便血少见,偶见肉眼血尿。血小板计数 < $100 \times 10^9$/L。过敏性紫癜多见于下肢、臀部皮肤,为出血性斑丘疹,呈对称分布,伸侧面多于屈侧面,血小板不减少,常伴有荨麻疹及不同程度的关节痛和腹痛。营养性缺铁性贫血发病缓慢,皮肤黏膜逐渐苍白或苍黄,以口唇、口腔黏膜及甲床最为明显,神疲乏力,食欲减退,或异食癖。年长儿有头晕耳鸣、眼花等症状。部分患儿可有肝脾肿大。麻疹以发热、流涕、流泪、咳嗽、口腔麻疹黏膜斑及全身斑丘疹为特征。风疹全身症状轻,出疹迅速,消退亦快,临床以耳后、枕后和颈部淋巴结肿大、有触痛为特点。

117. 答案:A 解析:血热伤及络脉导致出血,则见瘀点、瘀斑、色鲜红、鼻衄。热邪内蕴,伤及津液,则见心烦口渴、便秘尿少。苔薄黄、脉数均为热邪内盛的表现。辨证为血热伤络证。

118. 答案:D 解析:血热伤络证治宜清热解毒,凉血止血,首选犀角地黄汤加减。归脾汤为气不摄血证首选,桃仁汤为气滞血瘀证首选,左归丸为肝肾阴虚证首选,透疹凉解汤为邪入气营证首选。

119. 答案:A 解析:根据患者临床表现诊断为维生素 D 缺乏性佝偻病。维生素 D 缺乏性佝偻病多见于婴幼儿,好发于冬春季节。①初期:有烦躁夜啼,纳呆,多汗,发稀,枕秃,囟门迟闭,牙齿迟出等。血生化轻度改变或正常。②激期:除初期表现外,以骨骼轻中度改变为主。X 线见临时钙化带模糊,干骺端增宽,边缘呈毛刷状。血清钙、磷均降低,碱性磷酸酶增高。③恢复期:经治疗后症状改善,体征减轻,X 线片临时钙化带重现,血生化恢复正常,但可遗留骨骼畸形。④后遗症期:重症患儿残留不同程度的骨骼畸形,多见于 >2 岁的儿童。无其他症状,理化检查正常。先天性甲状腺功能低下又称呆小病、克汀病。生后 2~3 个月开始出现甲状腺功能不全表现,并随月龄增大症状日趋明显,如生长发育迟缓、体格明显短小、出牙迟、前囟大而闭合晚、腹胀等,与佝偻病相似,但患儿智能低下,有特殊面容,皮肤粗糙干燥,血清 $TSH$、$T_4$ 测定可资鉴别。软骨营养不良患儿头大、前额突出、长骨骺端膨出、胸部串珠、腹大等与佝偻病相似,但四肢手指短粗,五指齐平,腰椎前突,臀部后突。骨骼 X 线可见特征性改变,如长骨粗短弯曲,干骺端变宽,呈喇叭口状,但轮廓光整,部分骨骼可埋入扩大的干骺端中。蛋白质-能量营养不良消瘦型最早出现的症状是体重不增,继则体重下降,皮下脂肪和肌肉逐渐减少或消失,久之可引起身长不增,智力发育落后,皮下脂肪减少等;水肿型可见四肢、面部,甚至全身水肿,体温低于正常,表情淡漠,不喜活动,胸部平坦而腹部膨胀,常伴肝大等。维生素 D 缺乏性手足搐搦症临床表现主要为手足抽搐、喉痉挛和惊厥,患儿同时伴有不同程度的佝偻病表现。

120. 答案:A 解析:维生素 D 缺乏性佝偻病的病机是脾肾两虚,病位主要在脾肾,常累及心肝肺。

121. 答案 A 解析:维生素 D 缺乏性佝偻病治疗应首选维生素 D 制剂。用药方法分为:口服法和突击疗法(肌内注射)。①口服法:初期(轻度),维生素 D 每日 1000~2000U;激期(中、重度),每日 3000~6000U。②突击疗法:对各种原因不能坚持每日服药,或重症佝偻病可一次肌内注射维生素 $D_3$ 20 万~30 万 U,2~3 个月后改为口服预防量。如临床表现、血生化检查和骨骼 X 线改变无恢复征象,应与其他类型佝偻病相鉴别。

122. 答案:A 解析:患儿发病前有上呼吸道感染表现,发热、咳嗽、气促,双肺听诊呼吸音粗糙,可闻及少许中、细湿啰音,白细胞总数增多,胸部 X 线示双肺纹理增粗,右肺可见散在斑片状阴影,符合支气管肺炎的诊断。腺病毒肺炎多见于 6 个月~2 岁的婴幼儿,以发热、咳嗽、呼吸困难为主要症状,重症者可出现鼻翼扇动、三凹征、喘憋及口唇甲床青紫。肺部体征出现较晚,初期听诊仅有呼吸音粗糙或干啰音,发热 4~5 日后方可闻及湿啰音。合胞病毒肺炎多见于 2 岁以内,尤以 2~6 个月婴儿多见,发热、咳嗽、喘憋为主要症状,中、重症病儿有喘憋、呼吸困难,出现呼吸增快、三凹征、鼻翼扇动及口唇发绀。肺部听诊可闻及喘鸣音,肺底部可闻及细湿啰音。支原体肺炎以发热、咳嗽、咯痰为主要症状。刺激性剧烈咳嗽为突出表现,年长儿常伴有咽痛、胸闷及胸痛等症状。婴幼儿则起病急,病情重,常有呼吸困难及喘憋。肺部体征因年龄而异,年长儿大多缺乏显著的肺部体征,婴幼儿叩诊呈浊音,听诊呼吸音减弱,有时可闻及湿啰音,部分婴儿可闻及哮鸣音。金黄色葡萄球菌肺炎院外感染起病较急,寒战、高热、胸痛、咳嗽、咳脓痰、痰带血丝或呈粉红色乳状,常有进行性呼吸困难、发绀。院内感染起病稍缓慢,亦有高热、脓痰。病情发展可出现两肺散在湿啰音,病变较大或融合时可有肺实变体征。

123. 答案:C 解析:根据患儿临床表现辨证为肺脾气虚证,治宜补肺健脾,益气化痰。风热闭肺证须辛凉宣肺,清热化痰;痰热闭肺证须清热涤痰,开肺定喘;风寒闭肺证须辛温宣肺,化痰止咳;毒热闭肺证须清热解毒,泻肺开闭。

124. 答案:A 解析:治疗小儿肺炎肺脾气虚证,首选人参五味子汤加减。华盖散为风寒闭肺证首选,银翘散合麻杏甘石汤为风热闭肺证首选,五虎汤合葶苈大枣泻肺汤为痰热闭肺证首选,黄连解毒汤合麻杏甘石汤为毒热闭肺证首选。

125~126. 答案:D、B 解析:左心衰竭体征:①肺部体征:两肺底湿性啰音与体位变化有关;心源性哮喘时两肺可闻及哮鸣音;胸腔积液时有相应体征。②心脏体征:除原有心脏病体征外,一般均心脏扩大、心率加快,并有肺动脉瓣区第二音($P_2$)亢进、心尖区舒张期奔马律和/或收缩期杂音、交替脉等。右心衰竭体征:①静脉淤血体征:颈静脉怒张和/或肝-颈静脉回流征阳性;黄疸、肝大伴压痛;周围性紫绀;下垂部位凹陷性水肿;胸水和/或腹水。②心脏体征:除原有心脏病体征外,右心室显著扩大,有三尖瓣收缩期杂音。

127~128. 答案:A、B 解析:A用于急性胰腺炎肝郁气滞证。B用于急性胰腺炎脾胃湿热证。C、D、E均不是急性胰腺炎的适用方。

129~130. 答案:B、E 解析:慢性髓细胞性白血病阴血亏虚证治以滋阴清热、解毒祛瘀,瘀血内阻证治以活血化瘀。A用于气血两虚证。C用于肾阳亏虚证。D用于阴虚火旺证。

131~132. 答案:C、E 解析:典型房扑的心房率通常是250~350次/分;而正常心率为60~100次/分;心房颤动的心房率是350~600次/分;房速的心房率为160~200次/分。

133~134. 答案:A、D 解析:慢性肾小球肾炎分为五型。其中普通型较为常见,病程迁延,病情相对稳定,多表现为轻度至中度的水肿、高血压和肾功能损害,尿蛋白(+~+++),离心尿红细胞>10个/高倍视野和管型尿等。而肾病型除具有普通型的表现外,主要表现为肾病综合征,24小时尿蛋白定量>3.5g,血清白蛋白低于30g/L,水肿一般较重,伴有或不伴高脂血症。B是肾病综合征的特点。C是高血压型的特点。E是急性发作型的特点。

135~136. 答案:D、C 解析:特定穴中,原穴可调整脏腑经络的功能,既可补虚,又可泻实;阴经郄穴有止血作用,阳经郄穴偏于止痛;络穴一络通二经,即络穴不仅治本经病,也能治其相表里经的病证;井穴具有交通阴阳气血的作用,多用于急救,有开窍醒神,消炎镇痛之效;募穴可治本脏腑病及阳经经络病证。

137~138. 答案:D、B 解析:灯草灸,用于腮腺炎,呃逆、呕吐、阴痧腹痛、小儿消化不良、功能性子宫出血,手足厥冷等病证;隔姜灸,用于呕吐、泄泻、脘腹隐痛、遗精、阳痿、痛经、面瘫等;隔蒜灸,具有清热解毒、消肿散结、杀虫、健胃等作用;隔盐灸,治疗腹痛、吐泻、虚脱等症。

139~140. 答案:D、A 解析:B公孙通冲脉。C肺经的经穴、原穴。E内关通阴维脉。D列缺通任脉。A后溪通督脉。

141~142. 答案:D、B 解析:A是指将药物和油类煎熬或调匀成膏的制剂。B是指将具有箍集围聚、收束疮毒作用的粉剂用液体、蜜或饴糖等调成糊状敷疮上。D是将各种不同的药物浸泡于乙醇溶液中取其药液。

143~144. 答案:E、A 解析:热入营血证表现为壮热躁动,口干唇燥,大便秘结,小便短赤,舌红绛而干,苔黄或黄糙或焦干起刺,脉洪数。火热伤津证候表现为壮热,口干唇燥,口渴喜饮,大便秘结,小便短赤,舌红干,苔黄少津,脉细数。

145~146. 答案:A、A 解析:短效、长效口服避孕药能有效地抑制排卵、不利孕卵着床而起到避孕作用。停药后即恢复排卵,不影响生育。其中最主要的机制为能有效地抑制排卵。

147~148. 答案:D、C 解析:咽-结膜热的主要病原体是腺病毒3、7型所致,常发生于春夏季,以发热、咽炎、结膜炎为特征。80%婴幼儿腹泻是由病毒感染引起的,病毒性肠炎主要病原为轮状病毒,其次为肠道病毒(包括柯萨奇病毒、埃可病毒、肠道腺病毒)。B可引起呼吸道合胞病毒性肺炎。

149~150. 答案:B、D 解析:小儿佝偻病主要是由于维生素D缺乏所致。小儿营养性缺铁性贫血是指红细胞中的含铁血黄素低(低色素),同时细胞体积小(小细胞),这种贫血大多数由于缺铁引起。

# 考前自测卷(三)

## 第 一 单 元

1. 答案:B 解析:任何事物在发展过程中都存在着"物极必反"的规律。"重阴必阳,重阳必阴"的"重","寒极生热,热极生寒"的"极",以及"寒甚则热,热甚则寒"的"甚",即阴阳消长变化发展到"极"的程度,是事物的阴阳总体属性发生转化的内在因素和必备条件。所以,阴阳的转化是有条件的。它在重、极、甚的情况下可以发生转化。

2. 答案:E 解析:阴阳偏衰出现的是虚证,故总的治疗原则是"虚则补之",即补其不足。分而言之,阴偏衰产生的是"阴虚则热"的虚热证,治疗当滋阴制阳,用"壮水之主,以制阳光"的治法,《内经》称之为"阳病治阴"。阳偏衰产生的是"阳虚则寒"的虚寒证,治疗当扶阳抑阴,用"益火之源,以消阴翳"的治法,《内经》称之为"阴病治阳"。

3. 答案:C 解析:相乘,是相克太过致病。引起五脏相乘的原因有二:一是某脏过盛,而致其所胜之脏受到过分克伐;二是某脏过弱,不能耐受其所不胜之脏的正常克制,从而出现相对克伐太过。如以肝木和脾土之间的相克关系而言,相乘传变就有"木旺乘土"(即肝气乘脾)和"土虚木乘"(即脾虚肝乘)两种情况。由于肝气郁结或肝气上逆,影响脾胃的运化功能而出现胸胁苦满、脘腹胀痛、泛酸、泄泻等表现时,称为"木旺乘土"。

4. 答案:A 解析:肝主筋,五行属木,因此筋属木。

5. 答案:E 解析:肾主纳气,是指肾气有摄纳肺所吸入的自然界清气,保持吸气的深度,防止呼吸表浅的作用。人体的呼吸功能由肺所主,其中呼气主要依赖肺气的宣发作用,吸气主要依赖肺气的肃降作用。但吸入的清气,由肺气的肃降作用下达于肾,必须再经肾气的摄纳潜藏,使其维持一定的深度,以利于气体的交换。因此,肾主纳气的主要生理作用是使肺的呼吸保持一定的深度。

6. 答案:E 解析:肝藏血,肾藏精,精血互化,且能相互资生,肝主疏泄,肾主封藏,疏泄与封藏二者之间存在着相反相成的互用关系。肝肾之间的这种关系,与男子排精及女子经孕尤为密切。两者关系失调,则可导致女子月经不调或男子遗精滑泄等症。

7. 答案:B 解析:大肠的主要生理功能是传导糟粕。饮食物经小肠泌别清浊后,其清者即水谷精微被经脾转输到心肺,布散周身,其浊者即糟粕则下降到大肠,大肠将糟粕经过燥化变为粪便,排出体外。所以说:"大肠者,传导之官,变化出焉。"

8. 答案:B 解析:宗气的生理功能主要有走息道以行呼吸、贯心脉以行血气和下蓄丹田以资先天三个方面。凡语言、声音、呼吸的强弱,气血的运行,肢体的寒温和活动能力,视听的感觉能力,心搏的强弱及其节律等,皆与宗气的盛衰有关。

9. 答案:B 解析:人体之气主要来源于先天之精所化生的先天之气、水谷之精所化生的水谷之气和自然界的清气,三者结合而成为一身之气。元气又名真气、原气。属先天之气。它来源于父母,为先天之精所化生,藏于肾,依靠后天之气的滋养和补充。宗气为后天之气,是由肺吸入之自然界清气和脾运化之水谷精气结合而成,积于胸中,主要功能有二:一是出喉咙而行呼吸;二是贯注心脉而行气血。营气,营有营运和营养两种含义。营气主要由脾胃运化的水谷精微所化生,是水谷精微中富有营养的物质。它分布于脉管之中,主要功能是化生血液,营养人体。卫气,卫有保卫、卫护之义。卫气亦由脾胃运化的水谷精微所化生,是水谷精微的慓悍部分。行于脉外,其运行迅速而滑利。

10. 答案:B 解析:阳明经分布在面额部,少阳经分布在面部两侧,太阳经分布在项背、面颊部。厥阴经、少阴经不循行在面额部。

11. 答案:B 解析:任脉的主要功能为调节阴经气血,为"阴脉之海"。任脉循行于腹面正中线,多次与手足三阴经及阴维脉交会。如任脉与足三阴会于中极、关元;与足厥阴会于曲骨;与足太阴会于下脘;与手太阴会于上脘;与阴维脉会于廉泉、天突等。任脉总司阴脉之间的相互联系,调节阴经气血,故被称为"阴脉之海"。

12. 答案:D 解析:寒为阴邪,易伤阳气;寒性凝滞,寒邪侵袭人体,经脉气血失于阳气温煦,易使气血凝结阻滞,涩滞不通,不通则痛,故疼痛是寒邪致病的重要特征。

13. 答案:D 解析:阳盛格阴,又称格阴、真热假寒,系指阳热偏盛至极,深伏于里,阳气被遏,郁闭于内,不能外达于肢体而将阴气排斥于外的一种病理状态。阳盛于内是疾病的本质,但由于格阴于外,可在原有壮热、面红、气粗、烦躁、舌红、脉数大有力等邪热内盛表现的基础上,又出现四肢厥冷、脉象沉伏等假寒之象。

14. 答案:A 解析:热因热用,反治法之一,即以热药治疗真寒假热之法。例如某些亡阳虚脱的病人,由于阴寒内盛,格阳于外,有时会见到面颊浮红、烦躁等热象,因其热象是假,而阳虚寒盛是其本质,故仍以温热药物治疗,就是热因热用。B 用于真热假寒。C 用于本虚标实之满胀不通的病证。D 用于具有实性通泄症状的病症。E 用于体虚之人。

15. 答案:C 解析:恶寒与发热感觉并存称恶寒发热。它是外感表证的主要症状之一。出现恶寒发热症状的病理变化,是外感表证初起,外邪与卫阳之气相争的反应。外邪束表,郁遏卫阳,肌表失煦故恶寒。卫阳失宣,郁而发热。如果感受寒邪,可导致束表遏阳之势加重,恶寒症状显著;感受热邪,助阳而致阳盛,发热症状显著。

16. 答案:B 解析:口渴说明体内正常津液不足,而不多饮或水入即吐说明气机闭阻,水道不通。引起该证的主要原因是痰浊中阻。营分热盛表现为口渴喜饮,湿热内蕴表现为口渴或不渴。痰饮内停和瘀血内停如果阻滞中焦也可能引起水入则吐的症状,但是由于这两项没有明确说明阻滞的部位,因此作为干扰项,不予选择。

17. 答案:B 解析:A 的特点为肠鸣腹痛,泻下不爽,便臭如败卵。B 的特点为下痢脓血,里急后重,或暴注下泻,色黄而秽臭,肛门灼热。C 的特点为便溏、食少面黄。D 的特点为大便秘结,或热结旁流,气味恶臭。E 的特点为渴喜冷饮,便秘尿赤。

18. 答案:E 解析:绛为深红色,较红舌颜色更深浓之舌称绛舌主病,有外感与内伤之分。在外

感病为热入营血。在内伤杂病为阴虚火旺。

19. 答案:B 解析:血虚不润可致舌淡白裂纹多;而脾虚湿侵可见舌淡白湿润;阴液亏虚可见舌红无苔;寒湿内盛可见舌淡紫而湿润。痰浊壅滞可见舌苔厚腻。

20. 答案:D 解析:发作与情志相关的疾病,多与肝有关,选项之中,只有 D 符合。

21. 答案:B 解析:细脉的特点是脉细如线,但应指明显。主气血两虚,诸虚劳损,湿证。

22. 答案:D 解析:芤脉应指浮大中空,如按葱管;而弱脉脉象为沉细无力而软;伏脉脉象为重按推至筋骨始得;牢脉脉象为沉按实大弦长。只有芤脉脉象不偏沉。

23. 答案:D 解析:表寒证的临床表现有恶寒发热,头身疼痛,无汗,舌苔薄白,脉浮紧。兼有鼻塞、流涕、咳嗽、喷嚏等证。

24. 答案:B 解析:亡阳证的临床表现:大汗出,汗冷,味淡微黏,身凉恶寒,四肢厥冷,蜷卧神疲,口淡不渴,或喜热饮,舌淡白润,脉微欲绝。亡阴证的临床表现:身热肢暖,烦躁不安,口渴咽干,唇干舌燥,肌肤皱瘪,小便极少,舌红干,脉细数无力。通常大汗淋漓主亡阴,其汗温、咸而稀(吐、下之亡阴,有时可无大汗出)。B 为血热证的临床表现。

25. 答案:E 解析:心的病变主要表现为血脉运行失常及精神意识思维改变等方面。如心悸,精神错乱,脉结代或促等症常是心的病变。故心气虚、心阳虚、心血虚、心阴虚四证的共同临床表现为心悸。

26. 答案:B 解析:肾气不固证,是指肾气亏虚固摄无权所表现的证候。多因年高肾气亏虚,或年幼肾气未充,或房事过度,或久病伤肾所致。临床表现为神疲耳鸣,腰膝酸软,小便频数而清,或尿后余沥不尽,或遗尿失禁,或夜尿频多,男子滑精早泄,女子白带清稀,胎动易滑,舌淡苔白,脉沉弱。

27. 答案:A 解析:胃热炽盛证多因平素嗜食辛辣肥腻,化热生火,或情志不遂,气郁化火,或热邪内犯等所致。临床表现为胃脘灼痛,吞酸嘈杂,或食入即吐,或渴喜冷饮,消谷善饥,或牙龈肿痛,齿衄口臭,大便秘结,小便短赤,舌红苔黄,脉滑数等症状。

28. 答案:C 解析:旋覆花入汤剂宜包煎。

29. 答案:D 解析:黄连归心经,功效清热燥湿,泻火解毒。古云"黄连苦燥,乃入心经……泻心实"。所以黄连可清泻心经实火。

30. 答案:A 解析:射干用于热毒痰火郁结,咽喉肿痛,痰涎壅盛,咳嗽气喘。鱼腥草主治肺痈吐脓,肺热咳嗽,热毒痈疮,湿热淋证。射干主治咽喉肿痛,痰盛咳喘。板蓝根主治外感发热,温病初期,咽喉肿痛,温毒发斑,痄腮,丹毒,痈肿疮毒。山豆根主治咽喉肿痛,牙龈肿痛。所以射干可用于治疗咽喉红肿疼痛,兼有肺热咳嗽痰多者。

31. 答案:C 解析:地骨皮可凉血除蒸,清肺降火。

32. 答案:B 解析:大黄具有泻下攻积,清热泻火,凉血解毒,逐瘀通经的功效。

33. 答案:B 解析:祛风湿药的药性大多为辛温性燥。

34. 答案:C 解析:桑寄生既能治疗风湿痹痛,又能用于胎漏下血、胎动不安。其余药为补阳药,不具有祛风湿作用。

35. 答案:B 解析:茯苓利水消肿渗湿,健脾宁心。用于水肿尿少,痰饮眩悸,脾虚食少,便溏泄泻,心神不安,惊悸失眠。

36. 答案:B 解析:橘皮的性味是辛苦温。

37. 答案:E 解析:A 活血行气,祛风止痛。B 活血,行气,止痛。C 活血行气,通经止痛。D 破血行气,消积止痛。E 活血止痛,行气解郁,清心凉血,利胆退黄。

38. 答案:C 解析:竹茹清热化痰,除烦止呕。淡竹叶清热除烦,利尿。芦根清热生津,除烦,止呕,利尿。天花粉清热生津,除烦止呕,利尿。

39. 答案:B 解析:磁石镇惊安神,平肝潜阳,聪耳明目,纳气平喘。

40. 答案:A 解析:石决明味咸,性寒。归肝经。功能平肝潜阳,清肝明目。主治:①肝阳上亢,头晕目眩;②目赤翳障,视物昏花。

41. 答案:C 解析:黄芪健脾补中,升阳举陷,益卫固表,利尿,托毒生肌。浮小麦固表止汗,益气,除热。白术健脾益气,燥湿利尿,止汗,安胎。适用于脾气虚证、气虚自汗、脾虚胎动不安。麻黄根固表止汗。白芍养血敛阴,柔肝止痛,平抑肝阳。

42. 答案:C 解析:党参补脾肺气,补血,生津。黄芪健脾补中,升阳举陷,益卫固表,利尿,托毒生肌。鹿茸主治畏寒肢冷,腰膝酸痛,小便频数,精神疲乏,并见疮疡不敛者。续断补益肝肾,强筋健骨,止血安胎,疗伤续折。何首乌制用补益精血,生用解毒、截疟,润肠通便。

43. 答案:D 解析:小建中汤是在桂枝汤的基础上加了饴糖这味药,并将其重用为君药。另将芍药倍用以增强养阴柔肝的功效。故在药味与药量上均有变化。

44. 答案:E 解析:银翘散和桑菊饮均为治疗温病初起的辛凉解表剂。组成中都有连翘、薄荷、桔梗、生甘草、芦根,但银翘散由金银花配伍荆芥穗、豆豉、牛蒡子、竹叶,解表清热之力较强;桑菊饮由桑叶配伍杏仁,宣肺止咳之力较大。

45. 答案:A 解析:小柴胡汤方中以苦平之柴胡为君,入肝胆经,透泄少阳半表之邪,疏泄气机之郁滞,使少阳半表之邪得以疏散,气机得以条畅。黄芩苦寒,清泄少阳半里之热,为臣药。柴胡升散,黄芩降泄,两者配伍,是和解少阳的基本药对。胆气犯胃,胃失和降,佐以半夏、生姜和胃降逆止呕。邪从太阳传入少阳,缘于正气本虚,故又佐以人参、大枣益气健脾,一者取其扶正以祛邪,一者取其益气以御邪内传,俾正气旺盛,则邪无内向之机。炙甘草助人参、大枣扶正,且能调和诸药,为使药。诸药合用,使邪气得解,枢机得利,胃气调和,诸症自除。全方配伍特点:和解少阳为主,兼补胃气;祛邪为主,兼顾正气。

46. 答案:C 解析:桑杏汤的功用是清宣温燥,润燥止咳,主治外感温燥证。温胆汤的功用是理气化痰,和胃利胆,主治胆郁痰扰证。清气化痰丸的功用是清热化痰,理气止咳,主治痰热咳嗽。清燥救肺汤的功用是清燥润肺,养阴益气,主治温燥伤肺,气阴两伤证。贝母瓜蒌散的功用是润肺清热,理气化痰,主治燥痰咳嗽。

47. 答案:C 解析:半夏厚朴汤的药物组成有半夏、厚朴、茯苓、生姜、苏叶。

48. 答案:B 解析:八珍汤主治气血两虚证。补中益气汤主治脾虚气陷证(中气下陷证)、气虚发热证。四君子汤主治脾胃气虚证。归脾汤主治心脾气血两虚证、脾不统血证。生脉散主治温热、暑热,耗气伤阴证;久咳伤肺,气阴两虚证。

49. 答案:E 解析:固冲汤的功用是固冲摄血,益气健脾。主治脾肾亏虚,冲脉不固证。

50. 答案:E 解析:温脾汤的药物组成有大黄、当归、干姜、附子、人参、芒硝、甘草。

51. 答案:B 解析:生化汤主治血虚寒凝,瘀血阻滞证。表现为产后恶露不行,小腹冷痛。

52. 答案:D 解析:补阳还五汤主治中风之气虚血瘀证。症见半身不遂,口眼歪斜,语言謇涩,口角流涎,小便频数或遗尿失禁,舌暗淡,苔白,脉缓无力。

53. 答案:D 解析:槐花散清肠止血,疏风下气,主治肠风脏毒下血。

54. 答案:B 解析:炙甘草汤具有滋养阴血,益气温阳,复脉止悸的功效,能治疗虚劳肺痿,症见咳嗽,涎唾多,形瘦短气,虚烦不眠,自汗盗汗等。A主治温燥伤肺证。C主治由肺胃阴虚,痰涎不化所致的肺痿。D主治肺肾阴虚,虚火上炎证。E主治白喉。

55. 答案:B 解析:二陈汤的组成有半夏、橘红、茯苓、炙甘草。

56. 答案:B 解析:乌梅丸适用于久泻久痢,多为脾胃虚寒,肠滑失禁,气血不足而湿热积滞未去之寒热虚实错杂证,本方集酸收涩肠、温阳补虚、清热燥湿诸法于一方,切中病机,故可奏效。

57. 答案:D 解析:突发中上腹剧烈刀割样疼痛为消化性溃疡穿孔引起的疼痛。持续性、广泛性剧烈腹痛伴腹肌紧张,提示为急性弥漫性腹膜炎。右上腹进行性锐痛提示肝区病变。右上腹阵发性绞痛,可能是胆囊炎。剑突下钻顶样疼痛是胆道蛔虫梗阻的典型表现。

58. 答案:A 解析:咯血前常出现咽喉痒、胸闷、咳嗽等症状,血色鲜红,若不将血液咽下则没有黑便,血中混合泡沫、痰,患者多有肺系疾病病史。呕血前常出现上腹不适、恶心、呕吐等症状,血色棕黑、暗红,有黑便,血中混有食物残渣,患者多有消化系疾病病史。

59. 答案:D 解析:抽搐按症状性病因分为颅脑疾病和全身性疾病。前者包括感染性(脑炎、脑膜炎、脑脓肿、脑寄生虫病等)与非感染性(外伤、肿瘤、血管疾病、癫痫及其他疾病),后者也包括感染性(中毒性肺炎、中毒性菌痢、败血症、狂犬病、破伤风、小儿高热惊厥等)与非感染性(缺氧、中毒、心血管疾病、代谢障碍、物理损伤、癔症性抽搐及其他)。

60. 答案:A 解析:破伤风为苦笑面容;甲亢为甲亢面容;甲减为黏液性水肿面容;二尖瓣狭窄为二尖瓣面容;伤寒为伤寒面容。

61. 答案:B 解析:胸骨角为胸骨柄与胸骨体的连接处,其两侧分别与左右第2肋软骨连接。

62. 答案:A 解析:心脏杂音的原因是:血流加速;瓣膜开放口径或大血管通道狭窄;瓣膜关闭不全;异常血流通道;心腔异物或异常结构;大血管瘤样扩张等。胸骨左缘3、4肋为主动脉第二听诊区,其舒张期杂音是由于主动脉瓣关闭不全引起。心力衰竭在心脏听诊中可见第一心音减弱或舒张期奔马律。心律失常主要是听诊心律快慢不一。心脏猝死的表现为心音消失。冠心病会引起二尖瓣听诊区收缩期杂音。

63. 答案:C 解析:发热伴头痛、呕吐或昏迷见于乙型脑炎、流行性脑脊髓膜炎、脑型疟疾、脑出血、蛛网膜下腔出血、中毒性痢疾等。

64. 答案:B 解析:急性腹膜炎由胃、肠穿孔引起者最常见,伴有腹部压痛、反跳痛与腹肌紧张,肠蠕动音减弱或消失。

65. 答案:A 解析:夜间阵发性呼吸困难发作时,患者被迫坐起喘气和咳嗽,重者面色青紫、大汗、呼吸有哮鸣声,咳浆液性粉红色泡沫样痰,两肺底湿啰音,心率增快,此种呼吸又称为心源性哮喘。常见于高血压性心脏病、冠状动脉粥样硬化性心脏病、风湿性心瓣膜病、心肌炎等引起的左心衰竭。

66. 答案:D 解析:强迫蹲位见于发绀型先天性心脏病;辗转体位见于胆绞痛、肾绞痛、肠绞痛等;强迫俯卧位见于脊柱疾病。强迫侧卧位:通过侧卧于患侧,以减轻疼痛,且有利于健侧代偿呼吸,见于一侧胸膜炎及大量胸腔积液。故右侧大量胸腔积液患者多采用右侧卧位。

67. 答案:C 解析:鼻梁部皮肤出现红色斑块,病损处高出皮面并向两侧面颊扩展为蝶形红斑,见于红斑狼疮;鼻尖及鼻翼皮肤发红,并有毛细血管扩张、组织肥厚,见于酒糟鼻;鼻梁塌陷而致鼻外形似马鞍状,称为鞍鼻,见于鼻骨骨折、鼻骨发育不全和先天性梅毒;鼻腔完全堵塞,鼻梁宽如蛙状,为蛙状鼻,见于肥大鼻息肉患者。

68. 答案:A 解析:正常胸壁无明显静脉可见,当上腔静脉或下腔静脉血流受阻建立侧支循环时,胸壁静脉可充盈或曲张。上腔静脉阻塞时,静脉血流方向自上而下;下腔静脉阻塞时,血流方向则自下而上。

69. 答案:C 解析:过清音是介于鼓音和清音之间的音响,见于肺内含气量增加且肺泡弹性减退者,如肺气肿、支气管哮喘发作时。

70. 答案:A 解析:网织红细胞计数绝对值减低见于骨髓造血功能不良,如再生障碍性贫血、骨髓病性贫血等。A、C、E 网织红细胞可轻度增高。

71. 答案:A 解析:血清淀粉酶活性测定主要用于急性胰腺炎的诊断。用碘比色的正常值为 800~1800U/L。

72. 答案:A 解析:管型是蛋白质、细胞或碎片在肾小管、集合管中凝结而成的圆柱状蛋白聚合体。主要包括:①透明管型。偶见于健康人;少量出现见于剧烈运动、高热等;明显增多提示肾实质病变,如肾病综合征、慢性肾炎等。②细胞管型。a. 红细胞管型见于急性肾炎、慢性肾炎急性发作、狼疮性肾炎、肾移植术后急性排斥反应等。b. 白细胞管型提示肾实质感染性疾病,见于肾盂肾炎、间质性肾炎。c. 肾小管上皮细胞管型提示肾小管病变,见于急性肾小管坏死、慢性肾炎晚期、肾病综合征等。③颗粒管型。a. 粗颗粒管型见于慢性肾炎、肾盂肾炎、药物毒性所致的肾小管损害。b. 细颗粒管型见于慢性肾炎、急性肾炎后期。④蜡样管型提示肾小管病变严重,预后不良。见于慢性肾炎晚期、慢性肾衰竭、肾淀粉样变性。⑤脂肪管型见于肾病综合征、慢性肾炎急性发作、中毒性肾病。⑥肾衰竭管型常出现于慢性肾衰竭少尿期,提示预后不良;急性肾衰竭多尿早期也可出现。

73. 答案:D 解析:龛影是由于胃肠道壁产生溃烂,达到一定深度,造影时被钡剂填充,当 X 线从病变区呈切线位投影时,形成一突出于腔外的钡斑影像。

74. 答案:A 解析:阿托品用于全身麻醉前给药,以减少呼吸道腺体分泌,防止吸入性肺炎发生。阿托品对胃肠平滑肌痉挛有明显解痉作用,而对膀胱逼尿肌有松弛作用,排除 B、C。阿托品可用于缓慢型心律失常的治疗,排除 D。

75. 答案:A 解析:吗啡能够抑制呼吸,治疗量时即可抑制呼吸中枢,使呼吸频率减慢,潮气量降低。中毒量时使呼吸减慢至 3~4 次/分,死因为呼吸麻痹。

76. 答案:B 解析:氢氯噻嗪应用后可出现代谢性变化,可引起电解质紊乱、高尿酸血症、高钙血症、糖尿病、高脂血症、肾动能不全等。A 长期应用可出现水和电解质紊乱、高尿酸血症和高氮质血症及耳毒性。C、D 长期应用可出现高血钾、男子乳房女性化和性功能障碍等。E 长期应用可出现水和电解质紊乱、血栓性静脉炎、排尿困难、过敏反应等。

77. 答案:B 解析:卡托普利是血管紧张素转换酶抑制剂,通过血管紧张素Ⅰ转换酶减少血管紧张素Ⅱ及的生成量,并抑制醛固酮的生成从而逆转心室肌的重塑。

78. 答案:C 解析:肝素具有抗凝作用,体内、体外均具有抗凝作用,作用迅速,能延长凝血酶原时间。肝素还具有抗血小板聚集的作用,能抑制由凝血酶诱导的血小板聚集。此外,肝素可通过调血脂、保护动脉内皮和抗血管平滑肌细胞增殖等作用而产生抗 AS(动脉粥样硬化)作用。由于炎症与凝血和血栓有密切关系,因此,肝素也具有抗炎作用。因此选项中 ABDE 均为肝素的作用。

79. 答案:B 解析:氢氯噻嗪的药理作用有:①利尿,抑制远曲小管对 NaCl 的重吸收;②抗利尿,使尿崩症患者尿量明显减少,因其排出 $Na^+$、$Cl^-$,使血浆渗透压下降,可减轻患者的口渴感;③降压。

80. 答案:B 解析:阿昔洛韦是一种合成的嘌呤核苷类似物。主要用于单纯疱疹病毒所致的各种感染,为治疗 HSV 脑炎的首选药物,还可用于带状疱疹,EB 病毒及免疫缺陷并发水痘等。

81. 答案:B 解析:DNA 病毒是专性活细胞内寄生物。它不可单独进行繁殖,必须在活细胞内才可进行繁殖,DNA 病毒很少,基本上都是 RNA 病毒,目前知道的有乙肝病毒、$T_2$ 噬菌体、天花病毒等。甲型肝炎属于小 RNA 病毒。丙型肝炎属于黄病毒。丁型肝炎属于一种缺陷的 RNA 病毒。戊型肝炎属于杯状病毒。

82. 答案:C 解析:流行性出血热发热期可出现毛细血管损害,表现为皮肤黏膜充血、软腭针尖样出血点、眼结膜片状出血。黏液脓血便是细菌性痢疾的典型表现。四肢抽搐、顽固性呕吐是流行性脑脊髓膜炎的典型表现。发热、盗汗是结核患者的主要表现。腹泻、呕吐是霍乱患者的主要表现。

83. 答案：C 解析：艾滋病的传播途径有性接触传播、注射途径传播、母婴传播、医护人员被污染的针头刺伤及破损皮肤受污染等。A、B、E 主要通过粪-口途径传播。D 的传播途径为人与感染鼠疫的动物、媒介昆虫、鼠疫患者及其尸体、带菌分泌物等接触。

84. 答案：E 解析：具有临床症状和出现肺部 X 线影像改变是诊断 SARS 的基本条件。而临床诊断病例、重症传染性非典型肺炎、疑似诊断病例、医学观察病例均与传染性非典型肺炎的诊断有关。

85. 答案：D 解析：普通型流脑的典型临床表现是感染中毒症状，瘀点瘀斑，剧烈头痛，频繁呕吐，烦躁不安，脑膜刺激征。流脑普通型暴发型发热均呈高热，血培养阳性、呼吸衰竭均见于流脑暴发型。

86. 答案：B 解析：霍乱主要通过粪-口途径传播。患者吐泻物和带菌者粪便污染水源及食物，特别是水源被污染后易引起局部暴发。日常生活接触和苍蝇等媒介传播也是重要的传播途径。

87. 答案：C 解析：医德品质是指医务人员在长期的职业行为中形成和表现出来的稳定的医学道德气质、习惯和特征。医德品质是医德认识、医德情感和医德意志的统一。最基本的医德情感是同情感。

88. 答案：B 解析：医学道德的范畴包括：①权利与义务；②情感与良心；③审慎与保密。保密是指医务人员在医疗活动中应当具有对医疗和护理保守秘密的职业道德，故不选 C。药物治疗中的道德要求为：①对症下药，剂量安全；②合理配伍，细致观察；③节约费用，公正分配。

89. 答案：A 解析：公正指在医疗服务中一视同仁，公平、正直地对待每一位患者，公正分配医疗卫生资源。尊重指在医疗活动中，同情、关心、体贴患者，尊重患者的人格，尊重患者的自主决定权，尊重患者的隐私，尊重患者家属。无伤指从患者的利益出发，为患者提供最佳的诊治、护理，努力避免给患者造成不应有的伤害，不做过度检查，不做过度治疗。审慎即周密谨慎，指医务人员在医疗行为之前的周密思考和医疗过程中的谨慎认真。良心是医务人员道德情感的深化，是医务人员在履行义务的过程中形成的道德责任感和自我评价能力。

90. 答案：B 解析：第二十四条规定：为门（急）诊癌症疼痛患者和中、重度慢性疼痛患者开具的麻醉药品、第一类精神药品注射剂。每张处方不得超过 3 日常用量，控缓释制剂，每张处方不得超过 15 日常用量。其他剂型，每张处方不得超过 7 日常用量。

91. 答案：A 解析：疾病预防控制机构、医疗机构和采供血机构及其执行职务的人员发现本法规定的传染病疫情或者发现其他传染病暴发、流行以及突发原因不明的传染病时，应当遵循疫情报告属地管理原则，按照国务院规定的或者国务院卫生行政部门规定的内容、程序、方式和时限报告。

92. 答案：B 解析：我国《民法通则》规定的承担民事责任的方式停止侵害，排除妨碍，消除危险，返还财产，恢复原状，修理、重作、更换，赔偿损失，支付违约金，消除影响，恢复名誉，赔礼道歉。卫生法所涉及的民事责任以赔偿损失为主要形式。罚金不属我国《民法通则》规定的承担民事责任的方式。

93. 答案：B 解析：我国《刑法》规定刑罚的主刑有：管制、拘役、有期徒刑、无期徒刑和死刑；附加刑有：罚金、剥夺政治权利和没收财产。撤职不属我国《刑法》规定刑罚的种类。

94. 答案：A 解析：卫生行政法规是国务院发布的关于卫生行政管理方面的规范性文件，如《医疗机构管理条例》《中医药条例》《麻醉药品管理办法》《医疗事故处理条例》。

95. 答案：D 解析：血热，即热入血脉之中，使血行加速，脉络扩张，或迫血妄行而致出血的病理状态。血热病变，除一般热盛的证候外，由于血行加速，脉络扩张，故可见面红目赤，肤色发红，舌色红绛，经脉异常搏动等症状。血热炽盛，灼伤脉络，迫血妄行，常可引起各种出血，如吐血、衄血、尿血等。根据舌脉亦可排除 A、B、C、E。

96. 答案：C 解析：痰湿阻肺证，是指痰湿阻滞肺系所表现的证候。多由脾气亏虚，或久咳伤肺，或感受寒湿等病邪引起。临床表现为咳嗽痰多质黏，色白易咯，胸闷，其则气喘痰鸣，舌淡苔白腻，脉滑。感受寒邪可见恶寒发热，排除 A、B。燥邪犯肺为痰少或无痰,排除 D。

97. 答案:A 解析:川芎活血行气,祛风止痛,适用于血瘀气滞痛、头痛、风湿痹痛等证。丹参活血调经,祛瘀止痛,凉血消痈,除烦安神。郁金活血止痛,行气解郁,清心凉血,利胆退黄。牛膝活血通经,补肝肾,强筋骨,利水通淋,引火下行。益母草活血调经,利水消肿,清热解毒。

98. 答案:B 解析:熟地补血养阴,填精益髓。杜仲补肝肾,强筋骨,安胎,主治肾虚腰痛及各种腰痛及胎动不安或习惯堕胎等证。龟板滋阴潜阳,益肾健骨,养血补心。何首乌制用补益精血,生用解毒,截疟,润肠通便。当归补血调经,活血止痛,润肠通便。

99. 答案:B 解析:上述症状为温燥伤肺之重证。秋令气候干燥,燥热伤肺,故头痛身热;肺为热灼,气阴两伤,失其清肃润降之常,故干咳无痰,气逆而喘,口渴鼻燥,肺气不降,故胸膈满闷,甚则胁痛。舌干少苔,脉虚大而数均为温燥伤肺佐证。治当清宣润肺与养阴益气兼顾,忌用辛香、苦寒之品,以免更加伤阴耗气。A 主治外感凉燥证;B 主治温燥伤肺,气阴两伤证;C 主治肺肾阴亏,虚火上炎证;D 主治外感温燥证;E 主治虚热肺痿和胃阴不足证。

100. 答案:B 解析:上述症状多由肠中湿热郁蒸,气血凝聚所致。湿热与气血互结成痈,不通则痛,故右少腹疼痛拒按。喜屈右足而不伸,伸则痛剧,是为缩脚肠痈;时时发热,身汗恶寒,是肠痈已成;舌苔黄腻为湿热内蕴之征。本证属于肠痈初起,湿热瘀滞证,治宜泻热破瘀,散结消肿。

101~102. 答案:B、C 解析:A 主藏血,B 主行血,C 主统血摄血。D、E 与血液关联不大。

103~104. 答案:E、D 解析:肝肾同源又称乙癸同源,是指①肝藏血,肾藏精,精血同生,故肝阴和肾阴相互滋养,肝肾相生;②肝和肾均内藏相火,相火源于命门;③肝和肾虚实密切相关,相互制约,治疗上多兼顾二脏。古人认为,人体之肾纳象为水,水宜上升;而心纳火象,火应下降,此乃水火既济。

105~106. 答案:A、A 解析:临床上当心脏出现病变时可以见到心慌、心悸、失眠等症状。肾脏出现病变时可有腰膝酸软、牙齿松动、脱落、小儿齿迟、尿频、遗尿、尿失禁、尿少或尿闭、男子梦遗、女子梦交等表现。所以,临床上出现水肿、心悸等症,及腰膝酸软或见男子梦遗,女子梦交多责之于心与肾。

107~108. 答案:A、C 解析:外感表证初起,恶寒发热可同时并见。若恶寒重发热轻,为风寒表证;发热轻而恶风,为伤风表证;发热重恶寒轻,为风热表证。

109~110. 答案:C、E 解析:两眦血脉属于心,白睛属于肺,黑珠属于肝,眼睑属于脾,瞳仁属于肾。

111~112. 答案:C、B 解析:患者吐血,且伴随心烦、口渴,身热,舌红绛,脉数等症状,属于血热证。血热是指血分有热,血行加速的一种病理变化。多由外感热邪侵袭机体,或外感寒邪入里化热,伤及血分以及情志结郁,郁久化火,火热内生,伤及血分所致。血寒证是由于寒邪客于血脉,凝滞气机,血行不畅引起的。临床多表现为畏寒,手足或小腹等患处冷痛拘急、得温痛减、肤色紫暗发凉,或为痛经、唇舌青紫,苔白滑,脉沉迟弦涩等。

113~114. 答案:B、D 解析:荆芥发表、透疹、消疮宜生用;止血宜炒用。麻黄发汗解表宜生用,止咳平喘多炙用。

115~116. 答案:C、C 解析:A 温肺化痰,利气,散结消肿。B 止咳平喘,润肠通便。C 燥湿化痰,降逆止呕,消痞散结;外用消肿止痛。其主治证候有:①湿痰,寒痰证;②呕吐;③心下痞,结胸,梅核气;④瘿瘤,痰核,痈疽肿毒及毒蛇咬伤。D 宣肺,祛痰,利咽,排脓。E 清热化痰,除烦止呕。

117~118. 答案:E、B 解析:A 凉肝息风,增液舒筋。B 清热开窍,息风止痉,用于温热病,热闭心包及热盛动风之证。C 镇肝息风,滋阴潜阳。D 芳香开窍,行气止痛。E 益气生津,敛阴止汗。适用于温热、暑热、耗气伤阴以及久咳伤肺,气阴两虚证。

119~120. 答案:E、D 解析:A 主治痰湿咳嗽。B 主治胆胃不和,痰热内扰证。C 主治外感咳嗽表邪未尽的病证。D 主治燥痰咳嗽。E 主治痰热咳嗽。

121~122. 答案:A、B 解析:消化性溃疡疼痛以周期性、节律性、长期性上腹疼痛为特点,胃癌疼痛以右上腹持续疼痛为特点。C 多为急性阑尾炎的疼痛特点。D 多为腹膜刺激征的表现。E 为慢性胃炎的疼痛特点。

123~124. 答案:D、E 解析:A 轻微时可无明显体征,一般在扩张部可听到大小不等的湿性啰音,其特点是持久存在。B 表现为桶状胸,呼吸运动减弱,语颤减弱,叩诊高清,听诊呼气时间延长,听觉语音减弱,两肺布满哮鸣音。C 在两肺可闻及较多的干性啰音,有大量粉红色的泡沫痰。D 在肺底部可听到干湿啰音。E 视病变特征及检查时病人所处的阶段而定。可有肺叶实变或胸膜渗出的典型肺部体征,呼吸运动减弱,叩诊浊音,可闻及支气管呼吸音。

125~126. 答案:A、C 解析:左心室增大时,左侧位,心后间隙变窄甚至消失,心后下缘的食管前间隙消失。左心房增大时,食管向后受压移位;心右缘双弧形,心底部双心房影;心左缘可见左心耳突出;左主支气管受压抬高。

127~128. 答案:B、E 解析:低热为 37.3~38℃,中等度热为 38.1~39℃,高热为 39.1~41℃,超高热为 41℃以上。

129~130. 答案:A、D 解析:腹痛伴黄疸提示肝、胆、胰腺疾病,以及急性溶血等。腹痛伴休克,常见于腹腔内脏大出血、急性胃肠穿孔、急性心肌梗死、中毒性菌痢等。

131~132. 答案:C、B 解析:第一心音增强见于发热、甲亢、二尖瓣狭窄等,完全性房室传导阻滞可产生极响亮的 $S_1$,称为"大炮音"。第一心音强弱不等见于期前收缩、心房颤动、二度房室传导阻滞、高度房室传导阻滞。

133~134. 答案:B、E 解析:阿司匹林的作用包括解热、镇痛、抗炎、抗血栓形成。小剂量阿司匹林抑制环氧酶活性,从而减少血小板中血栓素 $A_2$ 的生成,有抗血小板聚集和抗血栓形成作用。扑热息痛的解热镇痛作用缓和持久,解热作用与阿司匹林相似,镇痛作用较强,抗炎作用很弱,用于感冒发热、头痛、牙痛、神经痛、肌肉痛、关节痛、痛经等。布洛芬的抗炎镇痛作用比阿司匹林强 16~32 倍,用于风湿性、类风湿关节炎疼痛、发热。保泰松是非甾体抗炎药,解热镇痛作用较弱,而抗炎作用较强,对炎性疼痛效果较好。有促进尿酸排泄作用。双氯芬酸为非甾体类抗炎药(NSAIDs)具有抑制机体内前列腺素(PG)的生物合成,有解热、镇痛的作用。

135~136. 答案:A、D 解析:A 为 α 和 β 受体激动药,可使心肌收缩力加强,心率增快,心排出量增加,适用于严重的急性过敏反应,特别是青霉素等引起的过敏性休克治疗。B 主要应用于早期神经源性休克或药物引起的低血压。C 主要适用于中心静脉压高、心排出量低的感染性休克。D 主要用于感染性休克、心源性休克和出血性休克的治疗,对伴有心肌收缩力减弱及尿量减少而血容量已补足的患者疗效较好。E 使心肌收缩力增强,心输出量增加,可用于因血管扩张引起的休克的治疗。

137~138. 答案:C、B 解析:癫痫大发作和部分发作首选卡马西平,其次为苯妥英钠、丙戊酸钠或苯巴比妥,题目中备选答案没有卡马西平;异烟肼又名雷米封是治疗各种类型结核病的首选药,利福平具有广谱抗菌作用,对结核杆菌和麻风杆菌作用强,对繁殖期和静止期的结核杆菌都有效。链霉素是第一个有效的抗结核药物,抗结核作用仅次于异烟肼和利福平,本题答案中仅有链霉素;治疗霍乱的常用药物为氟喹诺酮类,如环丙沙星,或多西环素,也可采用四环素、氨苄西林、红霉素或阿奇霉素等。

139~140. 答案:B、D 解析:急性肺水肿发作时,应进行快速利尿,因此选用呋塞米。充血性心力衰竭时禁用甘露醇,因其会加重肺淤血或肺水肿。A 用于水肿和高血压病人。C 用于高血压及心力衰竭病人。E 用于治疗心力衰竭、肝硬化和慢性肾炎等引起的顽固性水肿或腹水。

141~142. 答案:A、B 解析:流行性乙型脑炎因脑实质病变引起的抽搐,可使用镇静剂,首选地西泮。治疗普通型流行性脑脊髓膜炎,青霉素为首选药,较大剂量青霉素能使脑脊液内药物达到有效浓度,从而获得满意疗效。

143~144. 答案:A、D 解析:伤寒的确诊标准是从血、骨髓、尿、粪便、玫瑰疹刮取物等任一种标本分离到伤寒杆菌;血清特异性抗体阳性,肥达氏反应"O"抗体凝集效价≥1:80,"H"抗体凝集效价≥1:160,恢复期效价增高 4 倍以上。怀疑流脑时首先应做脑脊液检查,若外观浑浊基本可以诊断。

145~146. 答案:C、B 解析:痢疾杆菌属肠杆菌科志贺菌属,革兰阴性杆菌,无鞭毛。目前分为

A、B、C、D 四群(分别是志贺、福氏、鲍氏和宋内痢疾杆菌)及 47 个不同的血清型。生存能力较强(D 群 > B 群 > A 群)。感染后易转为慢性的是 B 群福氏痢疾杆菌。

147~148. 答案:B、D 解析:我国医患关系是本质的是以社会主义人道主义为原则建立起来的平等关系。医患关系内容可分为技术方面和非技术方面两部分。

149~150. 答案:A、B 解析:突发事件监测机构、医疗卫生机构和有关单位发现有下列情形之一的,应当在 2 小时内向所在地县级人民政府卫生行政主管部门报告;接到报告的卫生行政主管部门应当在 2 小时内向本级人民政府报告,并同时向上级人民政府卫生行政主管部门和国务院卫生行政主管部门报告;县级人民政府应当在接到报告后 2 小时内向设区的市级人民政府或者上一级人民政府报告;设区的市级人民政府应当在接到报告后 2 小时内向省、自治区、直辖市人民政府报告;省、自治区、直辖市人民政府应当在接到报告后 1 小时内,向国务院卫生行政主管部门报告:①发生或者可能发生传染病暴发、流行的。②发生或者发现不明原因的群体性疾病的。③发生传染病菌种、毒种丢失的。④发生或者可能发生重大食物和职业中毒事件的。

# 第二单元

1. 答案:B 解析:纤维支气管镜检查是确诊肺癌的重要检查方法,特别对中央型肺癌的诊断率可达 95%。A 为常规检查方法,可发现可疑肿块或块影,但无法确诊。C 能很好地发现肿块,但确诊率没有纤维支气管镜检查高。D 对诊断肺动脉疾病阳性率较高。E 多用于诊断肺动脉栓塞,对诊断周围型肺癌较有意义。

2. 答案:A 解析:局限性前壁心肌梗死的心电图改变见于 $V_3$、$V_4$、$V_5$。B 提示广泛前壁心肌梗死。C 提示前间隔心肌梗死。D 提示前侧壁心肌梗死。E 提示下壁心肌梗死。

3. 答案:E 解析:A 可提示肝硬化,但不能作为确诊依据,约 1/3 的肝硬化患者超声无异常发现,但可以作为早期筛查方法。B 是诊断门静脉高压的最可靠指标。C 在诊断肝硬化方面意义不大。D 对肝硬化的诊断特异性不高。E 仍是到目前为止诊断肝硬化的最可靠方法。

4. 答案:D 解析:急性肾盂肾炎膀胱湿热证应治以清热利湿通淋,方用八正散。A 用于肾阴不足,湿热留恋证。B 用于水热互结证。C 用于膏淋实证。E 用于阳虚水泛证。

5. 答案:D 解析:再生障碍性贫血常因各种化学、物理及生物因素对骨髓的毒性作用所致。

6. 答案:D 解析:金匮肾气丸能滋阴温阳,补肾固涩,治疗糖尿病的阴阳两虚证。B 多选用生脉散。E 多选用六味地黄丸。

7. 答案:E 解析:太渊为八会穴之一。八会穴包括脉会、血会、筋会、骨会、髓会、气会、脏会、腑会。其中脉会太渊,主要治疗无脉症。

8. 答案:D 解析:地机为脾经郄穴;中都为肝经郄穴;水泉为肾经郄穴;梁丘为胃经郄穴;外丘为胆经郄穴。

9. 答案:D 解析:阳陵泉属于足少阳胆经穴位,位于小腿外侧,腓骨头前下方凹陷处;而阳池属于手少阳三焦经,位于手部腕背指伸肌腱与小指伸肌腱之间凹陷处;阳白虽同属足少阳胆经穴位,但是位于头部前额中线上,眉上 1 寸凹陷处;阳溪属手阳明大肠经穴位,位于手部腕关节桡侧,拇长、短伸肌腱之间的凹陷处;光明虽也同属足少阳胆经穴位,但位于小腿外侧面,外踝上五寸,腓骨前缘凹陷处,当趾长伸肌与腓骨短肌之间。

10. 答案:C 解析:气海位于下腹部,前正中线上,当脐中下 1.5 寸。

11. 答案:B 解析:行蛛网膜下腔阻滞术时,药物要选择性透过软膜直接作用于脊神经根,部分直接作用于脊髓表面。对生理的影响主要表现在循环、呼吸、植物神经系统三方面,影响程度与麻醉阻滞范围关系密切。常见的术后并发症为头痛、尿潴留、颅神经麻痹、粘连性蛛网膜炎、马尾丛综合征、化脓性脑脊膜炎等。

12. 答案:B 解析:急性梗阻性化脓性胆管炎多是由细菌感染引起,表现为湿热证候,如发热恶寒、胁腹疼痛难忍、皮肤黄染、便秘尿赤、舌红苔黄、脉弦数滑等。

13. 答案:D 解析:膀胱结石的典型症状为排尿突然中断,并感疼痛。尿频、尿急、尿痛为膀胱刺激征,与血尿、脓尿均见于尿路感染。

14. 答案:D 解析:前列腺增生症是老年男性的常见病,以尿频、排尿困难和尿潴留为主要临床表现。

15. 答案:D 解析:妊娠剧吐出现体温高于38℃、心率大于120次/分、持续黄疸或蛋白尿、精神萎靡不振,经积极治疗病情无改善者应考虑终止妊娠。

16. 答案:D 解析:第二产程又称胎儿娩出期。从宫口完全扩张(开全)到胎儿娩出结束,是娩出胎儿的全过程。初产妇需1~2小时,不应超过2小时;经产妇通常数分钟即可完成,也有长达1小时者,但不应超过1小时。第二产程达1小时,胎头下降无进展,称为第二产程停滞。

17. 答案:B 解析:滴虫阴道炎湿热下注证主要症状:带下量多,色黄或黄白、赤黄相兼,质地黏稠,呈泡沫状或脓性,阴户灼热瘙痒,小便短赤,或伴小腹掣痛,舌质红,苔黄腻,脉弦。B见于细菌性阴道病湿热证。

18. 答案:E 解析:子宫内膜异位症气滞血瘀证治宜理气活血,化瘀止痛,方用膈下逐瘀汤。C治疗寒凝血瘀证。

19. 答案:C 解析:小儿小于6个月,体重(kg) = 出生时体重 + 月龄×0.7。当小儿在7个月到1周岁时,体重(kg) = 6 + 0.25 × 月龄。当小儿1周岁以上时,体重(kg) = 年龄×2 + 8。

20. 答案:D 解析:小儿病毒性心肌炎痰瘀阻络证的治法,应该祛痰与祛瘀并举,并且要通络活血以使心脉通畅,故选用豁痰化瘀,活血通络法。

21. 答案:B 解析:小儿肾病综合征中单纯性肾病的四大经典表现为全身水肿、大量蛋白尿、低蛋白血症、高脂血症。B是膀胱刺激征的表现,多见于泌尿系感染。

22. 答案:D 解析:在发热3~4天后,热退疹出的是麻疹。A通常于发热1~2天后出现皮疹,皮疹先从面颈部开始,在24小时蔓延到全身;B多在体温持续3~5天后骤退,热退时出现大小不一的淡红色斑疹或斑丘疹,压之退色;C皮疹于24小时左右迅速出现,最初见于腋下、颈部与腹股沟,1日内迅速蔓延至全身;E在发病24小时内出现皮疹,迅即变为米粒至豌豆大的圆形紧张水疱,周围明显红晕,有水疱的中央呈脐窝状。

23. 答案:D 解析:患者以咳喘伴有喉中哮鸣为主要临床表现,不难推断此为哮证。气粗息涌、面赤汗出、舌脉均为热哮的表现,治以清热宣肺、化痰平喘。A为寒哮的治法。B为肾虚证的治法。C是脾虚证的治法。E为咳嗽之痰热为肺证的治法。

24. 答案:E 解析:咳吐泡沫痰、夜间不能平卧为心力衰竭的表现。心气虚不能养心,故见心悸气短。肾虚阳不能化气,水湿下聚,故见下肢轻度浮肿。肾与膀胱相表里,肾阳不足,膀胱气化不行,故尿量少。辨证为心肾阳虚证。

25. 答案:C 解析:患者以眩晕为主症,伴有头痛,手足抽搐,舌红苔薄黄少津,脉弦数。肝风上扰头窍而见眩晕、头痛,肝风内动而见手足抽搐,舌脉均为佐证,故辨证为肝风上扰。

26. 答案:C 解析:患者已明确是心绞痛。心气阴虚无以濡养心脉及心神,故见胸痛绵绵、心悸失眠。气虚而见气短乏力多汗,阴虚阴液不足,见口干、潮热。舌红少苔,脉细数无力均为气阴两虚的表现。故辨证为气阴两虚证,方用生脉散合炙甘草汤。A多用于痛痹之气虚证。B多用于肾阳不足证。D多用于积聚证。E多用于痰热内盛证。

27. 答案:D 解析:患者急性心肌梗死诊断明确。气虚使心脉鼓动无力,血脉运行不畅完全阻滞胸脉则见心胸剧痛,持续难解。气虚见神疲乏力、自汗、面色苍白。阴虚耗损阴液见口渴,虚阳外伏见手足心热、心烦。辨证为气阴两虚。故治以益气滋阴,通脉止痛。

28. 答案:B 解析:胃痛日久,郁热伤阴,胃失濡养,故见胃痛隐隐。阴虚少津,无以上承,则口燥咽干。五心烦热为阴虚之象。舌红少津,为阴虚耗液之象。脉细乃阴虚之象。本病辨证属于胃阴不足证,治疗宜养阴益胃,和中止痛,方用益胃汤加减。A用于治疗脾胃虚弱证。C用于治疗胃络瘀阻证。D用于治疗肝胃不和证。E用于治疗湿温初起。

29. 答案:A 解析:患者女性,急性起病,临床表现为尿路感染(寒战发热,腰痛伴尿频、尿痛),血尿、蛋白尿,白细胞计数增高,符合急性肾盂肾炎诊断标准。急性膀胱炎可见尿频、尿急、尿痛、排尿困难、下腹部疼痛等,部分患者迅速出现排尿困难。

肾病综合征可见大量蛋白尿、低白蛋白血症、高脂血症、高度水肿。慢性肾小球肾炎有水肿、高血压、蛋白尿及管型尿等表现中的一种或数种。尿道综合征有明显的排尿困难、尿频,血常规检查白细胞不增高,亦无真性细菌尿。

30. 答案:A 解析:气滞、湿邪中阻可见腹大胀满,按之软而不坚,胁下胀痛。湿邪伤脾,脾运不健而见脘闷纳呆。脾运化失职,清阳不升,浊气不降,清浊不分,而见小便不利,大便溏泄。舌脉均为湿阻之象。

31. 答案:C 解析:沙丁胺醇为短效β$_2$受体激动剂,能选择性激动支气管平滑肌的β$_2$受体,有较强的支气管扩张作用,是缓解轻至中度急性哮喘症状的首选药物。倍他米松为吸入型糖皮质激素,是长期治疗哮喘的首选药。泼尼松龙适用于中度哮喘发作。扎鲁司特为白三烯受体拮抗剂,可作为轻度哮喘的替代治疗药物和中重度哮喘的联合治疗用药。氨茶碱用于轻至中度哮喘发作和维持治疗。

32. 答案:B 解析:根据患者临床症状,可辨证为瘀血内阻证,治宜活血化瘀止血,方用桃红四物汤。归脾汤为气血两虚证,治以补气益血。茜根散用于治疗鼻衄不止,心神烦闷证。犀角地黄汤用于治疗热入血分证。

33. 答案:A 解析:阴虚火旺,热灼津液成痰,阻于颈前而见颈前肿大,质软,兼见心悸多汗,消谷善饥,急躁易怒。月经不调、耳鸣目眩、舌脉均为阴虚之象。辨证为心肝阴虚证。

34. 答案:C 解析:糖尿病系中医的消渴,患者67岁,年过花甲,四肢乏力、精神不振为气不足的表现。口渴引饮、舌红脉细弱为阴液亏虚的表现,辨证为消渴之气阴两虚型,方用七味白术散以益气健脾,生津止渴。

35. 答案:E 解析:外感风湿热邪袭于肌腠,壅于经络,痹阻气血经脉,滞留于关节筋骨而见关节红肿、疼痛如燎,晨僵,活动受限。热邪熏灼津液,可出现发热、心烦口渴、便干尿赤。舌为湿热之象,故辨证为湿热伤津证。

36. 答案:B 解析:患者无肢体活动障碍,排除D、E;恶性高血压患者舒张压持续≥130mmHg,排除A;若为高血压性心脏病,则患者应该伴有心慌、心悸、呼吸困难等不适症状,排除C。高血压脑病是指血压过高,脑组织血流灌注过多,引起脑水肿,出现严重头痛、眩晕、呕吐、意识障碍、精神错乱,甚至昏迷、局灶性或全身抽搐等症状,但不会出现肢体活动障碍。患者临床表现符合高血压脑病的诊断。

37. 答案:B 解析:根据患者表现诊断为上消化道出血。应积极补充血容量。改善急性失血性周围循环衰竭的关键是输血。

38. 答案:B 解析:患者有糖尿病病史,现空腹血糖8.0mmol/L,餐后2小时血糖11.13mmol/L,血压160/100mmHg,可诊断为糖尿病,且尿蛋白(+++),双下肢浮肿可确诊为糖尿病肾病。1级高血压:收缩压为140~159 mmHg 和/或舒张压为90~99mmHg。慢性肾炎有水肿、高血压、蛋白尿、血尿及管型尿等表现中的一种或数种,临床表现多种多样,有时可伴有肾病综合征或重度高血压。肾性糖尿因肾糖阈降低所致,尿糖阳性,但血糖及OGTT正常。原发性高血压肾损害多见于中老年患者,出现高血压病、蛋白尿,镜下可见少量红细胞及管型,肾小管功能损害早于肾小球功能损害,常伴有高血压的心脑并发症。

39. 答案:E 解析:全血胆碱酯酶活力降低是对有机磷杀虫药中毒诊断最有帮助的辅助检查。瞳孔缩小、大小便失禁是由于副交感神经末梢过度兴奋产生的毒蕈碱样症状。肌肉抽动为烟碱样症状。

40. 答案:C 解析:急性白血病表现为贫血、发热、出血,淋巴结和肝脾肿大、骨骼和关节疼痛、眼球突出等,骨髓原始细胞≥20%。巨幼细胞贫血骨髓中原始细胞不增多,幼红细胞 PAS 反应常为阴性。骨髓增生异常综合征表现为骨髓中原始细胞少于20%,全血细胞减少和染色体异常,外周血中有原始和幼稚细胞。白细胞减少症起病缓,可无症状,可有头晕、乏力疲困、食欲减退及低热等表现,外周血白细胞计数<4.0×10$^9$/L。再生障碍性贫血表现为贫血、感染、出血,全血细胞减少,网织红细胞百分数<0.01,淋巴细胞比例增高,一般无脾大,骨髓检查显示至少一部位增生减低或重度减低。

41. 答案:E 解析:患者胃癌大部切除术后出现气虚,脏腑机能减退,故见神疲乏力,少气懒言,动则气促;气虚,卫外不固,故见自汗;气血不足,不能上荣,故见面色无华;血亏,不能滋养形体,故见消瘦;舌苔薄白,舌质淡白,边有齿痕,脉沉细无力均为气血两虚之象,辨证为气血两虚证。

42. 答案:B　解析:慢性肾小球肾炎的治疗原则是力争把血压控制在理想水平,即蛋白尿≥1g/d,血压控制在125/75mmHg以下;尿蛋白≤1g/d,血压控制可放宽到130/80mmHg以下。患者血压150/90mmHg,尿蛋白1.5g/24小时,故应将血压控制在125/75mmHg以下。

43. 答案:D　解析:由患者临床症状可诊断为膀胱炎。治疗应休息,多饮水,勤排尿;碱化尿液可减轻膀胱刺激征,同时增强某些抗菌药物的疗效。可用碳酸氢钠1.0g,每日3次。

44. 答案:B　解析:根据患者临床表现诊断为中风之中脏腑脱证,治法为回阳固脱,以任脉经穴为主。主穴为关元、神阙。

45. 答案:A　解析:太冲、太溪滋补肝肾;丰隆、合谷行气祛痰,开窍醒志;足三里、气海益气回阳固脱;内庭、风池祛风清热;曲池、内庭祛风清热解肌。患者面红目赤,心烦口苦,舌红苔黄,脉弦,肝肾阴虚为其根本,故除主穴外,应选用太冲、太溪。

46. 答案:C　解析:厥阴俞、脾俞治疗心脾亏虚之失眠。肾俞、太溪、足三里治疗心肾不交之失眠。间使、太冲治疗肝火扰心之失眠。脾俞、胃俞治疗脾胃不和之失眠。心俞、胆俞,可补益心胆之气。大陵,心包经输穴、原穴,养心安神。丘墟,胆经原穴,有疏肝利胆之功效。本题患者为不寐,症见易惊醒,平常遇事惊怕,多疑善感,气短头晕,属心胆气虚证。治疗应安神定志,益气镇惊。

47. 答案:A　解析:患者为风寒在表,治疗应解表散寒。选择手太阴肺经驱风寒、手阳明大肠经清热并配合足太阳膀胱经经穴为最佳。

48. 答案:A　解析:本题患者为脾胃虚寒之胃痛。在选择治疗主穴的同时,应该加上专门治疗脾胃的穴位,关元、脾俞、胃俞能够补脾胃。

49. 答案:E　解析:根据患者临床表现诊断为牙痛之虚火牙痛。治法为祛风泻火,通络止痛,取手、足阳明经穴为主。主穴为合谷、颊车、下关。虚火牙痛配太溪、行间。

50. 答案:A　解析:患者女性,51岁,近3个月来月经紊乱,潮热出汗,心悸,情绪不稳定,诊断为绝经前后诸证。治法为滋补肝肾,调理冲任,取任脉、足太阴经穴及相应背俞穴为主,主穴为肾俞、肝俞、太溪、气海、三阴交。

51. 答案:E　解析:根据患者临床表现诊断为痹证之着痹。治法为通络止痛,以局部穴为主,配合循经取穴及辨证选穴,主穴是阿是穴、局部经穴。行痹配膈俞、血海;痛痹配肾俞、关元;着痹配阴陵泉、足三里;热痹配大椎、曲池。另可根据疼痛的部位循经配穴。

52. 答案:D　解析:根据患儿临床表现诊断为遗尿之脾肺气虚证。治法为调理膀胱,温肾健脾。取任脉、足太阴经穴及膀胱的背俞穴、募穴为主。主穴为中极、关元、三阴交、膀胱俞。肾气不足配肾俞、命门、太溪;脾肺气虚配肺俞、气海、足三里;肝经郁热配行间、阳陵泉;夜梦多配百会、神门。

53. 答案:D　解析:根据患者临床表现诊断为胃痛。治法为和胃止痛,取胃的募穴、下合穴为主,主穴为中脘、足三里、内关。

54. 答案:D　解析:任脉主胞胎。督脉调节全身阳经经气。足少阴经、足阳明胃经治疗痛经虚证。足厥阴肝经主治肝胆疾病。足太阴脾经主治胃病、妇科、前阴病。本题为痛经,症见小腹胀痛拒按,经色紫红,夹有瘀块,可知为实证。治法应行气散寒、通经止痛,治疗上以足太阴脾经及任脉穴位为主。

55. 答案:A　解析:根据患者头晕目眩,急躁易怒,口苦,耳鸣,舌红,苔黄,脉弦,可诊断为眩晕(实证)肝阳上亢证。针灸治疗眩晕的操作方法为实证毫针用泻法,虚证百会、风池用平补平泻法,余穴用补法,可灸。

56. 答案:E　解析:由患者症状可诊断为耳鸣耳聋虚证。选穴以足少阴、手太阳经穴为主。首选听宫、翳风、太溪、肾俞。

57. 答案:C　解析:患者夜寐不安2个月,诊断为不寐。治法为舒脑宁心,安神利眠,取督脉、手少阴经穴为主。主穴为百会、安眠、神门、三阴交、照海、申脉。

58. 答案:B　解析:白癣多发于学龄前儿童,好发于头顶中间,开始时为大小不一的灰白色鳞屑性斑片,呈圆形或椭圆形,时有瘙痒,其上头发失去光泽,白色斑片日久蔓延扩大,形成大片,病程缠绵不愈,但至青春期大多自愈,新发再生,不留瘢痕。黄癣初起毛发根部红色丘疹或脓疱,干后形成黄痂,逐渐增厚扩大,形成碟形黄癣痂,边缘翘起,中心微凹,上有毛发贯穿,剥去痂皮,其下为鲜红湿润的糜烂面或浅表溃疡,有特殊的鼠尿臭味,病发失去光泽,易于脱落,但不折断。黑点癣发病初起为散在性、局限性点状红斑,以后发展为大小不等的圆形或不规则形灰白色鳞屑斑,边缘清楚,病发长出头皮后即折断,远望形如黑点,自觉瘙痒。银屑病头部皮损为大小不一略高起的银白色鳞屑性斑块,边界清楚,刮去鳞屑可见出血点,无断发及白色菌鞘,真菌镜检阴性。头皮脂溢性皮炎好发于青年人,皮损为白色鳞屑堆叠,搔抓脱落,脱发而不断发,无传染性,真菌检查阴性。

59. 答案:D 解析:急性湿疹:急性红肿,有大量浆液或脓液,有或多或少痂皮的糜烂面和溃破面,宜用药湿敷。急性红肿,有丘疹、水疱,甚至脓疱疹,但无糜烂面或溢液,宜用干燥疗法。

60. 答案:E 解析:根据患者临床辨证诊断为门静脉高压症。门静脉高压症主要表现为脾肿大、脾功能亢进、呕血或柏油样黑便、腹水及非特异性全身症状(如乏力、嗜睡、厌食、腹胀等)。血象:脾功能亢进时,白细胞记数减少至 $3 \times 10^9/L$ 以下,血小板计数减少至 $(70 \sim 80) \times 10^9/L$ 以下。

61. 答案:B 解析:根据患者临床表现诊断为急性胆道感染之蕴热证(肝胆蕴热),治法为疏肝清热,通下利胆,首选金铃子散合大柴胡汤加减。大黄牡丹汤合红藤煎剂为急性阑尾炎瘀滞证首选,大黄牡丹汤合透脓散为急性阑尾炎之热毒证首选,大柴胡汤合茵陈蒿汤为急性胆道感染之湿热证(肝胆湿热)首选,黄连解毒汤合茵陈蒿汤为急性胆道感染之毒热证(肝胆脓毒)首选。

62. 答案:C 解析:局部麻醉适用于各类中小型手术,亦适用于各种封闭治疗和特殊穿刺的局部止痛。针麻临床可用于多种手术,如拔牙术等,可使痛觉迟钝或消失,但目前仍处于研究阶段,很多手术效果不佳。吸入麻醉和静脉麻醉为全身麻醉。硬膜外麻醉适用于胸壁、上肢、下肢、腹部和肛门会阴区各部位的手术。

63. 答案:A 解析:脂肪瘤单发或多发。好发于肩、背、臀部。大小不等,呈圆形、扁圆形或分叶状,边界清楚,基部较广泛,质软,有假性波动感,与周围组织无粘连,基底部可移动,但活动度不大。一般无自觉症状,发展缓慢,极少恶变。囊肿可单发或多发。多呈圆形,直径多在 1～3cm,略隆起。质软,界清,表面与皮肤粘连,稍可移动,肿物中央皮肤表面可见一小孔,有时可见有一黑色粉样小栓。一般无自觉症状,合并感染时,局部可出现红肿、疼痛、触痛、化脓甚至破溃。纤维瘤可分为软、硬两种。软者又称皮赘,有蒂,大小不等,柔软无弹性,多见于面、颈及胸背部。硬者具有包膜,切除后不易复发,不发生转移。其生长缓慢,大小不定,实性,圆形,质硬,光滑,界清,无粘连,活动度大,无压痛,很少引起压迫和功能障碍。平滑肌瘤常发生于肢体伸侧或躯干,多发,直径小于2cm,疼痛;外生殖器平滑肌瘤单发,无疼痛,包膜完好,直径可达15cm,可位于皮下,肌束收缩时可出现剧烈疼痛,单发皮肤平滑肌瘤不易于复发。神经纤维瘤可单发或多发,以单发者常见,多发者临床上又称为神经纤维瘤病。神经纤维瘤病有如下特点:①呈多发性,数目不定,几个甚至上千个不等。肿物大小不一,米粒至拳头大小,多凸出于皮肤表面,质地或软或硬,有的可下垂或有蒂,大者可达十数千克。②肿瘤沿神经干走向生长,多呈念珠状,或呈蚯蚓结节状。③皮肤出现咖啡斑,大小不定,可为雀斑小点状,或为大片状,其分布与神经瘤分布无关,是诊断本病的重要依据。

64. 答案:C 解析:乳腺纤维腺瘤肿块较硬,边界清楚,表面光滑,活动度好,无压痛。乳房结核肿块质硬,边界不清,往往和皮肤有粘连。乳腺增生病肿块边界不清,质韧,推之可移,有压痛。乳腺癌肿块质硬,活动性差,边界不清。乳腺导管扩张症乳头、乳晕及其附近可有小结节,乳头有溢液。

65. 答案:D 解析:小便淋沥,夜尿频多,腰腹坠胀是肾虚的表现,疲乏无力,舌脉为肾气不足之象,辨证为肾气不足证。

66. 答案:C 解析:Ⅰ期内痔便时粪便带血或滴血,无痔核脱出。Ⅱ期内痔为无痛性便血,便时痔核能脱出肛外,便后能自行还纳。Ⅲ期内痔便血少或无便血,便时痔核常脱出肛外,不能自行还纳。肛裂便血鲜红,肛门疼痛剧烈,无脱出肛外肿物。直肠息肉以便血、肿物脱出为主,便后不可自行复位。

67. 答案:D 解析:推算预产期是从最后一次月经的第1天算起(公式:阳历月份加9或减3,日期加7;阴历为月份加9或减3,日期加14)。11减3为8,30加7为37,故为2001年9月7日。

68. 答案:A 解析:难免流产的西医治疗原则为清除宫腔内胚胎、胎盘组织。

69. 答案:D 解析:晚期产后出血分为三型,气虚、血瘀、血热。血瘀型临床症状为产后3周恶露不止,量少或多,夹有血块,色紫暗,小腹胀痛。舌紫暗或有紫斑,脉弦细而涩。治宜活血化瘀,调冲止血,方用生化汤合失笑散加减。

70. 答案:B 解析:月经过多气虚证症见经来量多,色淡红,质清稀,面色白,气短懒言,心悸怔忡,舌淡,苔薄白,脉细弱。治疗宜补气升提,固冲止血,方选安冲汤加升麻。西医治疗贫血予维生素C、铁剂。

71. 答案:B 解析:寒凝血瘀型痛经的症状表现为经前或经期小腹冷痛,痛甚则呕恶,经色紫暗,有块,块下痛减,形寒肢冷,面色苍白,舌紫暗有瘀点,脉弦紧。A症见下腹胀痛拒按,伴胸胁、乳房作胀,脉弦或弦滑。C症见经色淡,质稀,伴气短乏力,舌脉细弱无力。D症见经后小腹隐痛,量少,色淡,伴腰膝酸软,头晕耳鸣,脉沉细。E症见经期小腹灼热,疼痛拒按,舌暗红,苔黄,脉弦数。

72. 答案:B 解析:患者妇科检查无异常,无面部烘热、耳鸣等阴虚表现。

73. 答案:B 解析:患者已婚,停经50天,尿妊娠实验(+),B超示宫内早孕,恶心、呕吐酸水5天,诊断为妊娠恶阻。肝气郁结,肝失疏泄,横逆犯胃,胃气郁滞,故胸胁满痛;肝失疏泄,故头胀而晕;胃气上逆,胃失和降,故恶心;肝气郁滞,郁而化火,故呕吐酸水,口苦咽干;舌红、苔黄为气郁化火之象,脉弦滑为肝气郁滞之象。故辨证为肝胃不和证。

74. 答案:A 解析:患者产后15天,乳汁量少,诊断为产后缺乳。症见乳汁清稀,乳房柔软,无胀感,神疲纳少,舌淡,脉虚细,为气血虚弱证。治法为补气养血,佐以通乳,首选通乳丹去木通,加通草。

75. 答案:C 解析:患者外阴奇痒难忍,灼热疼痛1周,妇科检查见局部皮肤黏膜粗糙肥厚,可诊为外阴慢性单纯性苔藓。带下量多,色黄气秽,胸闷烦躁,口苦口干,小便黄,大便干,舌红,苔黄腻,脉弦数,辨证为湿热下注证。治法为清利湿热,通络止痒,首选龙胆泻肝汤去木通。

76. 答案:C 解析:患者患盆腔炎性疾病,出现高热(体温39℃),神昏谵语,口渴欲饮,烦躁不宁,舌红绛,苔黄燥,脉弦细数,可知热毒已入营血,治疗首选清营汤加减。

77. 答案:C 解析:根据患儿临床表现诊断为腹痛之乳食积滞证,治法为消食导滞,行气止痛,首选香砂平胃散加减。

78. 答案:D 解析:患儿腹泻2天,大便如蛋花汤样,诊断为小儿腹泻。湿热之邪,蕴结肠胃气机,下注大肠,传化失司,故腹泻,大便如蛋花汤样;热性急迫,湿热交蒸,壅遏胃肠气机,故泻下急迫,气味秽臭;湿热困脾胃,故食欲不振;热盛伤津,则发热烦躁,口渴;湿热下注,则小便短黄;舌质红,苔黄腻,指纹紫为湿热内蕴之象。故辨证为湿热泻。

79. 答案:B 解析:患儿发热1天出疹,皮疹初起细小淡红,后转鲜红,疹点密集,可诊断为风疹。由壮热口渴,燥热不宁,大便秘结,舌红,苔黄,脉洪数,辨证为邪入气营证。治法为清热解毒,凉血透疹,代表方为透疹凉解汤加减。

80. 答案:E 解析:根据患儿临床表现可诊断为肾病综合征之肺脾气虚证,治法为益气健脾,宣肺利水。泻肺逐水,温阳扶正为急性肾小球肾炎水凌心肺证的治法;益气养阴,化湿清热为肾病综合征气阴两虚证的治法;疏风宣肺,利水消肿为急性肾小球肾炎风水相搏证的治法;温肾健脾,化气行水为肾病综合征脾肾阳虚证的治法。

81. 答案:B 解析:该患儿心火上炎,故色赤疼痛,烦躁多啼,小便短黄,治以清心泻火,方用泻心导赤散。A用于风热乘脾证。C多用于心脾积热证。D多用于热邪蓄胃证。E多用于脾胃伏火证。

82. 答案:A 解析:肾小球肾炎水气上凌心肺证症见肢体浮肿,经久不退,尿量减少,咳嗽气急,心悸胸闷,口唇青紫,脉细无力。治以润肺逐水,温阳扶正。方选已椒苈黄丸合参附汤。

83. 答案:B 解析:痰热日久,耗伤阴精,肝血不足,筋脉失养,故见四肢抽动。痰火内壅,则喉中痰鸣,怪声不断。痰热上扰心神可见烦躁口渴,睡眠不安。舌质红,苔黄腻,脉滑数均为痰热之象,辨证为痰火扰心证。

84. 答案:E 解析:患儿为哮喘发作期,其发热面红、口渴心烦、咳喘哮鸣、声高气涌及舌苔均为热哮的表现。故辨证为热性哮喘,治以清热化痰、止咳定喘,方用麻杏甘石汤或定喘汤。射干麻黄汤用于痰饮郁结证。患儿治以β受体激动剂未能缓解症状,故改用激素控制炎症反应。氨茶碱及抗胆碱与β受体激动剂均为扩张支气管药物,而色甘酸钠多为哮喘的预防性用药。

85. 答案:B 解析:维生素D缺乏性佝偻病分为四期:初期临床表现为神经兴奋性增高(烦躁、睡眠不安、易惊、夜啼、多汗等症,并可致枕部脱发而见枕秃)。激期临床表现为骨骼变化①头部:乒乓球感、方颅、臀形颅,囟门较大且闭合延迟,乳牙萌出迟;②胸部:肋软骨串珠状、郝氏沟、肋下缘外翻、鸡胸、漏斗胸;③四肢:"手镯"及"脚镯"、"O"型或"X"型腿,长骨可发生青枝骨折;④脊柱:脊柱后凸或侧弯畸形,骨盆畸形。恢复期为临床症状、体征改善。后遗症期表现为重症患儿遗留骨骼畸形。此患儿有骨骼改变,诊断为激期。

86. 答案:C 解析:根据本患儿症状可诊断为麻疹。麻疹时邪与风邪相合,侵袭肺卫,郁阻于脾,外泄于肌肤而见麻疹。邪毒由表入里,肺失宣肃而见咳嗽增多。正邪相争而见发热,热退伤津见烦渴嗜睡,舌脉均为邪入肺胃证的表现,辨证为邪入肺胃,治以清凉解毒,透疹达邪,方用清解透表汤。A用于邪犯肺卫证。B用于阴虚内热证。D用于热入血分证。E用于麻疹恢复期。

87. 答案:C 解析:水痘皮疹先发于躯干,逐渐波及头面部及四肢,呈向心性分布。初起为红色小丘疹,数小时后变成绿豆大小圆形或椭圆形水疱,周围有红晕,疱液清晰,中心微凹,疱壁易破,伴痒感。约经2~3日水疱干涸结痂,痂脱而愈,有些全身症状轻,为典型的水滴状疱疹,同时见有斑丘疹、水疱与结痂。本患儿症状符合此,故可诊断为水痘。

88. 答案:A 解析:一般高血压患者,应将血压降至140/90mmHg以下;60岁及以上的老年人的血压应控制在150/90mmHg以下,如能耐受还可进一步降低;伴有肾脏疾病、糖尿病或病情稳定的冠心病的高血压患者治疗更宜个体化,一般可以将血压降至130/80mmHg以下,脑卒中后的高血压患者一般血压目标为<140/90mmHg。该患者有糖尿病病史,故血压应降至130/80mmHg以下。

89. 答案:A 解析:患者有糖尿病病史,间歇性头痛,BP 165/95mmHg,诊断为原发性高血压。瘀血内停,不通则痛,故头痛,痛有定处,固定不移,心前区痛,偏身麻木;瘀血阻滞,清阳无法上升头面,故头晕阵作;舌紫,脉弦细涩均为瘀血阻窍之象,故辨证为瘀血阻窍证。

90. 答案:C 解析:瘀血阻窍证的治法为活血化瘀,首选通窍活血汤加减。半夏白术天麻汤为痰湿内盛证首选,天麻钩藤饮为肝阳上亢证首选,杞菊地黄丸为肝肾阴虚证首选,济生肾气丸为肾阳虚衰证首选。

91. 答案:C 解析:患者痔疮便血2年,为慢性失血,致血液损失过多。中度贫血,血清铁降低,总铁结合力升高,转铁蛋白饱和度降低,MCV<80fL,MCH<27pg,可诊断为缺铁性贫血。巨幼细胞贫血外周血呈大细胞性(MCV>100fL),中性粒细胞核分叶过多,骨髓呈典型的巨幼型改变,无其他病态造血表现,血清叶酸水平降低<6.8nmol/L、维生素$B_{12}$水平降低<74pmol/L。非重型再障贫血,感染和出血程度较重型轻。急性再生障碍性贫血急性起病,多有出血且贫血显著,白细胞减少,尤以中性粒细胞减少明显,同时伴有血小板及网织红细胞明显减少,骨髓象呈现三系细胞减少。慢性溶血有贫血、黄疸和脾大表现;急性溶血发病急骤,短期大量溶血引起寒战、发热、头痛、呕吐、四肢腰背疼痛及腹痛,继之出现血红蛋白尿。严重者可发生急性肾衰竭、周围循环衰竭或休克。其后出现黄疸、面色苍白和其他严重贫血的症状和体征。多数起病缓慢,表现有头晕、乏力,贫血程度不一,半数有脾大,1/3有黄疸及肝大。急性起病者,可有寒战、高热、腰背痛、呕吐、腹泻,严重者可出现休克和神经系统表现。周围血片可见球形红细胞、幼红细胞,偶见红细胞被吞噬现象,网织红细胞增多。骨髓象呈幼红细胞增生,偶见红细胞系统轻度巨幼样变。

92. 答案:B 解析:缺铁性贫血患者开始铁剂治疗后,短时期网织红细胞计数明显升高,常于5~10天达到高峰,以后又下降,2周后血红蛋白开始上升,一般 2 个月可恢复正常。

93. 答案:A 解析:根据患者症状辨证为脾肾阳虚证,治法为温补脾肾,首选八珍汤合无比山药丸加减。化虫丸合八珍汤为虫积证首选,归脾汤为心脾两虚证首选,香砂六君子汤合当归补血汤为脾胃虚弱证首选,右归丸合当归补血汤为再障之肾阳亏虚证首选。

94. 答案:B 解析:全面性强直-阵挛发作即大发作,以意识丧失和全身对称性抽搐为特征。①强直期:患者突然意识丧失,跌倒在地,全身肌肉强直性收缩;喉部痉挛,发出叫声;强直期持续 10～20 秒后,在肢端出现细微的震颤。②阵挛期:持续 30 秒～1 分钟,最后一次强烈阵挛后,抽搐突然终止,所有肌肉松弛。在以上两期中,可见心率加快,血压增高,汗液、唾液和支气管分泌物增多,瞳孔散大、对光反射消失等自主神经征象;呼吸暂时中断,深、浅反射消失,病理反射征阳性。③惊厥后期:呼吸首先恢复,心率、血压、瞳孔等恢复正常,肌张力松弛,意识恢复。自发作开始到意识恢复历时 5～10 分钟;清醒后常感到头昏、头痛、全身乏力和无力,对抽搐全无记忆;不少患者发作后进入昏睡。患者表现符合全面性强直-阵挛发作的诊断。

95. 答案:B 解析:脑电图上出现棘波、尖波、棘-慢复合波等痫性发作波形对癫痫的诊断具有重要参考价值。然而其更重要的意义是区分发作的类型:局限性发作为局限部位的痫性波形;GTCS 强直期呈低电压快活动,10Hz 以上,逐渐转为较慢、较高的尖波;阵挛期为与节律性肌收缩相应的爆发尖波和与停止肌收缩相应的慢波。失神发作可见各导程同步发生短暂 3Hz 的棘-慢波放电,背景电活动正常。

96. 答案:A 解析:全面性强直-阵挛发作(GTCS)首选药物为苯妥英钠。典型失神发作及肌阵挛发作、阵挛性发作首选丙戊酸钠,非典型失神发作首选乙琥胺或丙戊酸钠,部分性发作和继发全面性发作、强直性发作首选卡马西平。

97. 答案:B 解析:支气管哮喘多在儿童或青少年期起病,常有家族或个人过敏史,以发作性喘息为特征,突然突止,发作时两肺满布哮鸣音。慢性阻塞性肺疾病表现为慢性咳嗽、咳痰、气短、呼吸困难等。桶状胸,双侧语颤减弱或消失,叩诊肺部过清音,心浊音界缩小,肺下界和肝浊音界下降,听诊两肺呼吸音减弱,呼气延长,部分患者可闻及湿性啰音和/或干性啰音。急性支气管炎表现为初为干咳或有少量黏液痰,随后痰量增多,咳嗽加剧,偶伴血痰。慢性支气管炎表现为慢性咳嗽咳痰、喘息。X 线检查:早期可无异常,随着病情发展,可见肺纹理增多、变粗、扭曲,呈网状或条索状阴影,向肺野周围延伸,以两肺中下野明显。肺炎链球菌肺炎表现为寒战、高热、咳嗽、咳黏液血性或铁锈色痰,伴胸痛,呼吸困难,患侧呼吸运动减弱,触觉语颤增强,叩诊呈浊音或实音、听诊呼吸音减低或消失,并可出现支气管呼吸音。

98. 答案:C 解析:根据患者临床表现辨证为热哮证,治法为清热宣肺,化痰定喘。温肺散寒,化痰平喘为寒哮证的治法;清热化痰,宽胸止咳为痰热壅肺证的治法;温肺散寒,解表化饮为外寒内饮证的治法;补肺益气为肺虚证的治法。

99. 答案:E 解析:治疗支气管哮喘之热哮证,首选定喘汤加减。射干麻黄汤为寒哮证首选,玉屏风散为肺虚证首选,麻杏甘石汤为痰热壅肺证首选,小青龙汤为外寒内饮证首选。

100. 答案:E 解析:根据患者临床表现可诊断为急性乳腺炎。急性乳腺炎表现为乳房肿胀疼痛,发热,初起时患部压痛,结块或有或无,皮色微红或不红,化脓时患部肿块逐渐增大,结块明显,皮肤红热水肿,触痛显著,拒按,脓已成时肿块变软,按之有波动感。乳腺癌可见乳房内包块,无疼痛、单发包块,质地硬、表面不光滑、与周围组织粘连、界限不清、不易推动、无自觉症状,包块表面皮肤出现明显的凹陷性酒窝征,晚期呈橘皮样改变,乳头内陷等。乳腺增生病表现为乳房内肿块,肿块常为多发性,呈结节状,形态不规则,大小不等,质韧而不硬,与皮肤和深部组织之间无粘连,推之能移,但与周围组织分界并不清楚,乳房胀痛,乳头溢液等。乳腺纤维腺瘤表现为乳房肿块多发生于乳房外上象限,圆形,光滑,大小不等,小如黄豆,弹丸,大者如禽蛋,个别的直径可超过 10cm,乳房轻微疼痛,乳房内可扪及单个或多个圆形或卵圆形肿块,质地坚韧,表面光滑,边缘清楚,无粘连,极易推动,患乳外观无异常,腋窝淋巴结不肿大。乳腺结核表现为乳房内出现结节,无疼痛或触痛,乳头内陷等。

101. 答案:C 解析:乳房有波动感提示脓肿形成,脓肿形成后宜及时切开排脓。

102. 答案:A 解析:根据患者临床表现辨证为肝胃郁热证。治法为疏肝清胃,通乳散结,首选瓜蒌牛蒡汤。托里消毒散为急性乳腺炎正虚毒恋证首选,失笑散合开郁散为乳腺增生病痰瘀凝结证首选,桃红四物汤合失笑散为乳腺增生病气滞血瘀证首选,清瘟败毒饮合桃红四物汤为乳腺癌毒热蕴结证首选。

103. 答案:B 解析:①Ⅰ期内痔:无明显自觉症状,痔核小,便时粪便带血,或滴血,量少,无痔核脱出,镜检痔核小,质软,色红。②Ⅱ期内痔:周期性、无痛性便血,呈滴血或射血状,量较多,痔核较大,便时痔核能脱出肛外,便后能自行还纳。③Ⅲ期内痔:便血少或无便血,痔核大,呈灰白色,便时痔核经常脱出肛外,甚至行走、咳嗽、喷嚏、站立时也会脱出肛门,不能自行还纳,须用手托、平卧休息或热敷后方能复位。④Ⅳ期内痔(嵌顿性内痔):平时或腹压稍大时痔核即脱出肛外,手托亦常不能复位,痔核经常位于肛外,易感染,形成水肿、糜烂和坏死,疼痛剧烈;指诊肛门括约肌松弛,肛内可触及较大、质硬的痔核。镜检见痔核表面纤维组织增生变厚呈灰白色;长期便血者可引起贫血。

104. 答案:A 解析:根据患者临床辨证诊断为内痔湿热下注证,治法为清热渗湿止血。清热利湿,祛风活血为气滞血瘀证的治法;清热凉血祛风为风伤肠络证的治法;清热解毒,消肿止痛为热毒蕴结证的治法;补气升提为脾虚气陷证的治法。

105. 答案:D 解析:治疗内痔湿热下注证,首选脏连丸加减。止痛如神汤为气滞血瘀证首选,补中益气汤为脾虚气陷证首选,凉血地黄汤为风伤肠络证首选,仙方活命饮为热毒蕴结证首选。

106. 答案:B 解析:非溶血性发热反应:多发生在输血后1~2小时内,快者可在15分钟左右。患者先出现发冷或寒战,继而高热,体温可达39~41℃,常伴有恶心、呕吐、头痛、皮肤潮红及周身不适,但血压无明显变化,症状可于1~2小时内完全消退,伴随大汗,体温逐渐降至正常。溶血反应:多在输血10~20mL后,患者突感头痛、呼吸急促、心前区压迫感、全身麻木或剧烈腰背部疼痛(有时可反射至小腿)。严重时可出现寒战高热,呼吸困难、脉搏细弱,血压下降,休克,继而出现黄疸、血红蛋白尿,并相继出现少尿、无尿等肾衰竭的症状。过敏反应:面色潮红、局部红斑、皮肤瘙痒,出现局限性或广泛性的荨麻疹,严重者可出现哮喘、喉头水肿、呼吸困难、神志不清、血压降低,甚至过敏性休克而危及生命。细菌污染反应:轻者可被误认为发热反应。在输入少量血液后即可突然出现寒战、高热、头痛、烦躁不安、大汗、呼吸困难、发绀、恶心、呕吐、腹痛、腹泻、脉搏细数,血压下降等类似感染性休克的表现,白细胞计数明显升高。循环超负荷:突发心率加快、咳嗽甚至呼吸困难、肺部大量湿性啰音、咳大量血性泡沫样痰、皮肤发绀。X线摄片显示肺水肿影像。

107. 答案:E 解析:出现头痛、恶心、寒战、呼吸困难、心前区压迫感,首要的措施是停止输血,核对受血者、供血者姓名和血型。

108. 答案:A 解析:溶血反应若血压降低,则使用多巴胺、间羟胺升压;若DIC明显,则使用肝素。过敏反应轻者可用抗组胺药或糖皮质激素。发热反应伴寒战者可肌注异丙嗪。循环超负荷应使用速效洋地黄制剂及利尿剂。

109. 答案:E 解析:患者出现高热,白细胞总数升高,中性粒细胞增高,妇科检查示子宫大而软,有压痛,可诊断为产褥感染。产妇在产褥期间出现抑郁症状,称为产褥期抑郁症。产褥期内,出现关节或肢体酸楚、疼痛、麻木、重着者,称产后关节痛。产褥中暑是指在产褥期因高温环境中体内余热不能及时散发,引起中枢性体温调节功能障碍的急性热病,表现为高热,水、电解质紊乱,循环衰竭和神经系统功能损害等。晚期产后出血是指分娩24小时后,在产褥期内发生的子宫大量出血。

110. 答案:A 解析:热窜血络,心神被扰,则神昏谵语;舌红绛,脉微而数为热邪内陷之象,辨证为热陷心包证。

111. 答案:E 解析:产褥感染热陷心包证的治法是清心开窍,首选清营汤送服安宫牛黄丸或紫雪丹。清营汤为热入营血证首选,白虎汤为暑入阳明证首选,清暑益气汤为暑伤津气证首选,五味消毒饮合失笑散为感染邪毒证首选。

112. 答案:C 解析:患者经前小腹灼痛拒按,痛连腰骶,诊断为痛经。痛经是指妇女正值经期或经行前后出现周期性下腹部疼痛,或伴腰骶酸痛,影响正常工作及生活。无排卵性异常子宫出血(崩漏)常表现为月经周期紊乱,经期长短不一,经量时多时少,甚至大量出血。可继发贫血,伴有乏力、头晕等症状,甚至出现失血性休克。经前期综合征表现为头痛、乳房胀痛、腹部胀满、肢体浮肿、体重增加、运动协调功能减退、易怒、焦虑、思想不集中、工作效率低等。多囊卵巢综合征可见月经不调,不孕,肥胖,多毛,痤疮,黑棘皮症,阴毛粗浓黑,呈男性分布,阴蒂肥大,可扪及增大的卵巢。子宫肌瘤可见月经异常,下腹包块,压迫症状,白带增多等。

113. 答案:E 解析:根据患者临床表现辨证为湿热瘀阻证,治法为清热除湿,化瘀止痛。清热凉血,止血调经为无排卵性异常子宫出血(崩漏)血热-实热证的治法;清肝解郁,除湿调经为多囊卵巢综合征肝经湿热证的治法;理气活血,化瘀调经为经前期综合征气滞血瘀证的治法;化痰除湿,活血消癥为子宫肌瘤痰湿瘀阻证的治法。

114. 答案:D 解析:治疗痛经之湿热瘀阻证,首选清热调血汤加蒲公英、薏苡仁。清热固经汤为无排卵性异常子宫出血(崩漏)首选,开郁二陈汤为子宫肌瘤痰湿瘀阻证首选,龙胆泻肝汤为多囊卵巢综合征肝经湿热证首选,血府逐瘀汤为经前期综合征气滞血瘀证首选。

115. 答案:A 解析:根据患者临床表现诊断为妊娠剧吐。妊娠剧吐有停经史,停经6周左右,出现恶心呕吐频繁,食入即吐,呕吐物中可有胆汁或咖啡样物,晨起较重,或伴头晕、倦怠乏力等症状,妇科检查可见妊娠子宫大小与停经月份相符,妊娠试验阳性。妊娠期出现腰酸腹痛,胎动下坠,或阴道少量流血者,称为胎动不安。妊娠晚期或临产前及新产后,突然发生眩晕倒仆,昏不知人,两目上视,牙关紧闭,四肢抽搐,全身强直,须臾醒,醒复发,甚至昏迷不醒者,称为子痫。前置胎盘是指妊娠28周后,胎盘附着于子宫下段,甚至胎盘下缘达到或覆盖宫颈内口,其位置低于胎先露部。是妊娠期严重的并发症,是妊娠晚期阴道流血的主要原因。妊娠中晚期,孕妇出现肢体面目肿胀者称子肿。

116. 答案:B 解析:妊娠剧吐脾虚痰滞证的治法为健脾化痰,降逆止呕。清肝和胃,降逆止呕为肝胃不和证的治法;益气养血,固肾安胎为气血虚弱证的治法;理气行滞,除湿消肿为气滞湿阻证的治法;健脾温肾,行水消肿为脾肾两虚证的治法。

117. 答案:D 解析:治疗妊娠剧吐之脾虚痰滞证,首选香砂六君子汤加生姜。橘皮竹茹汤为肝胃不和证首选,天仙藤散为气滞湿阻证首选,胎元饮为气血虚弱证首选,白术散合五苓散为脾肾两虚证首选。

118. 答案:D 解析:根据患儿临床表现诊断为鹅口疮。鹅口疮表现为口腔黏膜上出现白色或灰白色乳凝块样白膜。初起时,呈点状和小片状,微凸起,可逐渐融合成大片,白膜界线清楚,不易拭去。如强行剥落后,可见充血、糜烂创面,局部黏膜潮红粗糙,可有溢血,但不久又为新生白膜覆盖。偶可波及喉部、气管、肺或食管、肠管,甚至引起全身性真菌病,出现呕吐、吞咽困难、声音嘶哑或呼吸困难等。幼儿急疹表现为发热持续3~5天,体温多达39℃或更高,但全身症状较轻;高热,3~4日后骤然热退,热退后出疹,皮疹为红色斑丘疹,迅速遍布躯干及面部,2~3天皮疹消失,无色素沉着及脱屑。流行性腮腺炎腮腺肿大通常先于一侧,2~4天累及对侧。腮腺肿胀是以耳垂为中心,向前、后、下发展,边缘不清,触之有弹性感及触痛,表面皮肤不红,张口、咀嚼困难。腮肿3~5天达高峰,1周左右逐渐消退。腮腺管口可有红肿。手足口病起病较急,常见手掌、足跖、口腔、臀部疱疹及发热等症,部分病例可无发热。病情严重者,可见高热不退、头痛烦躁、嗜睡易惊、肢体抖动,甚至喘憋紫绀、昏迷抽搐、汗出肢冷、脉微欲绝等症。疱疹性口炎发病往往在发热后,好发于唇红部及邻近口周皮肤和口腔黏膜。先是出现散在红色斑疹,很快斑疹上形成散在或成丛的小水疱,周围有红边。初起时痒,继而有痛感。水疱很快溃破,形成浅溃疡迅即结痂,数日即脱落自愈。全身症状或轻或重,所属淋巴结有时略肿大。婴儿发生在口腔黏膜者,常因拒食啼哭才被发现。

119. 答案:A 解析:根据患儿临床表现辨证为心脾积热证,治法为清心泻脾。滋阴降火为虚火上浮证的治法;疏风清热,泻火解毒为风热乘脾证的治法;清心泻火,凉血解毒为心火上炎证的治法;清热解毒,软坚散结为热毒蕴结证的治法。

120. 答案:D 解析:治疗鹅口疮心脾积热证治

心脾积热证,首选清热泻脾散加减。知柏地黄丸为虚火上浮证首选,凉膈散为风热乘脾证首选,泻心导赤散为心火上炎证首选,普济消毒饮为热毒蕴结证首选。

121. 答案:C 解析:根据患儿临床表现诊断为营养性缺铁性贫血。营养性缺铁性贫血表现为皮肤黏膜逐渐苍白或苍黄,以口唇、口腔黏膜及甲床最为明显,神疲乏力,食欲减退,或异食癖。年长儿有头晕耳鸣、眼花等症状。部分患儿可有肝脾肿大。外周血象示小细胞低色素性贫血。营养性巨幼红细胞性贫血临床除贫血表现外,可出现烦躁不安,表情呆滞,嗜睡,反应迟钝,智力动作发育落后,甚则出现肢体头身震颤、肌无力等神经系统表现。免疫性血小板减少症临床以出血为主要症状,血小板计数 $<100×10^9/L$,急性型大多 $<20×10^9/L$。骨髓巨核细胞计数增多或正常,胞体大小不一,以小型为多,幼稚型和/或成熟未释放型巨核细胞比例增加。血清中检出抗血小板抗体。过敏性紫癜多见于下肢、臀部皮肤,为出血性斑丘疹,呈对称分布,伸侧面多于屈侧面,血小板不减少,常伴有荨麻疹及不同程度的关节痛和腹痛。再生障碍性贫血以贫血为主要表现,除出血及血小板减少外,呈全血细胞减低现象,红细胞、白细胞总数及中性粒细胞减少,网织红细胞不高。骨髓系统生血功能减低,三系造血细胞均减少,巨核细胞减少或极难查见。

122. 答案:B 解析:脾气虚弱,运化无力,水谷不化,故纳食不佳,便溏;气虚推动乏力,故四肢乏力;脾胃虚弱,气血生化不足,故面色不华,指甲苍白;舌淡苔薄白,脉细无力为脾胃虚弱之象。故辨证为脾胃虚弱证。

123. 答案:C 解析:营养性缺铁性贫血之脾胃虚弱证的治法为健运脾胃,益气养血,首选参苓白术散加减或异功散加味。归脾汤为心脾两虚证首选,补中益气汤为脾虚气陷证首选,左归丸为肝肾阴虚证首选,八珍汤为气血两虚证首选。

124. 答案:C 解析:患儿尿少,颜面与下肢非凹陷性水肿,高血压,尿常规蛋白(+),红细胞20/HP,白细胞2/HP,均符合急性肾小球肾炎的症状。急进性肾炎起病与急性肾小球肾炎相同,常在3个月内病情持续进展恶化,血尿、高血压、急性肾功能衰竭伴少尿或无尿持续不缓解,病死率高。典型的尿路感染有尿路刺激征、感染中毒症状、腰部不适等;正规清洁中段尿细菌定量培养,菌落数 $≥10^5/mL$,清洁离心中段尿沉渣白细胞数 $>10/HP$,有尿路感染症状。单纯性肾病可见大量蛋白尿(尿蛋白 $++～++++$,1周内3次测定24小时尿蛋白定量 $≥50mg/kg$);血浆白蛋白低于30g/L;血浆胆固醇高于5.7mmol/L;不同程度的水肿。在符合单纯性肾病基础上凡具有以下四项之一或多项者属于肾炎性肾病:①2周内分别3次以上离心尿检查红细胞 $>10/HP$,并证实为肾小球源性血尿者。②反复或持续高血压(学龄儿童 $≥130/90mmHg$,学龄前儿童 $≥120/80 mmHg$)并除外使用糖皮质激素等原因所致。③肾功能不全,并排除由于血容量不足等所致。④持续低补体血症。

125. 答案:E 解析:高血压脑病:由于血压骤升,脑血管痉挛,导致脑组织缺血、缺氧、血管渗透性增高而发生脑水肿。常见于病程早期,血压在150～160/100～110mmHg 以上,并有剧烈头痛、恶心呕吐、视力障碍、惊厥、昏迷等临床表现。患儿的症状符合高血压脑病的诊断。

126. 答案:B 解析:治疗高血压脑病应选用降压效力强而迅速的药物,首选硝普钠。

127～128. 答案:C、D 解析:心绞痛遇劳则发,神疲乏力,气短懒言,心悸自汗,舌淡为气虚证;舌暗,脉结代属于血瘀证,辨为气虚血瘀证,治以益气活血,通脉止痛。痰浊盘踞,胸阳失展,故胸闷痛如窒;脾主四肢,痰浊困脾,脾气不运,故肢体沉重;舌苔浊腻,脉滑为痰浊内阻之象。治宜通阳泄浊,豁痰宣痹,方用瓜蒌薤白半夏汤合涤痰汤。

129～130. 答案:A、C 解析:胃溃疡脾胃虚寒证应治以温中散寒、健脾和胃,方用黄芪建中汤加减。瘀血停胃证应治以活血化瘀,通络和胃,方用失笑散合丹参饮加减。B 多用于治疗肝胃不和证。D 多用于治疗肝肾阴虚证。E 多用于治疗肝胃郁热证。

131～132. 答案:C、E 解析:水肿的治疗原则有洁净府、开鬼门及去菀陈莝。其中"洁净府"意指利尿,"开鬼门"意指发汗,"去菀陈莝"原意为祛瘀阻,现意指攻下逐水。

133～134. 答案:A、D 解析:糖尿病阴虚燥热证治以清热润肺,生津止渴,方用消渴方加减。糖尿病痰瘀互结证治以活血化瘀祛痰,方用平胃散合桃红四物汤加减。B 用于糖尿病并发疮痈。C 用于阴阳两虚证。E 用于阴阳衰微证。

135~136. 答案:A、C 解析:《难经》:腑会太仓(中脘),脏会季胁(章门),筋会阳陵泉,髓会绝骨(悬钟),血会膈俞,骨会大杼,脉会太渊,气会三焦外一筋直两乳内也(膻中)。

137~138. 答案:C、D 解析:厉兑在第 2 趾末节外侧,趾甲根角侧后方 0.1 寸(指寸)。足窍阴在第 4 趾末节外侧,趾甲根角侧后方 0.1 寸(指寸)。A 为隐白,B 为大敦,E 为至阴。

139~140. 答案:D、C 解析:驳骨散可接骨续筋,用于骨折初期。金不换膏可舒筋活络,可用于骨折后期。

141~142. 答案:C、A 解析:化脓性骨髓炎相当于中医学的附骨疽。败血症属于全身性感染,全身性感染相当于中医学的走黄。痈相当于中医学的有头疽。手指化脓性感染相当于西医学的蛇头疗。气性坏疽相当于中医学的烂疗。

143~144. 答案:A、E 解析:子宫肌瘤寒湿凝滞证的治疗宜温经散寒、活血消癥,方选少腹逐瘀汤。气虚血瘀证的治疗宜益气养血,消癥散结,方选圣愈汤。

145~146. 答案:E、B 解析:对于不孕症或功能失调性子宫出血患者,应选在月经前或月经来潮后 6 小时内刮宫,以判断有无排卵或黄体功能不足。疑子宫内膜脱落不全者于月经来潮第 5~6 天诊刮。

147~148. 答案:D、A 解析:A 为病毒性心肌炎痰瘀阻络证。B 为病毒性心肌炎气阴亏虚证。C 为病毒性心肌炎心阳虚证。D 为病毒性心肌炎湿热侵心证。E 不是病毒性心肌炎的典型表现。

149~150. 答案:A、C 解析:过敏性紫癜风热伤络证治宜祛风清热、凉血安络,方选银翘散加减。过敏性紫癜湿热痹阻证治宜清热利湿、通络止痛,方选四妙散加减。